Leçons

SUR LES

Troubles Fonctionnels

du Cœur

DU MÊME AUTEUR

Examen et Séméiotique du cœur :

I. *Inspection, palpation, percussion, auscultation.*
II. *Le rythme du cœur et ses modifications* (avec la collaboration du Dr Jean Heitz).

(Encyclopédie scientifique des aide-mémoire).

Chaque volume broché . . . . 2 fr. 50; cartonné toile . . . . 3 fr.

789-07. — Coulommiers. Imp. PAUL BRODARD. — 1-08.

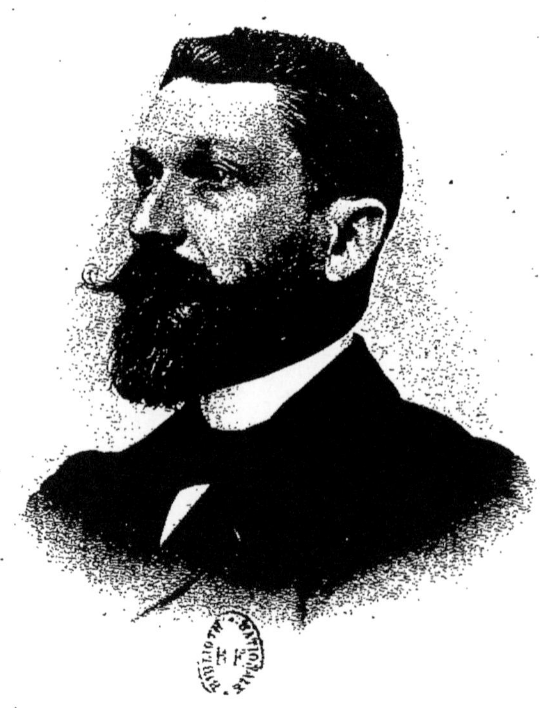

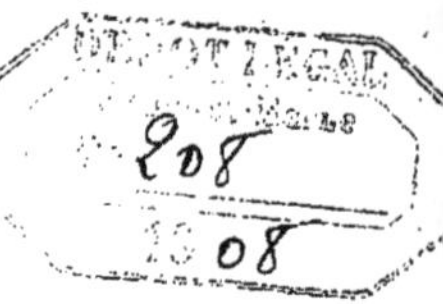

PIERRE MERKLEN

MÉDECIN DE L'HÔPITAL LAENNEC

Leçons

SUR LES

Troubles Fonctionnels du Cœur

(INSUFFISANCE CARDIAQUE — ASYSTOLIE)

PUBLIÉES PAR

JEAN HEITZ

MASSON ET Cie, ÉDITEURS

120, boul^d Saint-Germain, Paris

1908

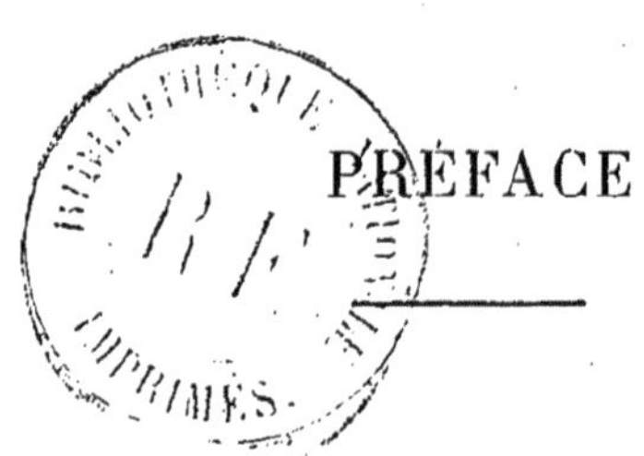

PRÉFACE

La publication d'un recueil de ses leçons cliniques avait toujours été un des désirs les plus chers de notre regretté maître. Il en avait, depuis déjà longtemps, fait la confidence à ses amis et à ses élèves. C'est qu'en effet cette forme d'enseignement était celle qui correspondait le mieux à son caractère, celle qu'il pratiquait avec le plus vif plaisir, celle qui mettait le mieux à profit ses rares qualités de clarté et de précision. Ceux qui, chaque dimanche, pendant le semestre d'hiver, se pressaient dans l'amphithéâtre de l'hôpital Laennec, pour l'entendre de sa voix calme, claire, exposer l'histoire d'un malade du service, savaient avec quelle netteté dans le détail observé, avec quelle largeur de vue dans la synthèse finale, il ferait vivre devant eux pendant cette heure toute une page de la pathologie cardiaque.

Avec les années, M. Merklen s'intéressait plus vivement à l'étude des troubles fonctionnels du cœur. Sans doute l'examen minutieux du syndrome physique restait à la base de son étude du malade, mais l'analyse des grandes réactions fonctionnelles l'attachait toujours davantage. La dyspnée dans ses degrés et dans ses modalités diverses, les douleurs angineuses dans leurs origines, les troubles viscéraux secondaires, les œdèmes, toutes les réactions de l'organisme en présence de la lésion cardiaque, venaient à tour de rôle former le sujet de ces leçons, sans ordre préconçu, un peu d'après les ressources du service et selon que l'examen de tel ou tel malade était venu apporter des documents que notre maître jugeait utiles à l'exposé de ses doctrines.

L'état du myocarde chez les cardiaques, l'étude des degrés de son insuffisance et de sa capacité fonctionnelle avaient déjà fait le sujet d'un certain nombre de conférences au cours des années 1903 et 1904. M. Merklen projetait, pour 1905, une nouvelle série de leçons sur les différents aspects que peut revêtir cette insuffisance du myocarde chez les valvulaires et chez les artérioscléreux. Ainsi devait être complété, dans sa pensée, un livre sur l'insuffisance cardiaque en général. Mais déjà il pressentait un second volume où aurait été exposée l'asystolie, d'après ses différentes formes étiologiques et d'après ses principales localisations.

On sait comment ses forces l'ont trahi. Cette œuvre était déjà très avancée dans certains de ses chapitres et, pour achever les autres, de nombreux matériaux se trouvaient réunis, prêts à être utilisés. C'est alors que ses élèves eurent la pensée de réunir ces pages en un recueil qui, dans des dimensions plus modestes, rappellerait l'ouvrage projeté par notre maître.

Avec l'aide de nos collègues et amis *Martin*, *Clerc*,

Rabé, *Pouliot*, qui n'ont épargné pour cela ni leur temps ni leur peine, nous avons relevé parmi les leçons de ces dernières années, entièrement conservées en manuscrit, celles qui rentraient dans l'étude de l'insuffisance cardiaque et de l'asystolie.

Nous espérons avoir réussi à donner une idée à peu près exacte de ce qu'aurait été ce livre s'il avait pu être publié par son auteur.

Quelques-unes de ces leçons ont déjà paru dans divers journaux médicaux, mais elles ont dû, pour la plupart, être plus ou moins modifiées par suite de l'évolution ultérieure des malades qui en avaient fait le sujet. Les plus récentes, celles de l'hiver 1903-1904, sont toutes inédites, et l'on y remarque en maints endroits la préoccupation des études qui se poursuivaient à cette époque sur le rôle de la rétention chlorurée dans la production des accidents asystoliques et sur les applications du régime sans sel. Aussi ce dernier se trouve-t-il fréquemment ordonné à des malades qui, dans les leçons des années antérieures, auraient apparus comme justiciables du régime lacté absolu.

Au bas de quelques pages, lorsque des découvertes récentes ont pu modifier la manière de comprendre certains faits, nous avons cru devoir faire un bref exposé de ces données nouvelles. Elles ne changent rien aux faits bien observés qui conservent entièrement leur valeur documentaire, mais elles peuvent servir à éclairer la solution de certains problèmes que, dans son jugement très sûr, notre maître n'avait voulu que poser.

Nous avons tenu à laisser à ces leçons la forme même qui leur avait été donnée, et toute la spontanéité du premier jet. Notre souhait serait que ceux qui ont autrefois apprécié la parole du maître retrouvent dans ces pages les qualités qui faisaient la force de son enseignement, c'est-à-dire la précision des faits observés, la netteté des conceptions didactiques, la persévérance de l'effort thérapeutique.

Janvier 1908.

J. H.

LEÇONS

SUR LES

TROUBLES FONCTIONNELS DU CŒUR

(INSUFFISANCE CARDIAQUE ET ASYSTOLIE)

LEÇON I

L'INSUFFISANCE CARDIAQUE ET L'ASYSTOLIE
LEURS CAUSES GÉNÉRALES

I. De l'importance des troubles fonctionnels dans le tableau clinique de l'Insuffisance cardiaque et de l'Asystolie. Leur recherche ne doit pas cependant être séparée de celle des signes physiques.
II. Ce qu'on désigne sous le nom de force du cœur (force actuelle et force de réserve). Ce qu'on désigne sous le nom du travail du cœur.
III. Le syndrome fonctionnel de l'insuffisance cardiaque.
IV. Évolution de l'insuffisance cardiaque lorsque les causes en persistent. Définition de l'insuffisance cardiaque et de l'asystolie. Seule l'étude du degré d'insuffisance du cœur permet de fixer le pronostic des lésions cardiaques.
V. Causes générales de l'insuffisance cardiaque et de l'asystolie.
VI. Observation d'un malade porteur de lésion mitrale, devenu insuffisant du cœur sous l'influence de plusieurs facteurs associés (alcoolisme, infection urinaire, artériosclérose myocardique et rénale).

Messieurs,

I. Le diagnostic des maladies du cœur se base sur deux ordres de signes, les signes physiques et les signes fonctionnels. Les signes physiques fournis par l'inspection, la palpation, la percussion et l'auscultation, nous renseignent sur l'état anatomique du cœur. C'est grâce à eux, grâce aussi aux renseignements que donnent l'exploration des artères, des veines et des capillaires, qu'il est possible d'établir, souvent avec une parfaite précision, le diagnostic des lésions orificielles et valvulaires, de l'hypertrophie et de la dilatation du cœur, des épanchements du péricarde, etc.

Ce diagnostic, qui peut être dit *anatomique*, doit être complété par le diagnostic *fonctionnel*. Le cœur peut être le siège de très grosses lésions, par exemple d'une insuffisance aortique ou mitrale, d'une très forte hypertrophie myocardique, sans que son fonctionnement soit modifié, c'est-à-dire sans que la circulation générale et la santé en éprouvent aucun dommage. Réciproquement des troubles fonctionnels de la plus grande violence s'observent parfois en l'absence de toute lésion anatomique cliniquement constatable : ainsi en est-il des palpitations, de certaines formes de l'angine de poitrine, de certaines anomalies du rythme cardiaque.

Le diagnostic anatomique doit donc être complété par le diagnostic fonctionnel, et celui-ci doit pouvoir se faire, même en l'absence de tout signe physique. A vrai dire, le diagnostic fonctionnel se pose tout d'abord dans la majorité des cas. Le diagnostic anatomique n'a l'antériorité que dans les affections valvulaires constatées et recherchées au décours d'une endocardite rhumatismale, scarlatineuse ou autre. Habituellement le malade vient consulter pour un trouble fonctionnel dont il importe tout d'abord de déterminer les caractères, et c'est pour en préciser la signification et l'origine que le médecin complète son enquête par l'examen physique du cœur.

Ces troubles fonctionnels cardiaques sont d'ailleurs de nature variable : il en est de purement subjectifs, tels que les palpitations, les douleurs précordiales, certaines crises angineuses. Mais, le plus souvent, ils sont à la fois subjectifs et objectifs, c'est-à-dire que l'examen physique tient encore une place prédominante dans leur recherche et dans leur étude clinique. Aussi ne peut-on et ne doit-on jamais séparer, dans l'examen d'un malade, l'étude précise des troubles accusés par lui et celle des particularités physiques mises en évidence par l'examen direct.

L'étude des troubles fonctionnels au cours des maladies du cœur est une tâche extrêmement vaste, beaucoup trop vaste pour que nous puissions espérer la remplir d'une manière même incomplète. Je voudrais seulement, dans les leçons qui vont suivre, étudier avec vous, au point de vue de leurs troubles fonctionnels cardiaques, quelques-uns des malades récemment entrés dans nos salles ou venus à la consultation du mercredi. Dans cette étude, je chercherai particulièrement à vous montrer ce qu'est devenue la *capacité fonctionnelle* de ces cœurs pathologiques, en d'autres termes à déterminer quelle est encore la *force du cœur* et sa *puissance de travail.* Vous m'entendrez fréquemment, au cours de cette recherche, me servir de ces différents termes, ainsi que de celui, usité en France depuis quelques années seulement, d'*insuffisance cardiaque.* Quelques mots d'explication ne seront pas inutiles à propos de chacun d'entre eux.

II. *De la force et du travail du cœur.* Le cœur préside à la distribution régulière du sang dans les différents organes du corps, dans les viscères chargés des plus importantes fonctions de l'assimilation, comme dans les muscles chargés d'assurer les actes de la vie de relation. La nutrition du myocarde et, par suite, son énergie, dépendent elles-mêmes de la régularité de la circulation dans ses vaisseaux propres qui sont les coronaires. On comprend donc que tout trouble, même passager, dans la succession et dans la régularité de la fonction cardiaque puisse se traduire aussitôt par des troubles fonctionnels exprimant la souffrance simultanée du cœur et de l'organisme tout entier. Ce n'est en effet que par un fonctionnement continu et suffisant que peuvent être assurés l'hématose pulmonaire, l'activité des centres nerveux, la circulation hépatique, la dépuration urinaire. D'autre part, les mouvements divers, la marche, les ascensions, restent également sous la dépendance de la circulation intra-musculaire, laquelle ne peut, même pour un temps très court, se passer de la force initiale fournie par le cœur.

On désigne sous le nom de *force du cœur* son pouvoir moteur, c'est-à-dire l'énergie avec laquelle il lance dans les artères, à chaque systole, la quantité de sang nécessaire au bon fonctionnements des organes. Mais dans cette force du cœur est comprise aussi l'énergie qu'il doit développer, quand un effort de quelque nature que ce soit vient nécessiter une irrigation plus abondante de tout ou partie de ces organes. Il en résulte alors pour le cœur un surcroît d'activité, c'est-à-dire un travail supplémentaire, sous forme d'ondées sanguines plus abondantes à lancer dans un même temps.

On ne saurait donc apprécier la puissance fonctionnelle du cœur d'après ce qui se passe chez l'homme au repos ou se livrant à des occupations qui n'exigent pas une grande dépense de forces. C'est dans la marche rapide, dans l'ascension d'une côte, ou encore dans le soulèvement d'un lourd fardeau qu'il est possible de juger du degré d'énergie du cœur. En d'autres termes, et pour employer le langage des physiologistes, il y a lieu de distinguer la *force actuelle du cœur* (celle qu'il déploie dans les conditions ordinaires), et la *force possible ou maxima du cœur* (c'est-à-dire sa force de réserve). Ajoutons que cette dernière est extrêmement variable suivant l'âge, la taille, le développement physique, la santé générale, l'entraînement préalable, sans parler des prédispositions individuelles et familiales.

Quant au *travail du cœur*, c'est l'effet utile de la force déployée. Il consiste tout d'abord dans la mise en mouvement, à chaque systole, de la masse sanguine lancée dans les artères. Nous avons vu que cette masse sanguine est à son minimum pendant l'état de repos, mais qu'elle augmente considérablement chaque fois qu'un organe ou un gros muscle entre dans une période d'activité. On comprend, par suite, combien l'exercice physique ou musculaire, ou l'entrée en fonction d'un viscère, pendant la digestion ou le travail cérébral, peut contribuer à augmenter le travail du cœur.

Mais ce n'est là qu'un des éléments de sa tâche. La lutte contre les résistances qu'il rencontre pour faire pénétrer l'ondée sanguine jusque dans les ramifications terminales de l'arbre artériel, cette lutte exige de la part du cœur un travail souvent plus considérable que la simple propulsion sanguine.

Ces résistances peuvent être, au repos, évaluées approximativement d'après le niveau de la pression artérielle, si l'on tient compte de cette donnée fondamentale que la pression artérielle est le résultat de deux forces distinctes : l'énergie de l'impulsion cardiaque et le total des résistances périphériques.

Mais si vous voulez bien réfléchir aux conditions multiples qui modifient d'un moment à l'autre la résistance périphérique et par suite la pression artérielle, vous comprendrez que la mesure de cette pression, tout en nous donnant des indications très utiles sur les variations relatives du travail cardiaque, ne nous permettra pas de le mesurer avec précision. Contentons-nous de dire, dès à présent, que les vaso-constrictions périphériques qui surviennent sous l'influence des émotions, de la douleur, des impressions de froid, des efforts, augmentent toutes notablement la pression artérielle, et par suite le travail du myocarde. Telle est la seule conclusion pratique que l'on puisse tirer des examens sphygmomanométriques quant à la détermination du travail du cœur. Or l'impossibilité de déterminer ce dernier avec précision entraîne une identique impossibilité de déterminer le degré de force de cet organe.

Nous étudierons dans la prochaine leçon les différents procédés qui ont été proposés pour apprécier le degré d'énergie du cœur, chez les sujets normaux ou porteurs de lésions cardiaques, et nous verrons jusqu'à quel point ces divers procédés nous permettent de juger si la force du cœur est affaiblie ou non par rapport à la normale.

La force du cœur est dite suffisante quand, en vertu de l'énergie de réserve qui y est accumulée, le muscle cardiaque se prête facilement au surcroît du travail que nécessite le jeu des fonctions et des besoins de l'existence, tels que la marche, l'alimentation, les travaux physiques et psychiques.

Un sujet dont les organes ont un fonctionnement régulier, et qui peut, sans oppression ni fatigue notable, accélérer le pas, monter des côtes ou des étages, porter un fardeau de poids moyen, a un cœur de force normale. S'il est capable de courir, de faire des ascensions, de se livrer à des efforts intenses et prolongés sans en éprouver de malaise, on peut penser que son cœur est plus fort que la moyenne.

La force du cœur est dite insuffisante quand les actes ci-dessus ne peuvent s'accomplir sans qu'il en résulte certains troubles fonctionnels qui traduisent la fatigue des parois du cœur et l'évacuation incomplète de ses cavités; il en est de même à plus forte raison quand ces troubles fonctionnels se produisent même au repos. En d'autres termes, l'*insuffisance cardiaque* commence quand le cœur, assurant encore le fonctionnement des organes au repos, ne peut fournir la quantité supplémentaire de sang qu'exigerait leur activité; elle existe à un haut degré quand les organes continuent à souffrir de leur imparfaite irrigation, alors même que l'absence de tout exercice et qu'un régime alimentaire restreint sont venus réduire leur fonctionnement à un minimum.

III. *Quels sont donc les troubles fonctionnels qui révèlent l'insuffisance cardiaque?* Vous connaissez tous les malaises que détermine une course rapide et non préparée par un entraînement préalable, ou encore l'ascension d'une montagne, le soulèvement ou le transport d'un fardeau pesant. Le cœur s'accélère de plus en plus; la région précordiale est animée de battements violents, en même temps qu'elle est le siège d'une constriction pénible qui peut se faire sentir aussi vers la fourchette du sternum et à l'épigastre; le pouls est petit en même temps que fréquent; la face se cyanose ou au contraire se couvre d'une pâleur livide; enfin, et c'est le phénomène le plus important, survient une oppression croissante qui bientôt rend tout nouveau mouvement, toute parole impossible et qui exige l'arrêt. D'ailleurs les jambes fléchissent, et l'effort ne saurait être continué sans chute.

Quand les circonstances permettent d'examiner le cœur à ce moment, soit à l'aide de la percussion, soit à l'aide de la radioscopie, on constate qu'il est dilaté. Cette dilatation n'est que la traduction de sa fatigue et de son insuffisance momentanée. En raison de cette fatigue, le myocarde se contracte trop mollement pour se vider complètement : le débit artériel est diminué, d'où insuffisante hématose pulmonaire, insuffisante irrigation artérielle des centres nerveux et des muscles; en même temps, il se produit une ébauche de stase veineuse, d'où la cyanose et la dyspnée. Nous avons tous éprouvé ces sensations pénibles de l'effort exagéré; elles résultent d'une sorte *d'insuffisance cardiaque physiologique* et nous montrent ce que peut être *l'insuffisance cardiaque pathologique.*

Cette dernière se caractérise en effet par des phénomènes en tout comparables à ceux que nous venons de voir apparaître chez le sujet normal à la suite d'un travail exagéré. Mais, chez le sujet insuffisant du cœur, il suffira d'un travail beaucoup plus léger pour en provoquer l'apparition. Au plus haut degré d'insuffisance, ils pourront se manifester sous l'influence de tout mouvement un peu rapide, d'un effort intellectuel soutenu, de la digestion même. Cette disproportion entre le travail fourni par le cœur et les troubles fonctionnels qui en résultent constituera le meilleur critérium, la meilleure mesure du degré de l'insuffisance cardiaque.

IV. L'insuffisance cardiaque, une fois constituée, subit une évolution différente suivant que les causes qui l'ont provoquée continuent à exercer leur action ou qu'au contraire elles disparaissent, comme il arrive le plus souvent quand le malade est soumis à une thérapeutique intelligente.

Dans le premier cas l'insuffisance cardiaque ne fait que s'aggraver progressivement. Certes, pendant un temps plus ou moins long, les troubles fonctionnels provoqués par le travail cessent dès que le malade se met au repos; mais il arrive un moment où la fatigue et la faiblesse du cœur sont telles que ses contractions restent imparfaites pendant les heures qui suivent les efforts et même au repos complet. Alors, le sang s'accumule dans ses cavités qui ne se vident plus qu'incomplètement, et l'on voit survenir la dilatation permanente du cœur et la stase consécutive. La quantité de sang lancée dans les artères à chaque systole est diminuée et les artères coronaires elles-mêmes en reçoivent moins qu'à l'état normal, ce qui contribue encore à diminuer l'énergie du myocarde.

En même temps le sang veineux, ne trouvant plus libre accès dans les oreillettes distendues, s'accumule dans les gros troncs et progressivement jusque dans les veinules. La stase veineuse devient l'inévitable conséquence de la stase cardiaque : elle entraîne la congestion passive des poumons, du foie, des reins, d'où la dyspnée continue, la pesanteur douloureuse de l'hypochondre droit, l'oligurie et souvent l'albuminurie. Pour peu qu'elle s'exagère, elle détermine la cyanose et les hydropisies. L'insuffisance cardiaque est arrivée à son plus haut degré et ses conséquences constituent ce syndrome tout particulier que Lancisi traduisait du nom expressif d' « anévrysme passif du cœur » et que Beau a parfaitement décrit sous le nom d'asystolie. Vous connaissez tous ce terme, sans doute incorrect éthymologiquement, puisque la suppression des systoles serait la fin de la vie, mais consacré par l'usage et devenu classique en France. J'ai à peine besoin de vous en rappeler le syndrome clinique : dyspnée continue par stase dans les veines pulmonaires; gros foie, oligurie et légère albuminurie, œdèmes et cyanose par stase dans les veines caves et leurs principales branches afférentes, les veines sus-hépatiques et rénales en première ligne.

Les phénomènes que nous décrivons sous le nom d'asystolie sont confondus par la plupart des auteurs étrangers dans l'histoire de l'insuffisance cardiaque. Ne cherchez pas dans leurs livres le chapitre asystolie : il ne s'y trouve pas. Et cependant il me paraît nécessaire de conserver pour les besoins de la description clinique l'un et l'autre de ces termes, à la condition de nous entendre sur la signification précise de chacun d'eux. Ce n'est pas là seulement une question de mots; les états cliniques auxquels ils correspondent sont en effet extrêmement différents, non seulement comme symptomatologie mais aussi au point de vue du pronostic et du traitement.

Il faut comprendre sous le nom d'*Insuffisance cardiaque* un état du myocarde caractérisé par la diminution de sa capacité de travail. Au point de vue symptomatologique, l'état d'insuffisance cardiaque est caractérisé par l'ensemble des troubles fonctionnels et même des accidents qui surviennent quand le cœur, diminué dans son énergie, doit accomplir un travail au-dessus de ses forces. Déterminer le degré d'insuffisance cardiaque, c'est arriver à savoir comment et à quel point la capacité de travail du cœur est diminuée.

L'*asystolie* est à l'insuffisance cardiaque ce que l'urémie est à l'insuffisance rénale. Il n'y a pas d'asystolie sans insuffisance cardiaque, tandis qu'il y a bien souvent insuffisance cardiaque sans asystolie. L'asystolie est un état qui n'est pas limité seulement au cœur, mais à tout l'appareil circulatoire et même à l'ensemble de l'organisme. Cet état consiste essentiellement dans la dilatation permanente des cavités cardiaques, avec stase et augmentation de la pression du sang dans le système veineux. Au point de vue symptomatologique, l'asystolie se caractérise par la tendance aux congestions viscérales, à la cyanose et aux hydropisies.

Attendre l'asystolie pour traiter un cardiaque et lui prescrire alors une hygiène préventive, ou même une médication active, c'est attendre trop tard et risquer de se trouver en présence d'un mal incurable. Au contraire, à la période d'insuffisance cardiaque, l'hygiène et la surveillance pourront souvent atténuer en grande partie les troubles fonctionnels déjà existants, ou tout au moins en prévenir le développement et les conséquences, c'est-à-dire l'asystolie.

L'étude de l'insuffisance cardiaque et de ses causes est donc, je tiens à insister encore devant vous sur ce point, la seule base sérieuse sur laquelle nous puissions asseoir le pronostic et le traitement des maladies du cœur. Déterminer une lésion anatomique, constater une affection mitrale ou aortique, une symphyse péricardique, une myocardite, ce n'est en effet que le premier acte du diagnostic. Le diagnostic des lésions du cœur n'intéresse le clinicien qu'autant que ces lésions en compromettent la capacité fonctionnelle. Il ne faut pas oublier, en effet, que l'insuffisance cardiaque n'est pas une conséquence nécessaire de ces lésions du cœur, lesquelles sont bien souvent parfaitement compatibles avec un fonctionnement normal de l'organe, soit parce qu'elles sont trop minimes pour gêner son action, soit parce qu'elles sont compensées par l'hypertrophie vraie de tout ou partie du myocarde.

V. Ceci nous amène à nous demander quelles sont les causes qui provoquent habituellement l'apparition de l'insuffisance cardiaque.

Elle peut se produire en l'absence de toute altération organique appréciable : c'est l'*insuffisance cardiaque primitive*. Elle tient quelquefois alors à une prédisposition congénitale du myocarde. Parfois elle est la conséquence de la surcharge graisseuse du cœur ou d'un obstacle extra-cardiaque; elle résulte souvent aussi du surmenage, des toxémies ou des intoxications qui diminuent le pouvoir moteur du myocarde ou altèrent son innervation.

Chez les malades porteurs de lésions valvulaires du cœur, les mêmes causes peuvent provoquer aussi l'apparition de l'insuffisance, mais les lésions ont une influence incontestable en facilitant l'influence asthénisante de ces causes, lesquelles agissent alors surtout comme causes occasionnelles. *L'insuffisance cardiaque est alors dite secondaire*, et nous verrons qu'au point de vue séméiologique surtout, ces deux variétés d'insuffisance se séparent par certaines différences dignes de retenir notre attention.

Aussi, quand on se trouve en présence d'un sujet présentant le tableau clinique caractéristique d'un certain degré d'insuffisance cardiaque, l'examen doit-il tout d'abord avoir pour but de déterminer s'il existe ou non des lésions du cœur ou des vaisseaux. Ce point étant réglé, au moins dans les limites du possible, il importe de s'enquérir avec le même soin de l'état des principaux viscères. Le fonctionnement du cœur est en effet intimement lié à celui du foie, des poumons et du rein. Si ces organes subissent les premières atteintes de l'insuffisance du cœur, leurs altérations contribuent souvent à produire ou à aggraver cette dernière.

Une enquête approfondie sur les antécédents et les habitudes de vie du malade est enfin le complément nécessaire de cet examen : les maladies infectieuses antérieures et récentes, les intoxications alcoolique et tabagique, le surmenage sous toutes ses formes, les écarts alimentaires, les mauvaises conditions de la santé générale peuvent compromettre l'énergie du cœur autant et plus que ses lésions anatomiques.

Il est d'ailleurs peu de cas simples. Plusieurs facteurs entrent généralement en jeu pour troubler le fonctionnement du myocarde. Ou bien les lésions sont complexes, ou bien elles sont aggravées par des intoxications et infections diverses, et l'analyse de ces causes présente, comme il est aisé de le comprendre, un intérêt de premier ordre pour le pronostic et le traitement. La meilleure démonstration de cette complexité étiologique pourra nous être donnée par l'analyse de quelques observations de notre service. Je prends une des plus typiques, celle du malade actuellement couché au n° 13 de la salle Larochefoucault.

VI. C'est un vieillard âgé de soixante-six ans dont le passé morbide est des plus chargés. Le début de sa maladie de cœur remonte sans doute à une première crise de rhumatisme articulaire aigu qu'il eût à l'âge de vingt-deux ans. Ce fut une attaque grave qui le tint au lit six mois et d'où il se releva, anhélant sous l'influence des efforts, sujet à des douleurs lancinantes de la région précordiale, douleurs exagérées par l'effort au point de déterminer des syncopes avec chute. Ces mêmes phénomènes réapparurent plus accusés à l'occasion d'une deuxième crise rhumatismale survenue dix ans après, à l'âge de trente-deux ans. Elle dura également six mois et fut suivie de douleurs au niveau de l'hypocondre gauche qui persistèrent quarante jours. Uue troisième et dernière attaque rhumatismale à l'âge de trente-sept ans, immobilisa le malade pendant quinze mois; il présenta vers cette époque des palpitations et de l'arythmie. D'ailleurs dans l'intervalle même de ces trois crises, il avait eu de fréquents réveils de douleurs rhumatismales, peut-être dues à une blennorrhée qu'entretenait un rétrécissement de l'urètre. Il est difficile de savoir exactement ce qu'était devenu son cœur, une fois cette série rhumatismale terminée. Le malade dit bien qu'à partir de ce moment il s'est toujours essoufflé facilement, mais ce devait être une dyspnée d'effort peu accentuée, car elle ne l'empêchait pas de vaquer à ses occupations de courtier en librairie, et de se livrer en même temps à des excès alcooliques insensés. Il buvait par jour une moyenne de 20 à 40 bocks de bière, sans parler du vin, des liqueurs et apéritifs; il lui arriva une nuit de boire par bravade 120 bocks.

Il y a douze ans, une crise de rétention d'urine due à son rétrécissement de l'urètre obligea notre malade à se faire opérer à la maison Dubois, et il eut à la suite de cette intervention une infection urinaire grave avec fièvre, phlébite du membre inférieur gauche, ankylose consécutive de la hanche. C'est au cours ou au déclin de cette grave maladie qu'il fut pris pour la première fois d'oppression continue et de bronchite ; cela se passait, il importe de le remarquer, dix-sept ans après sa dernière crise de rhumatise articulaire. La dyspnée s'accentua au point qu'il dut quitter sa profession de courtier en librairie pour prendre celle de guide aux Invalides. Enfin, il y a six ans, survinrent pour la première fois des accidents caractéristiques de stase veineuse qui ne pouvaient plus laisser de doute sur une atteinte cardiaque profonde. Cette crise d'hyposystolie fut suivie de beaucoup d'autres : notre malade est atteint, depuis cette époque, d'hyposystolie à répétition, dont les atteintes cèdent régulièrement à la digitale, à la théobromine, et au lait. C'est dans cet état qu'il nous est arrivé, avec en plus un anthrax de la fesse, et vous le voyez aujourd'hui amélioré, dans un état relativement satisfaisant, grâce au repos, au régime lacté mitigé, et à de fréquentes reprises, depuis son séjour dans nos salles, du traitement digitalique.

L'examen du cœur révèle comme lésion la plus simple et la plus grossière, une insuffisance mitrale caractérisée par un souffle systolique en jet de vapeur au niveau de la pointe. Il permet de constater encore l'existence d'une dilatation hypertrophique notable des deux ventricules, caractérisée par une augmentation de la matité cardiaque dans ses deux diamètres transversal et vertical, par une déviation du choc de la pointe qui, plus large et plus intense qu'à l'état normal, bat à 2 ou 3 centimètres en dehors du mamelon, enfin par des pulsations énergiques de la partie la plus élevée du creux épigastrique. Ce gros cœur est de plus un cœur arythmique. Enfin le foie reste augmenté de volume, même dans les moments les plus favorables, et c'est un foie pulsatile, animé de battements synchrones avec la systole de cœur : il y a donc insuffisance tricuspidienne en même temps qu'insuffisance mitrale, ce que confirment les pulsations larges et également systoliques des veines jugulaires.

L'état cardiaque est donc complexe, mais ce n'est pas tout. Malgré la lésion mitrale et les signes indiscutables d'insuffisance cardiaque, la pression artérielle est augmentée au lieu d'être diminuée, et cela éveille d'autant plus l'idée d'artériosclérose rénale ou de sclérose du rein que le malade est polyurique; il urine de 3 à 4 litres d'urine dans l'intervalle de ses crises hyposystoliques et cette quantité ne s'abaisse qu'à 2 à 3 litres quand le cœur faiblit, ce qui est le propre de l'insuffisance cardiaque des artérioscléreux.

Cherchons maintenant à reconstituer chronologiquement l'histoire de cette maladie de cœur, à fixer l'évolution de cette insuffisance cardiaque : entre vingt-deux et trente-sept ans, le malade fait *trois grandes crises de rhumatisme articulaire*, d'où il se relève avec quelques troubles fonctionnels, dyspnée d'effort, palpitations, douleurs précordiales, et même arythmie, lesquels ne peuvent laisser aucun doute sur une atteinte cardiaque. Il est très vraisemblable sinon certain que l'insuffisance mitrale a dû être constituée dès cette époque, comme séquelle d'une endocardite rhumatismale. Mais dès cette première période, le malade, relevant de ses crises de rhumatisme articulaire, ne pouvait marcher sans avoir des palpitations, de l'oppression, des douleurs précordiales, déjà même des syncopes. Ce n'était plus, comme chez un sujet normal, en courant, en montant, en portant un fardeau que survenaient l'essouflement, les palpitations; chez cet homme, c'était en marchant d'un pas mesuré, en montant quelques marches d'escalier. Vous savez déjà assez ce qu'on entend par insuffisance cardiaque pour reconnaître aussitôt dans l'état de notre malade un certain degré de diminution de la capacité fonctionnelle de son cœur. Or où chercher la cause déterminante de cette insuffisance cardiaque? *L'insuffisance mitrale était-elle capable à elle seule de troubler à tel point le fonctionnement du cœur?* Je ne le crois pas, et voici pour quelles raisons :

Qu'une insuffisance mitrale soudainement établie puisse

momentanément imposer au cœur un surcroît de travail et par suite un épuisement rapide, cela est logiquement admissible, car le ventricule gauche se trouve avoir à remplir une tâche accrue : renvoyer une certaine quantité de sang dans l'oreillette sans diminuer celle qui revient au système artériel. Mais en général, cette tâche accrue est rapidement compensée par une hypertrophie vraie du cœur, laqulle ne manque jamais lorsque la structure du myocarde est restée normale et que le sang est de bonne qualité.

Il est fort probable que, chez notre malade, en même temps qu'elle provoquait la lésion mitrale, l'*infection rhumatismale avait touché une grande partie des fibres du myocarde*, soit dans leur structure, soit seulement dans leur fonctionnement. La preuve semble en être donnée par ce fait que les accidents d'insuffisance cardiaque qui se sont présentés à trois reprises, à l'occasion de chaque attaque nouvelle, ont duré chaque fois aussi longtemps que l'influence des toxines rhumatismales a continué de s'exercer sur ce myocarde. Lorsque par contre les crises rhumatismales ont cessé, le malade a pu, tout en restant porteur de sa lésion mitrale, mener une vie très active sans en être en somme incommodé sérieusement, jusqu'à l'âge de cinquante-deux ans.

Il est pris alors d'accidents cardiaques sérieux avec une exagération considérable de la dypsnée de travail. Le malade sent si bien que son cœur est en cause qu'il recule tant qu'il peut un examen médical dont il redoute la conclusion, et qu'il se contente de changer de métier. Les raisons de cette réapparition de l'insuffisance cardiaque doivent être cherchées tout d'abord dans *l'infection urinaire grave* qui semble avoir agi comme cause provocatrice, transformant en maladie de cœur une lésion cardiaque jusqu'alors latente ou à peu près. Mais il ne faudrait pas laisser dans l'ombre le rôle de l'intoxication alcoolique chronique que ce sujet a portée à un degré rarement atteint. J'aurai l'occasion de vous montrer comment les boissons alcooliques, et la bière en particulier, prises en forte quantité, peuvent provoquer à la longue la déchéance de myocarde. Disons dès maintenant qu'il est certain que ces excès ont contribué plus que le rhumatisme à mettre le malade dans l'état où nous le voyons actuellement.

Six ans après l'apparition des premiers phénomènes sérieux d'insuffisance cardiaque le malade est entré dans la troisième phase, caractérisée par la répétition à tout moment de crises hyposystoliques. Quelle fut la cause de ce nouveau pas en avant dans la voie de l'affaiblissement de son cœur? N'ayant pas suivi le malade à cette époque, nous ne pouvons qu'émettre des hypothèses, mais il me paraît bien dans l'ordre des faits que nous voyons habituellement, d'admettre que cette aggravation à dû coïncider avec l'apparition de l'artériosclérose, ou tout au moins en suivre les progrès. L'élévation de la pression artérielle, et en même temps une imperméabilité rénale de plus en plus prononcée ont évidemment porté au cœur le coup de grâce en augmentant les résistances périphériques et en ajoutant au travail déjà péniblement effectué, un travail supplémentaire dépassant les limites de l'énergie du myocarde.

Aussi les crises asystoliques se succèdent-elles de plus en plus sérieuses. Elles restent encore réductibles par la digitale, mais, à mesure que le cœur faiblit, le fonctionnement du rein devient de plus en plus défectueux, et je vois venir le jour où, dans un avenir plus ou moins prochain, s'ouvrira la période des accidents ultimes, celle de la toxémie rénale et de l'asystolie irréductible.

Si nous ne tenions compte que de l'ensemble de cette histoire morbide, en négligeant la date et les renseignements étiologiques, nous pourrions nous contenter du simple diagnostic : *Insuffisance mitrale à la période de décompensation.* Mais nous devons pousser plus loin l'analyse, et nous arriverons ainsi à cet autre diagnostic plus complet, plus précis, et dans lequel nous essayerons d'indiquer les causes multiples de l'état fonctionnel du malade : *Insuffisance chronique du myocarde arrivée à la période d'asystolie, associée à une insuffisance mitrale ancienne par endocardite rhumatismale. L'insuffisance cardiaque, mise en évidence à trois reprises par l'infection rhumatismale, s'est installée à l'occasion d'une infection urinaire grave. Elle est actuellement sous la dépendance d'une myocardite chronique artérioscléreuse d'origine alcoolique, aggravée ces dernières années parallèlement au développement de l'artériosclérose rénale.*

LEÇON II

DÉTERMINATION DE LA CAPACITÉ FONCTIONNELLE DU CŒUR CHEZ UN SUJET JEUNE PORTEUR DE LÉSIONS VALVULAIRES

I. Observation d'un sujet jeune, porteur, à la suite d'une endocardite rhumatismale, d'une lésion valvulaire double : insuffisance aortique et rétrécissement mitral. Discussion des signes physiques des deux lésions combinées.

II. Physiologie pathologique des insuffisances et des rétrécissements, ces derniers étant, toutes choses égales d'ailleurs, plus difficiles à compenser.

III. Syndrome *physique* de l'insuffisance cardiaque; l'*épreuve du travail*, et les réactions physiques qu'elle détermine : la *réaction d'accélération*, la *facile dilatabilité du cœur*, les *modifications de la pression artérielle*.

IV. Les *réactions fonctionnelles* de l'insuffisance cardiaque : la *dyspnée d'effort*, la *dyspnée du décubitus avec accélération cardiaque*, la *dyspnée de sommeil*. Comment on doit interpréter ces réactions.

V. Ce malade ne présente d'une façon nette ni les réactions physiques ni les réactions fonctionnelles de l'insuffisance cardiaque, quoiqu'il ne puisse plus travailler comme avant la constitution de sa lésion.

VI. Ce qu'il faut entendre par *travail extérieur* et par *travail organique* du cœur.

VII. La capacité de travail organique du cœur est réduite chez ce malade du fait de son rétrécissement mitral. L'épreuve d'une thérapeutique neurotonique montrera si cette diminution de capacité fonctionnelle n'est pas en partie de nature nerveuse.

MESSIEURS,

Je voudrais vous parler aujourd'hui d'un jeune malade, couché au n° 5 de la salle Larochefoucault, porteur, depuis deux ans environ, de lésions valvulaires consécutives à une endocardite, et dont le cas m'apparaît comme très intéressant au point de vue de l'étude de l'état fonctionnel du cœur chez les valvulaires.

Il se trouve en effet que tout en ne présentant ni dyspnée de travail, ni signes grossiers de faiblesse cardiaque, ce jeune homme n'en reste pas moins, depuis que cette lésion s'est constituée, un faible, un asthénique, et que sa capacité de travail n'est plus ce qu'elle était auparavant. La question se pose en pareil cas de savoir si la capacité fonctionnelle du cœur est conservée ou modifiée du fait des lésions valvulaires; et si la seconde hypothèse vient, comme il semble probable, à se justifier, comment nous pourrons apprécier chez ce malade le degré d'insuffisance cardiaque existante. Nous verrons ensuite quelles sont les règles d'hygiène physique et professionnelle dont l'observation pourra le mettre à l'abri des accidents qui le menacent dans l'avenir.

I. Il s'agit d'un valet de chambre âgé de vingt-sept ans, fils d'une mère tuberculeuse et d'un père alcoolique, élevé comme enfant assisté. Sa santé générale avait été parfaite jusqu'il y a deux ans et demi, et sa vigueur était suffisante pour lui permettre de subir sans dommage les fatigues du métier de domestique dans une pension-hôtel, avec travail ininterrompu pendant tout le jour. Il dut quitter ses occupations en 1900 à cause d'un rhumatisme articulaire aigu, compliqué d'endocardite, qui survint à l'occasion d'une blennorragie. Guéri de cette maladie, il ne se sentit pas en état de reprendre son ancienne besogne, et il se plaça comme valet de chambre. Ce sont de petites crises successives de rhumatisme articulaire subaigu et apyrétique qui l'ont obligé à se reposer et à entrer de nouveau à l'hôpital. Il présentait des douleurs articulaires erratiques, et, de plus, il se sentait fatigué, se plaignait de troubles dyspeptiques et de palpitations. Ses douleurs ont rapidement cédé au repos et au traitement salicylique. Mais son état général reste imparfait : ce qui domine, dans cet état, c'est l'atonie stomacale avec dilatation, laquelle n'est que la traduction locale d'une asthénie générale. Or celle-ci ne saurait s'expliquer uniquement par sa maladie rhumatismale.

L'examen du cœur révèle tout d'abord une *insuffisance aortique* qui se caractérise par trois signes : un souffle diastolique, doux et aspiratif, partant de la base pour se propager derrière le sternum où il présente son maximum; un choc en dôme des plus nettement perceptibles; enfin, le double souffle de Duroziez. Mais le syndrome physique habituel de la maladie de Corrigan reste incomplet; ce qui manque ici, c'est l'hyperpulsatilité artérielle. Le malade ne présente ni danse des artères, ni pouls bondissant et dépressible, ni pouls capillaire. Il a d'ailleurs une tension artérielle faible de 14 à 15 centimètres au sphygmomanomètre de Potain, alors que nous savons que la tension s'élève facilement au-dessus de la normale dans l'insuffisance aortique commune.

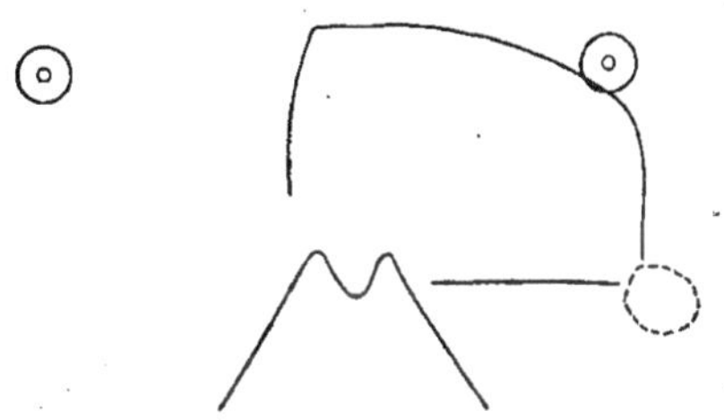

Fig. 1. — Matité cardiaque absolue chez un jeune homme de vingt-sept ans, porteur d'une double lésion valvulaire (insuffisance aortique et rétrécissement mitral). On a figuré schématiquement, comme points de repère, les deux mamelons, l'appendice xyphoïde et les rebords des côtes inférieures.

L'explication de cette dissociation symptomatique est fournie par une exploration physique complète et renouvelée. Dès le premier examen l'on constate que la configuration de matité cardiaque n'est pas celle d'une simple insuffisance aortique d'origine rhumatismale. Au lieu d'être augmentée dans le sens vertical, ainsi qu'il arrive quand le ventricule gauche seul est en état de dilatation et d'hypertrophie, *la matité précordiale est surtout exagérée transversalement.* Je parle ici de la matité absolue, c'est-à-dire de la zone de matité qui répond à la partie découverte du cœur : son diamètre est de 12 centimètres dans ce sens, tandis que son diamètre vertical n'est que de 8 (fig. 1).

Au lieu d'être abaissé, *le choc de la pointe est dévié vers l'aisselle* où il bat en dôme à 2 centimètres environ en dehors du mamelon. Ce sont là les signes d'une augmentation de volume du ventricule droit, plus que du ventricule gauche. Or, le ventricule droit n'ayant aucune raison de se développer anormalement pour une simple insuffisance aortique, nous devions chercher, par un examen attentif, s'il n'existait pas quelque autre affection valvulaire. Le résultat de cette recherche a été positif : l'insuffisance aortique est en effet associée à un rétrécissement mitral. L'existence de cette seconde lésion est prouvée, en dehors de la configuration si caractéristique de la matité cardiaque, par tout un ensemble de signes physiques. C'est ainsi qu'il existe un souffle présystolique perceptible un peu au-dessus de la pointe et accompagné d'une vibration sensible à la main. Le deuxième bruit pulmonaire est exagéré, et le claquement de fermeture de la mitrale fortement accentué. On l'entend et on le sent à la main qui palpe la pointe, terminant la vibration présystolique.

La valeur séméiologique de ces différents signes est assez inégale. C'est ainsi qu'à lui seul le soufle présystolique ne présenterait pas des garanties diagnostiques suffisantes. Flint a insisté sur la fréquence, chez les malades porteurs d'insuffisance aortique, d'un roulement ou d'un souffle présystolique. Ce signe a été expliqué différemment selon les auteurs, mais l'accord est fait sur ce point qu'il ne correspond à aucune altération organique de la valvule mitrale. L'exagération du deuxième bruit pulmonaire et le claquement de fermeture de la mitrale constituent par contre des signes de certitude. M. Bard (de Genève) a bien montré que le dernier signe en particulier est tout à fait caractéristique de l'induration et du rétrécissement de la valvule mitrale.

Il s'agit donc chez ce malade d'une affection valvulaire combinée ou complexe, et c'est ce qui explique les anomalies apparentes révélées par la première exploration. De l'insuffisance aortique le malade n'a que les signes physiques qui résultent du reflux diastolique, c'est-à-dire le souffle du second temps, le choc en dôme, le double souffle crural; mais il n'a ni hyperpulsatilité, ni hypertension artérielle, parce que le débit du ventricule gauche est réduit du fait de la sténose mitrale. La colonne sanguine de reflux qui revient dans le ventricule gauche au commencement de la diastole ne compense pas l'insuffisant apport qu'entraîne le rétrécissement de l'orifice auriculo-ventriculaire. Aussi les artères, au lieu de recevoir plus de sang que normalement, comme cela se produit habituellement dans l'insuffisance aortique, en reçoivent-elles moins, et la pression artérielle est-elle notablement inférieure à la normale.

Cette analyse physique nous fait déjà pressentir qu'au point de vue fonctionnel, c'est le rétrécissement mitral qui sera au premier plan. En est-il toujours ainsi en pareil cas, et s'il en est ainsi, comment pouvons-nous expliquer cette action prédominante de la sténose mitrale sur l'insuffisance aortique?

II. Pour résoudre cette question, il importe de savoir, tout d'abord, comment les insuffisances valvulaires et les rétrécissements orificiels troublent la circulation. Leur conséquence commune est une modification du débit du cœur, puisque les insuffisances constituent de véritables *fuites*, et que les rétrécissements sont des *barrages*. Les uns et les autres diminuent l'ondée sanguine artérielle : mais une fuite est réparable, tandis qu'un barrage, quand il est créé par une sténose cicatricielle, reste irréductible. Il semble donc *a priori* que le rétrécissement soit une lésion plus grave que l'insuffisance, et c'est bien ce que démontre l'observation clinique.

Soit une insuffisance mitrale : l'ondée sanguine lancée à chaque systole par le ventricule gauche est tout d'abord diminuée de la quantité de sang qui, par la fuite auriculo-ventriculaire, reflue dans l'oreillette gauche; mais comme cette cavité est dilatable et que ses parois sont susceptibles d'hypertrophie, comme le ventricule droit lui-même lutte avec elles contre la surcharge sanguine qui résulte de la régurgitation ventriculo-auriculaire, le ventricule gauche finit par recevoir la quantité de sang qui représente son débit normal, plus la colonne de reflux. L'insuffisance est donc compensée ; elle peut être tolérée et latente tant que se maintient la force normale du myocarde. La même compensation se produit dans l'insuffisance aortique, grâce à la dilatation et à l'hypertrophie du ventricule gauche. Aussi, l'une et l'autre de ces lésions ne diminuent-elles ni la pression artérielle, ni l'irrigation sanguine des organes et des tissus.

Les choses ne se passent pas ainsi dans les rétrécissements orificiels. Quelle que soit la puissance motrice du myocarde, elle ne peut empêcher la réduction de débit que détermine la sténose des orifices artériels ou auriculo-ventriculaires. La quantité de sang qui à chaque révolution cardiaque traverse l'orifice rétréci est toujours moindre qu'à l'état normal. L'hypertrophie du ventricule gauche dans le rétrécissement aortique, celle de l'oreillette gauche dans le rétrécissement mitral, accélèrent bien le passage, aidant ainsi à diminuer la différence de débit. Mais cette compensation a des limites et, malgré tout, les artères reçoivent moins de sang qu'à l'état normal. Aussi la pression artérielle, mesurée au sphygmomanomètre, est-elle abaissée, et les conditions générales de la nutrition se trouvent-elles modifiées. Rappelons-nous donc que la capacité fonctionnelle du cœur est toujours infériorisée dans les rétrécissements organiques.

III. Nous pouvons déduire de ce qui précède que le diagnostic précis de la lésion valvulaire est déjà un premier élément d'appréciation de la capacité fonctionnelle du cœur. Le cœur de l'insuffisance aortique est un cœur hyperexcitable, mais dont la force et le débit sont presque toujours normaux. Le cœur du rétrécissement mitral est un cœur à faible débit, un cœur

« réglé pour un petit travail ». Et si notre malade a bien quelques palpitations qui traduisent un certain degré d'hyperexcitabilité, ce qui domine son état est la faiblesse organique et physique.

Mais de cette constatation anatomique il ne résulte qu'une induction, qui doit être soumise au contrôle des réactions physiques et fonctionnelles du cœur en présence du travail. Cela est d'autant plus nécessaire qu'on peut rencontrer en clinique des insuffisances trop larges pour être complètement compensées, et que les insuffisances, comme les rétrécissements d'ailleurs, peuvent être compliquées d'altérations du myocarde qui diminuent sa force motrice.

Les réactions physiques de travail, dont nous allons tout d'abord nous occuper, méritent que nous nous y arrêtions quelques moments, car leur recherche a été préconisée à maintes reprises, surtout à l'étranger, comme le seul procédé capable de nous donner des indications précises sur la capacité fonctionnelle du cœur. Nous verrons, en les passant en revue, qu'elles sont malheureusement incertaines ; leur recherche est malaisée, leurs résultats sont souvent contestables. Aussi quelques-unes d'entre elles, seulement, peuvent-elles être utilisées en clinique et encore dans une mesure restreinte.

Je ne parle que pour mémoire des procédés destinés à mesurer l'*intensité des bruits du cœur*, car tout le monde sait que battement fort ne veut pas dire cœur fort. Les bruits dus à des contractions frustes sont parfois singulièrement éclatants.

L'*impulsion cardiaque* peut de même être exagérée, alors que la force motrice et le débit du cœur sont diminués, ainsi qu'en témoignent la faiblesse du pouls et l'abaissement de la pression artérielle. Cette sorte d'antagonisme et d'opposition entre la violence du choc et la petitesse du pouls, qui s'observe surtout dans la tachycardie paroxystique, a pu même être considérée par Martius comme un symptôme d'insuffisance cardiaque.

L'*accélération des battements* du cœur sous l'influence du travail physique, et surtout *sa persistance plus ou moins durable après le repos*, paraissent avoir plus de signification. Tout travail actif et inaccoutumé détermine immédiatement une exagération des contractions cardiaques. Telle l'accélération que déterminent une course, une ascension de montagne, les premiers essais de cyclisme. Il semble donc *a priori* que ces deux éléments, intensité et durée de la réaction d'accélération, doivent donner de très utiles indications sur la valeur fonctionnelle d'un cœur sain ou malade.

En ce qui concerne *le degré de l'accélération*, il n'y a cependant que peu à en tirer. Les observateurs qui s'en sont occupés ont pu constater que c'est une réaction des plus variables suivant les individus. Chez certains sujets, la moindre course provoque une accélération anormale du pouls : on dit alors qu'ils ont *le pouls instable*. Une émotion, un simple mouvement, le passage de la position assise à la position debout font passer chez eux les battements cardiaques de 70 à 100 et même davantage, alors que chez un sujet normal la différence est de 10 au plus (Graves).

Cette réaction varie d'ailleurs chez le même individu suivant les moments. Qui ne connaît l'accélération facile provoquée par le moindre mouvement à la suite d'un réveil brusque? On constate de même les plus grandes différences pour un travail identique selon les dispositions générales de la santé. L'accoutumance se fait d'ailleurs en peu de jours, si bien que le même travail qui tout d'abord accélérait le cœur, finit par ne plus troubler son rythme. Stähelin[1] a constaté que l'accélération, dès le début d'un travail intensif, atteignait un maximum qu'elle ne dépassait plus, environ 160 par minute. Dans quelques cas

1. Stähelin, Ueber den Einfluss der Muskelarbeit auf die Herzthätigkeit mit besonderer Berücksichtigung der Erholungsvergaus und der Gewöhnung der Herzens an eine bestimmte Arbeit (*Deutsch. Arch. f. Klin. med.*, Band LIX, 1 et 2).

Dans ces recherches fort bien conduites, le travail imposé aux sujets en expérience consistait en un mouvement d'ascension d'escalier sur l'ergostat à marches mobiles de Jacquet. L'effort accompli était évalué en kilogrammètres, la hauteur à laquelle le poids du corps avait été élevé étant représentée par le nombre de marches gravies, multiplié par leur hauteur.

exceptionnels, la fatigue du cœur se traduisait, après le travail, par une arythmie passagère cessant par le repos. Dans tous les cas la continuation de l'effort déterminait des palpitations et de l'oppression qui bientôt exigeaient l'interruption, mais le cœur ne battait pas plus vite qu'avant ces réactions fonctionnelles de fatigue.

L'accélération de travail est certainement exagérée chez les sujets faibles et fatigués. Stähelin[1] a constaté qu'elle est surtout marquée chez les convalescents de fièvre typhoïde, puisqu'un travail de 1 000 kilogrammètres exécuté en trois minutes détermine chez eux une accélération de 40 à 50, au lieu de 8 à 20 chez l'homme sain. La réaction d'accélération est également augmentée chez certains cardiopathes à cœur faible; mais cela n'a rien d'absolu, et, chez quelques-uns, le cœur se ralentit sous l'influence de la fatigue, alors que sa faiblesse et son insuffisance se manifestent, non douteuses, par les réactions fonctionnelles.

Il faut tenir compte peut-être davantage de la *durée de l'accélération*. Le rythme du cœur revient à son chiffre normal chez les sujets sains au bout de peu d'instants, ce délai dépendant comme de juste de l'importance du travail accompli. Mendelsohn[2] a cherché à tirer parti de la prolongation de l'accélération pour la mesure de la capacité fonctionnelle du cœur pathologique, mais il n'est arrivé qu'à des résultats peu concluants. Il est bien certain que le fonctionnement d'un organe est d'autant meilleur qu'il retrouve plus rapidement son équilibre après une fatigue, et que le cœur faible reste anormalement accéléré après un travail souvent minime, mais cela n'a rien d'absolu ni de spécial. Chez les sujets normaux entraînés, cette période d'accélération après le travail est réduite à zéro : le pouls des coureurs japonais, comme l'a observé Baeltz (de Tokio), tombe au

1. Säthelin (*Deutsch. Arch. f. klin. Med.*, LXVII, 1 et 2).
2. Mendelsohn, Ueber die Erholung des Herzens als Messung der Herzfunktion (*XIXe Congrès allemand de médec. int.*, Berlin, avril 1901).

chiffre normal dès l'interruption de la course. L'accélération peut durer au contraire des jours et des semaines chez des sujets non entraînés, après des ascensions longues et difficiles. C'est donc là une question d'accoutumance des centres nerveux cardiaques. Mais cette accoutumance ne peut se faire ni chez les sujets faibles, ni chez les convalescents.

En réalité l'accélération du cœur qui accompagne et qui suit le travail est, comme l'ont démontré Athanasiu et Carvalho, un phénomène nerveux provoqué par une excitation sensitive partie des muscles en activité et transmise aux centres nerveux supérieurs, notamment aux centres bulbaires qu'elle inhibe. C'est donc une réaction d'excitabilité nerveuse, dépendant d'une plus grande sensibilité des centres des vagues aux impressions sensitives, ou peut-être des ganglions intracardiaques aux excitations pneumogastriques. Mais ce n'est qu'un signe très incertain et très infidèle de l'insuffisance du cœur.

Je dirai aussi quelques mots de la méthode récemment imaginée par Max Herz [1], qui rechercha la réaction du myocarde, d'après la modification apportée à la rapidité du pouls, non plus par un effort violent ou prolongé, mais par une simple flexion de l'avant-bras sur le bras. Ce mouvement doit se faire avec une très grande lenteur, le malade fixant avec soin son attention sur l'acte exécuté. Dans ces conditions, d'après l'auteur allemand, le pouls ne se modifierait pas chez un sujet normal. Avec un cœur insuffisant, il se produirait un ralentissement marqué du nombre des pulsations. Dans certains cas où le fonctionnement du cœur présente des troubles d'origine nerveuse, cette expérience provoquerait au contraire de l'accélération. Ces réactions sont malheureusement extrêmement variables d'un sujet à l'autre, et les recherches que nous avons poursuivies dans cette voie avec M. Heitz, ne nous ont paru conduire à aucun résultat pratique.

1. Max Herz, Un procédé d'examen fonctionnel du cœur malade (*Deutsche med. Woch.*, 9 février 1905).

La facile dilatation du cœur sous l'influence de l'effort constituerait peut-être un signe plus constant de la faiblesse de cet organe. On peut la constater par la percussion, comme l'a fait R. Lewy[1], qui a pu voir par ce procédé que la dilatation produite par un effort mesuré à l'ergostat, était toujours beaucoup plus accusée chez les individus en état de faiblesse myocardique que chez les sujets normaux. De la Camp[2], au moyen de la radiographie, a démontré que la dilatation ne se produit pas, même après un effort exagéré, chez beaucoup de sujets normaux, non plus que chez l'animal normal. Si le myocarde est faible ou si l'animal en expérience a été mis dans des conditions pathologiques (infection fébrile, intoxication), la dilatation cardiaque se produit au contraire très facilement. Ces faits ont été confirmés par Rehfisch[3] et par Selig[4].

Il ne faut pas se dissimuler cependant que la dilatation cardiaque qui se produit dans ces expériences est bien plus sous la dépendance de la faiblesse générale que de la faiblesse cardiaque elle-même. Ainsi en est-il, par exemple, chez les convalescents. Le défaut d'accoutumance doit d'autre part entrer aussi en ligne de compte. Les expériences faites par Henschen chez les Suédois qui font des courses en ski sur la neige, lui ont permis de constater que la dilatation cardiaque ne se produit guère que chez les sujets non entraînés.

Il y a peut-être à espérer un peu plus de l'étude des *variations de la pression artérielle*. Cette dernière dépend du degré de distension des artères, de la poussée plus ou moins forte du sang contre leurs parois. Mais c'est le produit de trois facteurs principaux dont elle suit les variations :

1° de l'énergie des systoles cardiaques, c'est-à-dire de la force

1. R. Lewy, Sur le diagnostic fonctionnel du cœur (*Soc. de médec. int. de Berlin*, 19 décembre 1904).

2. De la Camp, Recherches expérimentales sur la dilatation aiguë du cœur (*Zeitsch f. klin. Med.*, LI, 1, 2).

3. Rehfisch (*Soc. de médecine int. de Berlin*, 19 décembre 1904).

4. Selig, Cœur dilaté et cœur insuffisant (*Wien. klin. Wochens.*, 1905, n° 32).

avec laquelle elles font progresser le sang dans les artères en mettant en tension leurs parois;

2° du volume de l'ondée sanguine qu'elles propulsent, c'est-à-dire de la quantité de sang que le ventricule gauche reçoit et débite à chaque révolution cardiaque;

3° des résistances périphériques dues à des obstacles accidentels ou aux variations de la contractilité des artérioles.

La part égale de ces trois facteurs empêche de considérer la pression artérielle comme uniquement dépendante de la force du cœur. Son abaissement, dans toutes les maladies déprimantes, tient plus à l'atonie vaso-motrice, à la diminution des résistances périphériques qu'à la faiblesse du cœur. Et réciproquement, son exagération, chez certains nerveux excitables, résulte du spasme des artérioles et de l'augmentation des résistances périphériques, mais non d'une action renforcée du myocarde. On sait d'ailleurs que lorsque le myocarde vient à faiblir chez un sujet en état habituel d'hypertension, la pression sanguine, tout en s'abaissant plus ou moins, reste cependant, au moins pour un certain temps, plus élevée que le niveau normal. Mais, par contre, la comparaison des chiffres de tension constatés à des jours différents, au cours d'une même maladie, peut donner des renseignements sur les variations de l'état du myocarde. Un abaissement rapide de la pression artérielle chez un hypertendu correspond ainsi dans certains cas à l'affaiblissement brusque de la capacité de travail du myocarde épuisé par sa lutte devant les résistances périphériques.

Il en est de même des modifications de tension constatées sous certaines influences au cours d'un même examen. C'est ainsi que Katzenstein[1] a montré que, chez l'individu sain, la compression d'une grosse artère, telle que la fémorale au triangle de Scarpa, déterminait au bout de 3 à 5 minutes une augmentation de pression de 5 à 15 millimètres (au tonomètre

1. Katzenstein (*Deutsche med. Woch.*, 1904, n° 29).

de Gœrtner) en même temps qu'une tendance au ralentissement du pouls. Chez les sujets faibles du cœur, de même que chez les animaux affaiblis par des hémorragies, la pression s'abaissait au contraire d'une façon constante, avec tendance à la tachycardie.

Très comparables sont les expériences de Selig[1], de Græupner[2], qui concordent dans leurs résultats pour montrer que la pression artérielle s'élève sous l'influence du travail physique chez les sujets normaux, tandis que chez les insuffisants cardiaques elle reste sans modification, ou s'élève lentement pour s'abaisser ensuite brusquement au-dessous de la normale. Quelquefois elle s'abaisse même d'emblée sans élévation préalable. En France M. Oddo[3] (de Marseille) a montré que cette même hypotension d'effort est très fréquente chez les convalescents.

Cette dernière indication montre bien qu'il faut, dans l'évaluation de ces données, tenir grand compte de la faiblesse générale, plus peut-être que de la faiblesse cardiaque elle-même. Il n'est pas moins vrai que l'étude de la pression artérielle et particulièrement de ses variations reste encore une des meilleures réactions physiques de travail dont il y ait lieu de faire état pour l'appréciation de la capacité fonctionnelle du cœur.

IV. En réalité, la force ou la faiblesse du cœur ne se peuvent réellement déterminer que par la comparaison de son travail et de ses *réactions fonctionnelles d'insuffisance*. Nous l'avons dit dans la dernière leçon, lorsque nous avons cherché à définir ce qu'il fallait entendre par insuffisance cardiaque :

Un sujet atteint ou non de cardiopathie valvulaire, dont les organes ont un fonctionnement régulier, et qui peut, sans oppression ni fatigue notable, accélérer le pas, monter des

1. Selig (*loc. cit.*).
2. Græupner, Die Messung der Herzkraft and deren Bedeutung für die Diagnose und Behandlung der chronischer Herzkrankeiten (*Die Aerztliche Rundschau*, 1905).
3. Oddo, Sur un signe d'hyposthénie cardio-vasculaire chez les convalescents. L'hypotension d'effort (*Soc. med. hôp. Paris*, 14 avril 1905).

étages, porter un fardeau de poids moyen, a un cœur de force normale. S'il est capable de courir, de faire des ascensions, de se livrer à des efforts intenses et prolongés sans en éprouver de malaise, on peut penser que son cœur est plus fort que la moyenne.

Quand, au contraire, les palpitations, les douleurs précordiales, l'essoufflement se manifestent sous l'influence d'un travail physique qui n'a rien d'excessif, par exemple après une marche un peu précipitée, après l'ascension d'une côte ou d'un escalier, c'est que le cœur n'a pas une capacité fonctionnelle suffisante.

La *dyspnée d'effort*, qui serait mieux dite *dyspnée de travail*, est certainement, des troubles fonctionnels en relation avec l'insuffisance cardiaque, le plus significatif. Elle est causée, comme l'ont montré Traube et Peter, par la stase sanguine pulmonaire qui tend à diminuer la capacité des vésicules sous l'influence de la distension des capillaires. Il en résulte qu'il y a à la fois plus de sang à hématoser et moins d'air pour l'hématose. C'est une *dyspnée facile*, que provoquent l'effort et même la marche, les émotions, les repas, le passage de la position verticale à la position horizontale, le premier sommeil, les premiers mouvements faits après le lever pour se laver et s'habiller. Cette dyspnée intermittente et transitoire, dyspnée d'efforts, d'émotion, de décubitus, de sommeil, de toilette, — dyspnée de travail, en un mot —, paraît être sous la dépendance d'une dilatation également passagère des cavités cardiaques.

Je voudrais insister quelques instants devant vous sur une des causes provocatives les plus habituelles de la dyspnée, et qui est le *passage brusque de la position verticale à la position horizontale*. La dyspnée qui se produit alors chez beaucoup de cardiaques, particulièrement chez les valvulaires, me paraît une des réactions fonctionnelles les plus caractéristiques de l'insuffisance cardiaque. Elle est de plus, d'une manière constante, accompagnée par un certain degré d'accélération cardiaque avec augmentation de la matité. On sait qu'à l'état normal le ralentissement de décubitus est la règle. Certains auteurs ont même cru reconnaître par la percussion ou la radioscopie un certain degré de dilatation du cœur dans la position couchée. Que cette dilatation physiologique s'exagère quand le cœur est faible, le fait n'a rien d'étonnant, le myocarde ne se trouvant pas en état de propulser immédiatement dans les grosses artères la masse plus considérable du sang qui lui vient des veines. Il est surpris, il tend à s'engouer, et il supplée alors par le nombre à l'insuffisance de ses contractions. Le malade est pris simultanément d'accélération cardiaque et d'anhélation, phénomènes qui durent un temps plus ou moins long, jusqu'à ce que l'équilibre circulatoire ait pu se rétablir.

J'ajouterai que je ne suis pas le seul à attribuer à l'accélération de décubitus une valeur importante pour le diagnostic de l'insuffisance cardiaque. Mendelson, Græupner ont, dans différents articles cités précédemment, noté les mêmes faits. Mais je crois avec Schapiro qu'il faut attribuer plus de valeur encore à l'*association de l'accélération et de la dyspnée de décubitus*, association qui me semble être tout à fait caractéristique de la faiblesse du myocarde.

La dyspnée de travail, cette réaction commune de l'insuffisance cardiaque, ne se montre pas toujours dans les mêmes conditions, et son intensité ne correspond pas toujours au degré plus ou moins marqué de cette insuffisance. Chez les cardiaques peu entraînés, peu habitués à la marche et aux travaux de force, la dyspnée se manifeste non seulement à l'occasion du passage à la position horizontale mais encore d'une marche un peu rapide, d'un effort léger.

Chez certains sujets, elle se montre principalement le matin, consécutive à l'asthénie circulatoire du repos et du sommeil, et elle cesse vers le milieu du jour. L'exercice, quand il est une habitude, relève en effet d'une façon remarquable le dynamisme du cœur et de son appareil nerveux. Chez l'ouvrier, chez le manœuvrier habitué à une somme de travail quotidien souvent fort considérable, les réactions de faiblesse cardiaque, souvent marquées au début de la journée par des troubles fonctionnels divers, s'effacent peu à peu à mesure que les heures se passent, et vers le milieu du jour, on peut voir des cardiaques porteurs de grosses lésions valvulaires et en état de dilatation permanente, manier de lourds fardeaux qui effraieraient certains hommes bien portants. C'est ainsi que j'ai eu à plusieurs reprises dans nos salles un charretier dont je vous raconterai l'histoire et qui, anhélant le matin lorsqu'il prend le travail, voit sa dyspnée s'effacer peu à peu, peut marcher des heures entières à la tête de ses chevaux, aider même à charger et à décharger sa voiture. Or c'est un mitral à cœur constamment dilaté avec congestion chronique du foie et arythmie permanente.

Chez d'autres ouvriers, au contraire, pour des raisons qui nous échappent, la réaction de fatigue du cœur insuffisant peut *n'apparaître que le soir*, au moment du coucher, se traduisant alors par la *dyspnée de décubitus associée à des palpitations rapides*. Ou bien encore cet accès de dyspnée se produit seulement ou se reproduit pour la seconde fois, *après une ou deux heures de sommeil*, provoquant alors un *réveil subit avec angoisse*. Pendant le sommeil, il y a en effet ralentissement de la respiration et de la circulation, réduction de moitié de la quantité d'oxygène absorbé, tendance à la stase veineuse, abaissement de la tension artérielle. Ce sont là toutes conditions qui, chez les malades à myocarde faible, peuvent amener un encombrement momentané des cavités cardiaques et de la circulation pulmonaire, d'où réveil subit avec angoisse, parfois avec douleurs cardiaques et palpitations. Dès que le malade s'est assis sur son lit, et qu'il s'est remis à respirer plus activement, la dyspnée cesse et le cœur reprend un fonctionnement suffisant. La crise a duré à peine quelques minutes et elle va s'atténuer progressivement.

Lorsqu'on se trouve en présence de ces troubles fonctionnels, soit que le malade les accuse de lui-même, soit que le médecin ait à les rechercher par l'interrogatoire, on peut conclure en toute certitude qu'il existe un degré plus ou moins prononcé d'insuffisance cardiaque.

L'étude de ces signes permet même jusqu'à un certain point de déterminer le degré de l'insuffisance. Cette dernière est encore très légère lorsque la dyspnée n'apparaît que sous l'influence d'un décubitus brusqué, ou lorsqu'il n'apparaît en pareil cas qu'un certain degré d'accélération du pouls. Il est prudent, d'ailleurs, d'interpréter ces constatations en tenant compte de l'état général du malade, qui peut être momentanément anémié ou indisposé, et dans ce dernier cas d'attendre la fin de cet épisode pour renouveler l'expérience. Il faut tenir compte aussi du moment de la journée, l'expérience devant être faite de préférence à jeun et non après un repas. Enfin il faut savoir que le syndrome est toujours plus marqué le matin, et qu'il tend à diminuer d'une manière générale avec l'accoutumance

Toutes choses égales d'ailleurs, lorsqu'un malade vient accuser spontanément de la dyspnée de décubitus, on doit conclure à un état assez prononcé d'insuffisance cardiaque. De même, à plus forte raison, lorsqu'à la dyspnée de décubitus vient s'ajouter la dyspnée de sommeil.

Ce sont donc là deux signes caractéristiques de l'insuffisance du myocarde; on les rencontre fréquemment en clinique et je les considère de ce fait comme de signification supérieure à beaucoup d'autres troubles fonctionnels moins communs que j'aurai l'occasion d'étudier avec vous au cours des prochaines leçons[1].

1. Depuis que cette leçon a été faite dans l'amphithéâtre de l'hôpital Laënnec, une nouvelle méthode pour la détermination de la capacité fonctionnelle du myocarde chez les cardiopathes a été proposée par MM. Vaquez et Digne, et exposée par eux dans une série de mémoires présentés à la Société médicale des hôpitaux en juin et juillet 1905. Ces auteurs sont partis de ce fait clinique, nettement établi, que beaucoup de malades porteurs de lésions cardiaques peuvent faire des troubles graves d'insuffisance cardiaque et même d'asystolie, alors qu'ils sont maintenus au lit, éloignés de toute cause de surmenage, sous la seule influence d'une alimentation trop riche en sel. Aussi ont-ils été conduits à rechercher la résistance qu'opposait le cœur d'un certain nombre de

V. Mais il est temps de revenir à notre jeune malade et de rechercher chez lui les réactions physiques et fonctionnelles de l'insuffisance cardiaque.

Nous lui avons appliqué la plupart des épreuves physiques sur lesquelles nous nous sommes étendus tout à l'heure : c'est ainsi qu'il présente d'une manière nette la réaction d'accélération au travil. Chez lui l'accélération provoquée par l'ascension d'un escalier persiste pendant deux à trois minutes, c'est-à-dire un peu plus que chez la plupart des sujets normaux, mais pas plus cependant que chez quelques malades de nos salles, en apparence indemnes de toute altération cardiaque. Nous avons recherché chez lui également l'état de la matité cardiaque avant et après la même ascension d'escalier, sans trouver de différence bien nette entre les limites de ces matités. Il est vrai que nous n'avons pas pu recourir à la radioscopie, ne possédant pas sous la main l'installation nécessaire, mais la percussion nous renseignait déjà d'une façon suffisante sur les dimensions de son cœur.

cardiaques en présence de l'administration quotidienne d'une dose élevée de chlorures.

Les sujets étaient mis au lit, et ils prenaient une alimentation complètement préparée sans sel, à laquelle était ajoutée par vingt-quatre heures la dose de 15 grammes de sel, ce qui représentait, avec la quantité de sel normalement contenue dans ces aliments (environ 1 gr. 50), le total de 16 gr. 50 de chlorures ingérés dans les vingt-quatre heures.

Dans ces conditions, chez certains cardiaques bien compensés, à cœur vigoureux, l'élimination des chlorures se faisait régulièrement, sans troubles objectifs ni subjectifs.

Chez d'autres malades, également compensés en apparence, la mise en équilibre des ingesta et des excreta en chlorures se faisait avec un certain retard, puis se montraient des chasses chlorurées urinaires intermittentes et non soutenues, dans l'intervalle desquelles le poids tendait à augmenter quelque peu. Enfin apparaissaient des troubles, d'abord transitoires, puis persistants de gêne respiratoire, d'insomnie, avec sensation de constriction thoracique, râles pulmonaires aux bases, le tout disparaissant rapidement par la remise au régime déchloruré.

Chez une troisième catégorie de malades, ces mêmes accidents persistaient plus longtemps, et une durée de dix à quinze jours de régime sans sel était nécessaire pour revenir à l'état antérieur.

Cette méthode semble bien rendre compte du bilan de la résistance cardiaque; elle parait renseigner d'une manière précise sur le degré de l'insuffisance du cœur, et, à cet égard, elle constitue évidemment un moyen précieux de diagnostic et de pronostic.

Enfin l'étude de la pression artérielle nous a montré que cette dernière oscillait en permanence chez notre jeune malade entre les chiffres de 14 et de 15, et qu'elle ne tendait pas à s'élever davantage sous l'influence du travail. Je serais assez disposé à voir, dans cet état stable d'hypotension relative, comme la preuve d'un certain degré de faiblesse de l'énergie cardiaque.

Au point de vue des réactions fonctionnelles, notre jeune malade se comporte à peu près comme un sujet à cœur normal. Les lésions valvulaires paraissent donc très suffisamment compensées, car il ne présente ni dyspnée d'effort, ni dyspnée de décubitus. A plus forte raison ne s'est-il jamais réveillé anhélant. Son pouls ne s'accélère pas non plus sous l'influence du décubitus brusque. Et cependant la compensation de ses lésions, si elle est suffisante, ne peut pas être considérée comme absolument parfaite. Rappelons-nous qu'il est habituellement fatigué, et qu'il ne se sent pas en état de travailler comme autrefois. Joignons à cela la faiblesse de sa tension artérielle, et nous serons forcés de conclure que le fonctionnement de son cœur est, malgré tout, troublé dans une certaine mesure.

VI. C'est qu'en effet les réactions fonctionnelles de l'insuffisance cardiaque ne se bornent pas à celles que nous venons d'étudier. Le travail du cœur est double, comme l'a bien distingué Rosenbach : Il y a le *travail extérieur ou physique*, c'est-à-dire la marche, les exercices sportifs, le transport des fardeaux, le maniement de la pelle, du marteau. C'est celui qui détermine de l'oppression quand le cœur est faible. Mais il y a aussi le *travail intérieur ou organique*, qui préside aux différentes fonctions viscérales. Celles-ci ne peuvent normalement s'effectuer qu'autant que les organes et les tissus reçoivent du sang en quantité suffisante. Lorsque la force et surtout le débit du cœur est insuffisant, tout l'organisme s'en ressent. La force musculaire est réduite, et si le malade veut prolonger l'effort, il éprouve des sensations générales de fatigue et de courbature qui tiennent à ce que les muscles ne reçoivent pas en quantité suffisante le sang hématosé et qu'ils ne peuvent se débarrasser des déchets de la nutrition. L'appétit est souvent diminué, les digestions sont imparfaites; la pesanteur épigastrique, le ballonnement, la diarrhée, quelquefois même les vomissements, sont des malaises habituels chez certains insuffisants cardiaques. Parfois les palpitations et l'essoufflement se manifestent seulement *après les repas*.

La circulation du cerveau étant aussi imparfaite que celle des autres organes, le travail intellectuel devient difficile, et le malade est sujet aux vertiges et aux lipothymies. On a pu constater, chez certains sujets, que l'oppression était provoquée par les efforts psychiques comme par le travail physique. D'une façon générale le système nerveux manifeste sa souffrance par l'irritabilité, par les maux de tête, par l'insomnie.

Les troubles fonctionnels qui relèvent de l'insuffisance du cœur pour le travail intérieur ont une signification clinique un peu différente de ceux qui dépendent de l'insuffisance pour le travail extérieur. Les uns comme les autres peuvent exister simultanément, ou au contraire dissociés. Dans les premières périodes de certaines maladies du cœur, la dyspnée d'effort est le seul malaise éprouvé et constatable. Le malade mange, digère, se sent dispos d'esprit, et se trouverait bien portant, s'il ne se sentait entravé, dès le moindre effort physique, par de l'oppression. Cela prouve que son cœur a une énergie suffisante pour le travail organique, mais qu'il manque d'énergie de réserve pour le travail extérieur. Or cette énergie de réserve, on peut la lui rendre par des procédés thérapeutiques divers.

Toute autre est la signification de l'asthénie générale. Elle traduit la diminution de la force ou du débit du cœur, même pour les nécessités de l'irrigation viscérale. Elle accompagne la dyspnée d'effort dans les cardiopathies graves où le myocarde n'a pas seulement perdu son énergie de réserve, mais même sa force actuelle. Elle peut se montrer isolément dans le cas où le débit du cœur est diminué par suite de la réduction de l'apport sanguin, par exemple chez les oligémiques ou chez les sujets porteurs de *rétrécissements orificiels*.

Le rétrécissement mitral est le type de ces cardiopathies qui peuvent être asthénisantes avant d'être dyspnéisantes. Il semble se faire, dans cette maladie, un sorte d'accommodation entre la réduction de la masse totale du sang en circulation et le débit diminué de l'orifice auriculo-ventriculaire gauche. Aussi le ventricule gauche subit-il une véritable atrophie en proportion de son moindre travail et ne conserve-t-il de sa force normale, que celle qui suffit à son travail. Suivant l'expression de Potain, il *n'est plus réglé que pour un petit travail*, et les conséquences en sont la dystrophie et l'asthénie générales. Les malades atteints de rétrécissement mitral ont plus souvent l'apparence d'anémiques ou de neurasthéniques que de cardiaques. Ils sont pâles, chétifs, nerveux, à tendance hystérique, mélancolique ou hypocondriaque; leur estomac est atone, dilaté, et les troubles dyspeptiques qui en résultent provoquent facilement des palpitations réflexes. Ils ne peuvent fournir des journées complètes d'une tâche exigeant quelque vigueur. S'il s'agit de sujets jeunes, dont le développement n'est pas encore terminé au moment où le myocarde commence à fléchir, son insuffisance peut se compliquer d'infantilisme ou de débilité constitutionnelle. Tout cela traduit l'insuffisance cardiaque par diminution de son débit, diminution qui compromet plus encore le travail organique que le travail extérieur.

VII. Nous sommes maintenant en mesure de comprendre en quoi et jusqu'à quel degré la capacité fonctionnelle du cœur s'est trouvée diminuée chez notre jeune malade, du fait de ses lésions valvulaires.

Il est atteint d'une insuffisance aortique qui, vous le sentez fort bien, n'est pas capable d'altérer sérieusement la capacité fonctionnelle du cœur vis-à-vis du travail intérieur, puisque la conséquence de cette lésion est plutôt d'augmenter que de diminuer le débit cardiaque. Mais la diminution de ce débit, du fait du rétrécissement mitral, nous explique pourquoi cet homme, qui, avant sa première crise rhumatismale, faisant le dur métier de domestique dans une pension hôtel, dut y renoncer pour prendre les occupations moins astreignantes de valet de chambre. Il n'éprouvait aucune dyspnée d'effort, mais il ne se sentait plus en état de travailler comme autrefois. Il était dyspeptique et palpitant, fatigué dès le plus petit effort. A l'examen, son cœur se présente comme hyperexcitable si nous en jugeons par l'accélération du pouls qu'occasionne le travail, mais la tension artérielle, faible au repos, n'a aucune tendance à s'élever. C'est avant tout un asthénique, hyperexcitable de par cette asthénie, et dont le travail organique reste insuffisant par suite d'une irrigation artérielle insuffisante.

Peut-être faut-il incriminer encore, pour l'heure actuelle, un certain degré de faiblesse et de dilatation cardiaque d'origine rhumatismale. Le rhumatisme articulaire, même dans sa forme subaiguë, peut, comme nous le verrons dans une prochaine leçon, intéresser le myocarde autant que l'endocarde; il en détermine la dilatation par une sorte d'inhibition, et parfois même porte atteinte à son intégrité anatomique. Ce pourrait être une cause surajoutée de faiblesse du cœur, plus réparable que celle due à une sténose mitrale. Mais nous ne devons pas oublier que, même antérieurement à la crise rhumatismale actuelle, notre malade n'avait plus sa santé d'autrefois, et il faut tenir compte de ce fait en réglant l'hygiène prophylactique qui doit constituer ici la base du traitement.

Les lésions valvulaires consécutives à l'endocardite sont en effet des séquelles cicatricielles que la médecine est impuissante à guérir. Ce n'est pas à dire que la thérapeutique soit désarmée ou stérile devant les affections valvulaires d'origine endocarditique. Elle peut beaucoup pour en prévenir les conséquences, d'autant plus que la nature fait à elle seule les frais de leur compensation. Toutefois, nous l'avons vu, cette compensation n'est que rarement parfaite et suffisante pour les rétrécissements dont le pronostic reste toujours plus fâcheux que celui des insuffisances. Aussi l'hygiène prophylactique n'est-elle pas la même pour ces deux ordres de lésions.

La première condition d'une bonne direction thérapeutique chez notre jeune malade est d'abord la complète guérison de la crise rhumatismale qui a déterminé et aggravé les lésions endocarditiques, et peut-être momentanément asthénié le myocarde. Le rhumatisant a besoin, à ce double point de vue, d'une surveillance prolongée.

Une autre condition non moins essentielle est un traitement préventif des récidives rhumatismales dont la conséquence presque inévitable serait une aggravation des altérations valvulaires et peut-être une atteinte grave du myocarde. C'est affaire de bonne hygiène, de vie régulière sans fatigue ni refroidissement, à l'abri surtout du froid humide, de port de vêtements de laine plus nécessaires encore dans les saisons de transition qu'en hiver. Quand la situation de fortune permet au rhumatisant de faire une ou plusieurs cures thermales, cela augmente ses chances de résistance, et le cœur lui-même, s'il est affaibli, s'en trouve parfois tonifié d'une manière surprenante.

C'est à prévenir le surmenage du cœur, et à supprimer tous les agents ou poisons asthénisants ou altérants de cet organe, que doit de plus s'appliquer la direction thérapeutique. L'hygiène professionnelle doit être la première préoccupation du médecin. Un malade atteint d'une affection valvulaire ne doit sous aucune raison prendre ou continuer un métier qui exige une dépense de force ou de fatigue. Ce qui lui convient, c'est un travail à demi sédentaire, à l'abri des intempéries de l'atmosphère. Il faut, enfin, veiller à la bonne administration de sa santé physique et morale. Une alimentation réconfortante et saine; l'abstinence des boissons alcooliques et du tabac; des exercices physiques suffisants pour entretenir l'activité et l'énergie du cœur sans dépasser la mesure; une existence régulière et tranquille, sans excès sexuels, sans préoccupations ou émotions vives : telles sont les prescriptions hygiéniques qu'on ne saurait assez préciser. Mais encore faut-il que le médecin n'aggrave pas la situation du malade en l'effrayant, en prononçant ce mot de *maladie* ou de *lésion du cœur* qui deviendrait pour lui un arrêt d'infirmité ou de mort. Ce serait en faire un névrosé en même temps qu'un cardiaque; ce serait aussi le déprimer et hâter l'échéance des accidents d'insuffisance cardiaque.

Reste une dernière, mais importante recommandation. Il importe de ne pas voir uniquement la lésion, mais aussi le malade, et de ne pas rapporter à l'affection valvulaire ce qui souvent dépend d'un trouble général de la santé. La dépression nerveuse, la dyspepsie sont souvent la cause de troubles fonctionnels chez les cardiaques, troubles fonctionnels qui résistent aux médicaments tonicardiaques, tandis qu'ils cèdent à un traitement neuro-tonique général.

C'est là le secret de bien des cures merveilleuses faites par des médecins bien inspirés, et qui ont su utiliser pour le relèvement de leurs malades, soit les séjours au grand air, soit mieux encore les saisons dans certaines stations hydrominérales. En tonifiant par les bains chlorurés ou carbogazeux le système nerveux et le myocarde de ces malades, ils ont vu diminuer, quelquefois disparaître l'asthénie générale, les palpitations, et revenir au niveau normal la capacité fonctionnelle du cœur.

Nous devons nous inspirer de ce principe, et avant de considérer notre malade comme en état d'infériorité définitive à cause de son rétrécissement mitral, voir si cet état ne peut pas être amélioré par une médication neurotonique. Nous allons donc commencer chez lui prochainement l'administration d'une série de bains chlorurés calciques, pris un jour sur deux pendant deux ou trois semaines. C'est une pratique dont nous nous sommes souvent bien trouvés chez les malades d'hôpital qui ne peuvent faire les frais d'un séjour dans une station comme Royat ou Nauheim. D'après les résultats de cette tentative, nous verrons s'il est apte ou non à reprendre son métier de valet de chambre, et s'il ne vaudrait pas mieux qu'il fît un nouveau sacrifice en se plaçant simplement comme garçon de bureau. Nous lui tracerons, au départ, les règles d'hygiène qui répondent à sa lésion et au degré de capacité fonctionnelle de son cœur.

LEÇON III

INSUFFISANCE CARDIAQUE ET CŒUR FORCÉ CHEZ UN SUJET PORTEUR D'INSUFFISANCE MITRALE LONGTEMPS COMPENSÉE

I. Observation d'un homme de trente-six ans, porteur d'une insuffisance mitrale d'origine rhumatismale, parfaitement compensée pendant dix-huit ans. Surmenage chronique; apparition de l'insuffisance cardiaque il y a deux ans; aggravation progressive et accidents d'asystolie aiguë à la suite d'un effort excessif.

II. Fréquence relative de la compensation parfaite chez les sujets affectés d'insuffisance mitrale.

III. Mécanisme de la compensation chez les mitraux; signes physiques de l'insuffisance compensée.

IV. Recherche des causes qui ont provoqué chez ce malade la rupture de la compensation : la grippe, les lésions myocardiques latentes.

V. Le surmenage peut provoquer l'insuffisance cardiaque, il l'aggrave lorsqu'elle existe déjà. Définition du *cœur forcé*.

VI. Tableau clinique du cœur forcé : la douleur cardiaque, l'arythmie, la dyspnée, les signes physiques.

VII. Évolution de cœur forcé, son traitement et son pronostic.

Messieurs,

Le malade dont je vais vous rapporter l'histoire et qui est actuellement couché au n° 8 de la salle La Rochefoucault est porteur depuis dix-huit ans d'une insuffisance mitrale dont la compensation a été longtemps parfaite. Depuis deux ans ont apparu chez lui des accidents d'insuffisance cardiaque qui, rapidement, sous l'influence du surmenage physique, ont abouti au tableau asystolique. Ajoutons que, chez ce malade, l'asystolie n'a été que transitoire, et qu'elle revêtait les caractères de l'asystolie par cœur forcé.

I. Il s'agit d'un blanchisseur âgé de trente-six ans, d'une santé robuste et de belle corpulence, atteint depuis l'âge de dix-huit ans, à la suite d'une attaque prolongée de rhumatisme articulaire aigu, d'une insuffisance mitrale nettement caractérisée. L'affection valvulaire lui avait été signalée dès cette époque, et son existence lui fut confirmée lors d'un séjour qu'il fit en 1893 dans le service de M. Dieulafoy pour une pleurésie purulente. J'ai vu ce malade pour la première fois il y a deux ans : il était venu pour une bronchite grippale et je me plaisais à le présenter comme un exemple d'insuffisance mitrale large, mais parfaitement tolérée et compensée.

La lésion mitrale était des plus nettes, caractérisée par un souffle en jet de vapeur occupant toute la systole, prédominant à la pointe, et entendu dans toute l'étendue du dos. Il y avait de plus une accentuation légère du deuxième bruit pulmonaire. La pointe du cœur n'était que peu déplacée; il existait une légère augmentation de la matité précordiale (7 cent. 1/2 dans le sens vertical, sur 8 cent. transversalement), augmentation en rapport avec l'hypertrophie modérée et compensatrice des deux ventricules. Le pouls était régulier et plein. Le malade paraissait fort, vigoureux; loin d'avoir les apparences extérieures de l'anémique, il avait plutôt celles d'un pléthorique.

Il n'accusait aucun trouble fonctionnel cardiaque, ni dyspnée, ni palpitations, ni douleur précordiale. Et cependant il faisait un dur métier, consistant à porter jusqu'au cinquième étage des charges de 60 et de 80 kilogrammes de linge.

Après un séjour de deux mois pour sa bronchite grippale, le malade quitta le service. Déjà, au décours de cette affection, il se plaignait d'une dyspnée d'effort inconnue jusqu'alors, mais que l'on pouvait attribuer à de l'emphysème pulmonaire, consécutif à sa bronchite. Il reprit son travail : mais sa vigueur n'était plus la même : il s'essoufflait rapidement dès qu'il se livrait à un effort un peu soutenu, et parfois même il avait la nuit des accès de dyspnée qui l'obligeaient à s'asseoir sur son lit.

Les choses en vinrent au point de l'empêcher de travailler, et six mois plus tard il vint se reposer une deuxième fois dans le service. Un séjour de huit jours suffit pour lui permettre de reprendre son travail. Mais ce n'était qu'une rémission, et, à la fin de la même année, il nous revenait avec une crise légère d'asystolie pulmonaire qui céda en quelques semaines au repos et à la digitale. La situation s'était assez améliorée pour lui permettre de recommencer son métier, mais à la condition d'éviter les travaux trop violents : il restait toujours sujet à de la dyspnée d'effort, mais il n'avait plus d'oppression la nuit.

La rémission fut cette fois de dix mois, et ce n'est qu'au commencement de novembre, c'est-à-dire il y a six semaines, qu'il fut repris d'accidents cardiaques, en voulant porter jusqu'au quatrième étage une charge de 80 kilos. Dès son arrivée au deuxième étage, il avait été obligé de s'arrêter un quart d'heure, haletant, angoissé, la base du thorax serrée comme dans un étau, le cœur animé de battements violents. Après ce quart d'heure de repos il avait pu continuer sa besogne, quoique péniblement, et même descendre avec une nouvelle charge de linge. Mais il avait dépassé la mesure, et, à partir de ce moment, le moindre mouvement déterminait ou exaspérait l'oppression; les nuits étaient mauvaises, troublées par des crises violentes de dyspnée comparables à des crises d'asthme; les urines, habituellement abondantes, tombaient à un litre. Dès le troisième jour, se sentant incapable de reprendre son travail, le malade entrait à l'hôpital.

La dyspnée constituait le trouble fonctionnel principal et même unique. C'était une oppression continue, avec orthopnée et souvent paroxysmes nocturnes, manifestement due à la faiblesse et à la dilatation des deux cœurs. En effet, la matité précordiale était très augmentée, atteignant 14 centimètres dans le sens transversal, 8 à 9 dans le sens vertical; la pointe battait en dehors de la ligne mamelonnaire. Le pouls était mou, la pression au sphygmomanomètre de Potain ne dépassant pas 14 à 15; il était accéléré à 100, mais surtout remarquable par son irrégularité : c'était l'arythmie complète, celle qui porte sur le nombre, l'intervalle et la force des pulsations. Les bronches et les bases pulmonaires étaient congestionnées, les urines relativement rares quoique non albumineuses. Par contre le foie présentait un volume normal, et l'on ne constatait ni stase jugulaire, ni œdème des membres inférieurs.

C'était donc une *asystolie partielle*, sans signes d'insuffisance tricuspidienne, sans stase veineuse ayant retenti, comme c'est la règle dans l'asystolie ordinaire, sur le foie et sur les jugulaires. Ici la stase restait limitée à la petite circulation, c'était une *asystolie pulmonaire*.

Grâce au repos et à la digitale, les choses se sont arrangées. Mais la rémission n'est qu'apparente, ou plutôt incomplète. Le cœur reste dilaté autant qu'au premier jour, en dépit de l'abondante diurèse rétablie par la digitale. La dyspnée, la stase pulmonaire et la dilatation de l'oreillette gauche ont disparu, mais la pression artérielle ne se relève pas et le rythme du cœur, régulier au repos, se trouble et redevient désordonné sous l'influence du moindre mouvement. Ce sont là des signes d'une faiblesse persistante du myocarde ou du moins du ventricule gauche. Aussi la stase pulmonaire et la dyspnée peuvent-elles revenir sous l'influence de la moindre fatigue. De plus l'apport artériel reste au-dessous de la normale, et cette oligémie artérielle entraîne une insuffisante irrigation des centres nerveux, qui manifestent leur souffrance par une irascibilité et une nervosité dont le malade se montre lui-même surpris.

II. Cette observation est intéressante à bien des points de vue. J'attire tout d'abord votre attention sur ce fait que la compensation de l'insuffisance mitrale s'est maintenue parfaite pendant près de dix-huit ans, sans avoir été en rien altérée par une pleurésie purulente intercurrente. Elle persistait encore lorsque j'ai eu pour la première fois l'occasion de voir le malade à l'occasion d'une bronchite grippale.

Il serait intéressant de savoir la proportion exacte des cas analogues. Au congrès de Brighton en 1887, Andrew Clark a publié une statistique personnelle portant sur 683 cas de lésions valvulaires latentes observées par lui. Malheureusement ces chiffres, présentés en bloc et sans être accompagnés de renseignements étiologiques, n'offrent que peu de valeur ; de plus la distinction n'était pas faite entre les affections mitrales et aortiques. G. Middleton, en 1889, sur 150 cas d'affections valvulaires diverses, avait relevé 24 insuffisances mitrales qui ne s'accompagnaient d'aucun trouble fonctionnel. Ce sont là des faits plus précis, mais nous manquons encore ici de renseignements étiologiques, et on ne saurait trop insister sur leur importance, l'insuffisance mitrale liée à l'athérome ayant certainement une gravité différente de celle qui est d'origine rhumatismale. Grisolle avait noté, en effet, que, « contrairement à beaucoup d'autres maladies, les lésions de la valvule mitrale sont moins graves et occasionnent moins d'incommodités chez les vieillards que chez les jeunes gens ». Peter a montré que la raison en devait être cherchée dans le caractère moins progressif de l'athérome valvulaire, tandis que, chez le rhumatisant, toujours sous le coup de nouvelles poussées articulaires, la lésion endocardique est, de sa nature, extensive. On comprend en effet qu'une plaque d'athérome circonscrite sur une des valves de la mitrale puisse suffire à déterminer une légère insuffisance de cet orifice sans qu'il en résulte des troubles sérieux, d'autant plus que le vieillard n'est pas exposé aux mêmes fatigues et aux mêmes surmenages que l'adulte.

Ce serait un travail à faire que de relever sur une centaine de cas d'insuffisances mitrales, d'origine endocarditique, et survenues chez de jeunes sujets, la proportion relative des cas bien compensés et de ceux où la lésion est accompagnée de phénomènes d'insuffisance cardiaque. Il ne faut pas cependant se dissimuler que cette tâche serait délicate, de nombreux états intermédiaires existant entre les deux extrêmes, et beaucoup de sujets pouvant appartenir, selon les périodes, à l'une ou à l'autre de ces classes. Il est fréquent, en effet, de voir des phénomènes légers d'insuffisance cardiaque se produire transitoirement, sous l'influence d'une infection intercurrente, d'une fatigue, pour disparaître ensuite pendant des mois.

Quoiqu'il en soit, mon impression, qui ne fait d'ailleurs que confirmer celle des auteurs qui ont écrit avant moi sur ce sujet, est que la compensation parfaite est fréquente chez les sujets porteurs d'insuffisance mitrale. On peut dire de cette affection, comme de l'insuffisance aortique, que ce sont de toutes les lésions valvulaires, celles dont la compensation peut se faire la plus complète. Beaucoup de malades atteints d'insuffisance mitrale ignorent même leur affection, ou s'ils savent qu'ils ont un souffle au cœur, c'est parce qu'on le leur a dit. Cela ne les empêche pas de mener souvent une vie des plus actives, de se livrer aux sports les plus fatigants ou aux travaux les plus pénibles, ni de faire leur service militaire, ni même, pour la femme, de mener à bien une ou plusieurs grossesses.

Cette forme *latente* de l'insuffisance mitrale se rencontre le plus souvent dans la clientèle de ville, chez des sujets qui, de ce fait, se soumettent d'eux-mêmes à une surveillance médicale suivie. A l'hôpital nous l'observons accidentellement, soit lorsque les malades s'y présentent pour une récidive rhumatismale, soit, comme dans le cas actuel, pour une affection intercurrente.

III. La stabilité de cet état, dit « compensé », est souvent telle que, pendant de longues années, aussi longtemps que ne surviennent pas des causes nouvelles d'affaiblissement cardiaque, la capacité fonctionnelle du cœur lésé reste comparable à celle de beaucoup de cœurs normaux. La chose s'explique aisément lorsqu'on se rend compte du mécanisme de cette compensation.

Je vous ai dit au cours de la première leçon comment l'insuffisance mitrale brusquement établie imposait de suite au cœur un surcroît de travail. C'est qu'en effet le ventricule gauche, pour une dépense de force identique, ne produit qu'un travail utile moindre. Une partie du sang qu'il contenait se trouve renvoyée dans l'oreillette, et cela diminue d'autant le débit artériel, et par suite l'irrigation des organes et du myocarde lui-même.

Sous l'influence de cette ondée rétrograde à chaque systole, l'oreillette gauche tend à se distendre, et cet excès de pression se poursuivrait à travers la petite circulation jusqu'au ventricule droit, si ces cavités ne parvenaient à se vider régulièrement grâce à un surcroît de travail. Dès lors le ventricule gauche reçoit de l'oreillette à chaque présystole une quantité de sang plus grande qu'à l'état normal, d'où légère dilatation de ses parois. D'autre part celles-ci doivent suffire à une double tâche : *renvoyer dans l'oreillette une certaine quantité de sang sans diminuer celle qui revient au système artériel.*

L'augmentation de travail devenue habituelle amène bientôt l'hypertrophie tout d'abord de l'oreillette gauche et du ventricule droit puis secondairement du ventricule gauche. Il se produit en effet, dans ces parois musculaires, une hypernutrition absolument comparable à celle que l'on constate dans les biceps de l'athlète entraîné d'une façon régulière. L'hyperfonctionnement des muscles détermine toujours leur hypertrophie à la condition que leur structure soit normale et que le liquide nourricier, c'est-à-dire le sang, soit suffisamment riche. Le myocarde ne fait donc qu'obéir à la loi générale. Aussi lorsqu'il s'agit d'une insuffisance mitrale simple, survenue chez un sujet de bonne santé et à myocarde normal, la lésion est-elle rapidement compensée, et les troubles fonctionnels, s'ils ont apparu, cessent-ils au bout de peu de temps.

Lorsqu'on examine alors le cœur de ce sujet porteur d'insuffisance mitrale compensée, on le trouve *moyennement augmenté de volume*; la matité est accrue surtout dans le sens transversal, avec légère déviation de la pointe en dehors, syndrome qui correspond à la *dilatation hypertrophique du ventricule droit.* Le ventricule gauche, au contraire, comme l'ont montré les recherches anatomo-pathologiques de Briquet[1], n'est que peu hypertrophié dans l'insuffisance mitrale simple et lorsque l'examen physique montre une participation très notable du cœur gauche dans l'augmentation générale de la matité, il faut en chercher la cause dans la coexistence de lésions de l'orifice aortique, du système artériel ou rénal, ou dans une symphyse cardiaque associée.

Chez les sujets porteurs d'insuffisance mitrale le bruit sigmoïdien pulmonaire prend parfois une intensité inusitée, laquelle est sous la dépendance de l'excès de tension dans la petite circulation. Lorsque cet excès de tension est notable, il peut produire non seulement le claquement exagéré des valvules pulmonaires, mais même leur chute anticipée, c'est-à-dire le dédoublement du second bruit ou bruit de rappel. Ce signe n'appartient donc pas exclusivement au rétrécissement mitral : il se rencontre dans les insuffisances mitrales lorsque le pertuis valvulaire est large et il présente une certaine valeur pronostique, en permettant de prévoir l'apparition des signes fonctionnels de la décompensation.

IV. Rappelons-nous en effet que, lorsque notre malade était venu pour la première fois dans nos salles, il y a deux ans, à l'occasion d'une bronchite grippale, nous avions noté chez lui, avec une matité cardiaque moyennement augmentée, une accentuation notable du second bruit à l'orifice pulmonaire. Or il existait déjà à ce moment des troubles de décompensation qui se caractérisèrent progressivement par les symptômes habituels

1. Briquet, *De l'état du cœur gauche dans les lésions mitrales*, Th. Paris, 1890.

de l'insuffisance cardiaque, au début par une dyspnée de travail que ce malade ne connaissait pas antérieurement, puis par la dyspnée de décubitus et même par la dyspnée de réveil.

Il est évident, d'après ces seuls renseignements, que ce myocarde, doué pendant de longues années d'une énergie normale et même augmentée, s'affaiblissait progressivement et même avec une rapidité singulière, si nous songeons qu'en moins de deux ans, il devait en arriver au tableau clinique de l'asystolie. Il est vrai que cette asystolie est restée limitée au domaine de la petite circulation, qu'il ne s'agit que d'une asystolie partielle, guérie maintenant par le repos et la digitale. Mais il n'en reste pas moins encore un état d'insuffisance cardiaque prononcée, c'est-à-dire la menace constante d'une nouvelle crise qui pourra bien, cette fois, être une asystolie généralisée.

Voyons-donc quelles peuvent être, d'après les renseignements recueillis chez le malade, les causes vraisemblables d'une évolution si anormalement rapide. Nous ne pouvons pas invoquer l'influence, si fréquemment rencontrée au cours des décompensations valvulaires, de nouvelles crises rhumatismales ayant eu une répercussion sur l'état du myocarde; le malade est en effet très affirmatif sur ce point : il n'a pas eu de nouvelle crise rhumatismale depuis celle qui a provoqué la lésion mitrale.

Mais c'est une bronchite grippale qui a, la première, mis en évidence la faiblesse du myocarde, et nous savons que de toutes les maladies infectieuses, la grippe est celle qui atteint le plus souvent et le plus gravement le cœur. Elle trouble son innervation et épuise la force de réserve du myocarde, conséquences qui sont surtout à redouter chez les malades antérieurement atteints de quelque lésion cardiaque, l'infection grippale pouvant réveiller des foyers inflammatoires mal éteints. Cette aggravation est d'ailleurs habituellement transitoire et elle cesse au bout d'un certain temps, lorsque l'organisme a réussi à se débarrasser des toxines microbiennes qui influençaient les nerfs et les fibres musculaires du cœur.

Je ne crois pas qu'on puisse attribuer à l'influence d'une seule attaque de grippe la marche rapidement progressive de la décompensation chez notre malade. Il semble plus juste d'admettre que la grippe n'a fait que mettre en évidence une insuffisance cardiaque imminente. Peut-être des lésions myocardiques longtemps masquées par l'hypertrophie des fibres saines préparaient-elles de longue date cette crise tardive. Il est en effet tout à fait exceptionnel que le rhumatisme ait lésé sérieusement l'endocarde sans avoir en même temps touché quelque peu le myocarde. M. Lancereaux le premier a signalé en 1872 l'existence de la myocardite scléreuse consécutive aux lésions des séreuses. Mais c'est dans un mémoire trop peu connu de M. Hippolyte Martin[1] que nous trouvons une bonne description de la sclérose myocardique qui complique dans bien des cas les valvulites chroniques d'origine rhumatismale. Cette sclérose se caractérise anatomiquement par un épaississement fibreux de l'anneau périvalvulaire; de plus les faisceaux musculaires qui s'insèrent sur cet anneau sont dissociés par du tissu fibreux plus ou moins abondant, qui se raréfie à mesure qu'on s'éloigne de l'orifice lésé. Mais, de plus, et ceci est d'une très grande importance, on retrouve encore çà et là des îlots de tissu fibreux substitués au muscle en des points du myocarde sans rapports de contiguïté avec la séreuse, et en particulier dans les piliers charnus. Un grand nombre de vaisseaux contenus dans ces derniers présentent aussi des lésions d'endo- et de péri-artérite.

Ces altérations, si bien décrites par H. Martin, ont été revues plus récemment par Krehl[2], qui constata les mêmes lésions, et qui en conclut que les lésions valvulaires s'accompagnent habituellement de processus inflammatoires contigus qui altèrent le myocarde. Il insista en particulier sur les lésions des piliers,

1. Hipp. Martin, Recherches sur la pathogénie des endocardites et des scléroses cardiaques (*Revue de médecine*, 1883).
2. Krehl (*Deutsch Arch. f. klin. Medicin*, 1890).

lesquelles ne peuvent manquer d'entraîner tôt ou tard de graves désordres dans le fonctionnement du cœur.

Tout n'est donc pas fini dans l'évolution d'une insuffisance mitrale après la fin d'une attaque rhumatismale aiguë : il s'agit bien souvent d'une lésion progressive qui se propage au myocarde, très lentement, longtemps dissimulée par l'hypertrophie des parties saines, mais qui, à la longue, finit par annihiler les heureux effets de cette hypertrophie, surtout lorsqu'une influence transitoire ou permanente vient à inhiber l'énergie, à épuiser les forces de réserve des fibres jusqu'alors restées saines.

V. La cause immédiate de l'insuffisance cardiaque apparue il y a deux ans ne peut cependant être recherchée ni dans ces lésions anciennes du myocarde, ni dans l'attaque de grippe. L'un et l'autre de ces facteurs ont sans doute joué un rôle, mais le rôle principal doit être selon toute évidence attribué au *surmenage physique* continuel auquel ce malade se soumettait en portant au 4e et au 5e étage d'énormes charges de linge.

On sait en effet que tout effort, et à plus forte raison le surmenage, produit chez l'homme non entraîné une fatigue du cœur qui rapidement amène sa dilatation. Cela est facilement démontrable par la radioscopie, et aussi par la percussion du cœur; cela résulte également des troubles fonctionnels, dyspnée, cyanose, faiblesse du pouls qui se manifestent sous l'influence d'un grand travail musculaire. La répétition de cette dilatation entraîne une hypertrophie compensatrice, si d'ailleurs la nutrition générale est satisfaisante. Mais, à la longue, l'excès même du travail, surtout s'il s'agit d'un surmenage prolongé, combinant ses effets avec ceux des intoxications, des maladies et de l'âge, finit par exercer une influence asthénisante sur le cœur. Il en épuise les réserves nutritives tout en intoxiquant chroniquement les cellules myocardiques par les produits de la désassimilation musculaire accumulés en excès dans le sang après les fatigues prolongées.

L'insuffisance cardiaque par surmenage paraît assez commune dans certaines professions, par exemple chez les mineurs, les bûcherons, chez tous les ouvriers qui font des ouvrages de force auxquels ils n'ont pas été entraînés préalablement. Elle a été observée dans les armées en campagne, chez les jeunes soldats fatigués par les marches forcées sac au dos, et d'ailleurs épuisés par les privations et la dépression morale.

A plus forte raison le surmenage physique peut-il être une cause d'asystolie chez les sujets suspects d'insuffisance cardiaque ou présentant déjà nettement les réactions fonctionnelles de cette dernière. L'obèse sénile, quelquefois même l'obèse de la cinquantième année qui ne peut monter un étage sans se trouver haletant, la poitrine sifflante, la voix coupée, le cœur serré et battant avec violence, s'expose à l'asystolie s'il lutte contre ces symptômes. Tel fut le cas chez ces deux femmes obèses, observées par Œrtel et qui furent prises d'asystolie prolongée après avoir fait effort pour se hisser sur le marche-pied élevé d'un wagon de chemin de fer. On a signalé bien souvent aussi le danger des sports, des promenades en montagne, de l'ascension répétée des étages pour l'artérioscléreux qui commence à se plaindre d'oppression en montant, dont le pouls se maintient accéléré et les veines apparentes pendant des heures et des jours après une fatigue inusitée.

Chez ces malades, une forme spéciale du surmenage qui peut avoir les mêmes conséquences néfastes est représentée par les *excès vénériens*. Un de mes clients, emphysémateux et artérioscléreux, continent jusqu'à un âge relativement avancé, avait contracté une liaison avec une jeune fille de dix-huit ans. Il s'y donnait avec l'exubérance d'un autre âge. Survient une bronchite grippale qui laisse à sa suite de l'œdème des bases. Il existait à ce moment un bruit de galop des plus nets. En dépit de mes objurgations, mon malade part en voyage avec sa maîtresse. En montant précipitamment l'escalier d'une gare, il fut pris d'une crise effrayante de dyspnée et d'angoisse précordiale, et succomba asystolique quelques semaines plus tard. Vous trouvez réunies dans cette observation, et c'est ce qui m'a engagé à vous la raconter, les causes les plus habituelles du surmenage du cœur, c'est-à-dire l'effort et les excès vénériens, aidés dans leur fâcheuse influence par l'asthénie grippale.

La même association de grippe et de surmenage se retrouve chez le malade qui fait le sujet de cette leçon. La cause première d'affaiblissement du myocarde a été chez lui, non plus la surchage graisseuse ou l'artériosclérose, mais une lésion valvulaire ancienne. Son état d'insuffisance cardiaque, qui aurait été compatible avec une vie calme et exempte de toute fatigue, s'est compliquée rapidement d'asystolie, sous l'influence d'un travail au-dessus de l'énergie réduite de son myocarde.

Lorsque les accidents asystoliques apparaissent, comme ce fut le cas ici, d'une manière soudaine à la suite d'un surmenage intense et prolongé, ou encore à la suite d'un violent effort, on dit, suivant l'image pittoresque de Beau, que le malade a *forcé son cœur*, qu'il est atteint de *cœur forcé*.

Notre malade s'est laissé forcer le cœur en continuant, malgré nos conseils, à porter des charges de 60 kilos et plus à des étages élevés. Ce travail, excessif même pour un cœur normal, il l'avait supporté pendant des années sans malaise ni gêne d'aucune sorte. Mais il avait commis une grave imprudence en soumettant à un travail toujours aussi intense un cœur dont l'énergie devenait visiblement insuffisante, même pour un travail normal. En portant un jour 80 kilos de linge au 4e étage, son myocarde céda et l'asystolie réalisa le tableau clinique assez spécial qui est caractéristique du cœur forcé. Ce m'est une occasion de m'étendre devant vous sur les particularités intéressantes de ce mode d'asystolie, sur son début, son évolution et sa terminaison.

VI. Le cœur forcé peut se produire d'emblée sans avoir été précédé des signes de l'insuffisance cardiaque. Maurice Raynaud a rappelé le cas très suggestif d'une prostituée amenée en pleine asystolie dans le service de Beau, après une nuit de danse effrénée et d'orgies de toute nature; elle faillit succomber et finit cependant par guérir. Chauffard et Ramond ont rapporté l'histoire d'un coureur de profession âgé de dix-neuf ans, qui après avoir fait un parcours de 30 kilomètres, par une chaude matinée de juillet, fut pris d'accidents bizarres dans lesquels dominait le tableau du cœur forcé et succomba en quelques heures.

Mais je tiens à vous raconter avec quelques détails une observation moins connue de Frœntzel. Il s'agissait d'un débardeur âgé de trente-sept ans, buveur d'eau-de-vie, le plus vigoureux des bords de la Sprée, qui était arrivé à porter des charges de pierres de 315 livres, tandis que celle de ses compagnons n'était que de 270 livres. Il voulut un jour, par vantardise, ajouter six briques à sa charge habituelle, mais en la soulevant, il fut pris d'une douleur telle dans la région précordiale et le bras gauche, qu'il laissa tout tomber et dut cesser son travail. Une dyspnée extrême, l'impossibilité de s'étendre et de prendre aucun repos pendant la nuit et, rapidement, une hydropisie généralisée l'obligèrent à entrer à l'hôpital d'où il sortit guéri au bout de seize semaines. Il reprit son travail, ne pouvant d'abord transporter que la moitié de son ancienne charge; mais il arriva progressivement à son poids de 315 livres et poussa l'imprudence jusqu'à renouveler l'expérience de sa charge supplémentaire. Mal lui en prit : cette fois encore il fut interrompu par une douleur précordiale d'une telle intensité qu'il en perdit connaissance et resta évanoui pendant près d'une heure. Revenu à lui, il était en proie à une vive dyspnée due à un œdème aigu des poumons déjà compliqué d'œdème généralisé : le cœur était dilaté, atteint d'insuffisance mitrale fonctionnelle, tachycardique et arythmique; le pouls était d'une faiblesse extrême. Les accidents furent plus graves et plus rebelles que la première fois et ce ne fut qu'au bout de longs mois que survint la guérison relative : le malade se remit, mais en conservant une arythmie persistante et une insuffisance cardiaque qui exigèrent son placement dans un hospice.

Chez le malade qui fait l'objet de cette conférence, le cœur forcé n'a pas été une surprise puisqu'il avait été précédé d'une longue période d'insuffisance cardiaque; son début a été aussi moins brutal, en raison du surmenage moindre qui l'avait provoqué. Et cependant, notre blanchisseur a eu, comme le débardeur de Frænztel, de la douleur thoracique, de la dyspnée, de l'arythmie, de la faiblesse du pouls.

Tous ces phénomènes sont imputables à la distension des ventricules, dont la cause immédiate est l'augmentation brusque de la tension intra-cardiaque que détermine, au moment de l'effort, l'élévation considérable de la pression artérielle. La conséquence inévitable en est une dilatation ventriculaire gauche, suivie de stase dans l'oreillette correspondante, dans les veines pulmonaires et jusque dans le ventricule droit. Suivant que celui-ci résiste à cet excès de pression, ou qu'au contraire il cède avec production d'insuffisance tricuspidienne et stase dans les veines caves, l'asystolie *reste partielle* ou *devient généralisée.*

Qu'elle soit partielle ou totale, l'asystolie du cœur forcé revêt dans tous les cas une physionomie particulière. Son début est variable, suivant qu'elle succède à un violent effort ou qu'elle résulte d'un surmenage prolongé. Dans le premier cas, les accidents sont immédiats, soudains, d'une intensité souvent effrayante : c'est une asystolie aiguë. Ce peut être une asystolie progressive dans le second cas, à moins que la crise n'éclate brusquement à l'ocasion d'un effort, même modéré, mais qui épuise complètement le myocarde déjà affaibli.

Une *douleur précordiale intense*, angoissante, immédiatement suivie de dyspnée, est souvent le premier cri d'alarme du cœur forcé. Cette douleur peut n'occuper que la région cardiaque ou s'irradier dans le bras gauche. Nous aurons l'occasion, lorsque nous étudierons avec vous l'angine de poitrine, de revenir sur la signification de ces douleurs d'origine cardiaque. Disons seulement ici que, si comme on l'a dit, le cœur est insensible à l'état normal, il n'en est pas moins pourvu d'un appareil nerveux centripète qui aboutit au système nerveux central par les filets sympathiques qui traversent le premier ganglion thoracique. Lorsque ces filets sont excités, comme il arrive dans les distensions brusques du ventricule gauche, les centres médullaires auxquels ils aboutissent réagissent par la douleur. Mais cette douleur est ressentie par le sujet, non pas au niveau du cœur, mais dans des régions périphériques (partie supérieure du thorax, zone interne du bras). Head a donné de cette localisation de la douleur une explication que je vous exposerai lorsque j'aurai à vous montrer d'autres angineux. Qu'il vous suffise de savoir pour le moment que la distension brusque du ventricule gauche détermine des douleurs précordiales et brachiales. Très intenses chez le malade de Fræntzel, ces douleurs étaient moins prononcées chez notre malade, parce que l'effort avait été moindre et peut-être aussi parce que l'insuffisance mitrale dont il est atteint avait empêché, dans une certaine mesure, l'excès de la tension intra-ventriculaire. Les douleurs de distension manquent d'ailleurs ou sont légères quand le cœur se dilate progressivement ou quand déjà il a subi plusieurs crises semblables. Dans tous les cas, ces douleurs sont associées à une *angoisse particulière*, à une sensation indéfinissable qui en est comme le ralentissement mental.

L'*arythmie* est, comme la douleur, une conséquence de l'augmentation de la tension intra-cardiaque, mais elle semble relever d'une manière plus particulière d'une pression excentrique excessive sur la paroi interne de l'oreillette gauche. C'est une arythmie par excitation mécanique du myocarde, dont l'expérimentation physiologique a démontré le mécanisme, et dont la clinique fournit maints exemples. C'est ainsi que la dilatation aiguë du cœur qui se produit aux cours des néphrites aiguës massives, est accompagnée d'un véritable *delirium cordis*.

qui cesse avec le rétablissement de la sécrétion urinaire et le retour du cœur à des dimensions moindres. On peut observer aussi une arythmie passagère avec dyspnée dans le rétrécissement mitral, par exemple lorsqu'il est compliqué d'insuffisance tricuspidienne, et que celle-ci, cessant brusquement sous l'influence de la digitale, détermine un subit accès de tension dans l'oreillette gauche. Les mêmes crises arythmiques peuvent se produire au cours du retrécissement mitral sous l'influence de toutes les causes qui provoquent brusquement une distension considérable de l'oreillette gauche. C'est ainsi que Rendu les a constatées à plusieurs reprises chez une malade qui, l'autopsie l'a montré, présentait un gros caillot auriculaire libre. Chaque fois que ce caillot s'engageait dans la valvule, il en résultait une crise d'arythmie par distension.

Il n'est donc pas suprenant que la distension subite des cavités gauches dans le « cœur forcé » puisse déterminer le même désordre. C'est généralement une arythmie passagère qui cesse avec la crise d'asystolie; dans d'autres cas, elle se reproduit sous l'influence du moindre effort, c'est-à-dire de la plus légère augmentation de la pression intracardiaque. Il en est ainsi lorsque, comme chez notre malade, le ventricule et l'oreillette gauches restent dilatés et se vident mal. Dans les cas graves, l'arythmie est accompagnée de tachycardie à 150 ou 160; dans les cas plus légers, comme le nôtre, l'accélération reste modérée, aux environs de 100.

La *dyspnée* est le signal encore plus évident de la dilatation du ventricule gauche, de la rétrostase auriculaire et pulmonaire. Elle constitue le signe essentiel de l'insuffisance du cœur gauche, alors que la congestion douloureuse du foie et l'hydropisie traduisent l'insuffisance du cœur droit. Or, c'est le ventricule gauche qui cède le premier et qui quelquefois cède seul dans le cœur forcé, le ventricule droit contribuant même, par la persistance de ses contractions énergiques, à élever la tension dans les vaisseaux pulmonaires et à aggraver les conséquences de la stase : aussi la dyspnée diminue-t-elle lorsque le cœur droit se dilate assez pour produire une insuffisance tricuspidienne et pour ouvrir ainsi le canal de dérivation des veines caves. Mais cette éventualité est généralement tardive, et la dyspnée est généralement extrême dans le cœur forcé. Elle peut même aboutir, comme dans le cas de Frætzel, à une crise d'œdème pulmonaire aigu avec expectoration albumineuse abondante, pluie de râles crépitants dans les deux poumons, menace d'asphyxie. La dyspnée a été moindre chez notre malade, déjà préparé par une accoutumance de dix-huit mois et par un certain degré de dilatation du ventricule droit aux inconvénients de la stase pulmonaire; mais elle n'en était pas moins incompatible avec tout repos et avec tout sommeil.

Enfin les *signes physiques du cœur forcé* sont ceux de la dilatation du ventricule et de l'oreillette gauches, quelquefois de tout le cœur : matité cardiaque absolue augmentée dans les deux sens, avec déviation de la pointe en bas et en dehors du mamelon, matité de l'oreillette gauche également accrue entre le bord spinal de l'omoplate gauche et le rachis, et, pour peu que la dilatation soit considérable, insuffisance mitrale fonctionnelle caractérisée par un souffle systolique de la pointe. On note simultanément, comme conséquence de la faiblesse du ventricule gauche, une diminution plus ou moins marquée de la pression artérielle avec petitesse du pouls, et enfin l'abaissement du taux des urines.

VII. L'évolution du cœur forcé dépend des circonstances qui l'ont amené, et plus encore de l'état du myocarde. Ce peut être une courte crise d'asystolie aiguë, plus effrayante que grave, quand elle est rapidement conjurée par une thérapeutique rationnelle. Cette thérapeutique doit s'adresser simultanément à l'encombrement menaçant des voies respiratoires et à la faiblesse cardiaque. L'application sur la poitrine d'un grand nombre de ventouses sèches et de quelques ventouses scarifiées, la sinapisation des membres inférieurs, répondent à la première indication. La faiblesse cardiaque constitue un danger non moins pressant qu'il faut conjurer par les médicaments stimulants et cardio-toniques, à action rapide. Il importe donc de pratiquer immédiatement des injections sous-cutanées, d'éther ou d'huile camphrée et de faire boire au malade une boisson cordiale. Il n'y a qu'avantage à lui donner en même temps un quart ou un demi-milligramme de digitaline cristallisée, afin de relever les forces du cœur par tous les moyens qui sont en notre pouvoir. Il faut éviter, par contre, tout ce qui peut les réduire, en particulier les injections sous-cutanées de morphine, dont les résultats peuvent être désastreux en pareil cas, surtout s'il existe de l'encombrement bronchique.

Une fois la première menace conjurée, le traitement redevient celui de l'insuffisance cardiaque commune. Il est cependant une indication capitale, c'est *le repos prolongé*. Un myocarde forcé, de même qu'une vessie rapidement distendue, ne retrouve sa contractilité et son élasticité normales qu'au bout d'un temps assez long, dont il est difficile de préciser la durée. Ce n'est qu'au bout de quatre mois après la première alerte, au bout de plus d'un an à la seconde, que le malade de Fræntzel put quitter l'hôpital. Il peut arriver en effet que, sous l'influence de la stase dans les ramifications intracardiaques de la veine coronaire, il se soit produit un certain degré d'inflammation du myocarde. Les fonctions de ce dernier se trouvent alors gravement compromises, et une asystolie de plusieurs mois de durée peut succéder à l'asystolie aiguë. Dans des cas heureusement rares, le cœur forcé aboutit même à une asystolie définitive, irréductible, et qui entraîne la mort au milieu des désordres de la cachexie cardiaque. Pour le moins, on doit s'attendre à des troubles prononcés d'insuffisance cardiaque. Une rechute sera la conséquence inévitable d'un repos trop tôt interrompu, et toute rechute déterminera une aggravation des troubles qui suivent inévitablement le cœur forcé.

Une guérison relative est cependant encore possible après ces désordres prolongés. Mais, le plus souvent, en raison des altérations définitives qui leur survivent, le myocarde a perdu une grande partie de ce qui lui restait d'énergie. Aussi le patient demeure-t-il en état d'insuffisance cardiaque chronique, et ne peut-il se livrer à aucun des travaux qui exigent quelque effort. S'il est ouvrier, il doit changer de profession et n'accepter que des occupations sédentaires; s'il appartient aux classes aisées, il doit renoncer aux sports, et même à toute vie un peu active. La retraite définitive et l'hospice peuvent même être le remède nécessaire contre la répétition et l'aggravation des accidents. Je crains que ce ne soit le sort réservé au malade que nous venons d'observer. Il est certainement très amélioré et il se considère même comme bien portant parce qu'il est au repos, mais il est repris d'oppression dès qu'il veut faire quelque effort. Je ne renonce pas cependant encore à l'espérance de lui rendre une énergie cardiaque relative par un repos prolongé.

Il est à peine besoin d'ajouter qu'il lui sera absolument nécessaire de se conformer à l'hygiène générale des cardiaques.

LEÇON IV

L'HYPOSYSTOLIE MITRALE

I. L'hyposystolie c'est l'asystolie réduite à son expression la plus simple, c'est-à-dire *l'asystolie sans hydropisie.*

Elle se caractérise par la dilatation cardiaque et le gros foie, avec augmentation de la masse totale du sang, et polyurie habituelle hyperchlorurique.

II. L'hyposystolie se constate surtout chez les malades porteurs d'insuffisance mitrale, et *elle est alors associée à l'arythmie.*

L'arythmie n'existe d'ailleurs dans l'insuffisance mitrale qu'autant que la lésion valvulaire s'est compliquée de dilatation auriculaire.

Rapports de l'arythmie et de la sclérose auriculaire droite chez les hyposystoliques mitraux.

III. L'hyposystolie peut se constituer d'emblée et progressivement par le développement des phénomènes d'insuffiance cardiaque, ou succéder au contraire à une crise asystolique.

Son tableau clinique. Persistance, malgré la dilatation cardiaque, d'une capacité fonctionnelle souvent encore considérable.

IV. Évolution de l'hyposystolie; rareté de la guérison complète; conditions qui en aggravent le pronostic : la cirrhose hépatique d'origine cardiaque.

Messieurs,

On désigne assez souvent sous le nom d'hyposystolie mitrale un état clinique dont je vais vous entretenir aujourd'hui. Cet état se manifeste comme une conséquence relativement commune de l'insuffisance mitrale non compensée, lorsque l'insuffisance cardiaque a atteint un certain degré.

L'histoire morbide de ces malades est presque toujours la

même. Ce sont ou des rhumatisants à fréquentes et graves récidives, ou des surmenés et des alcooliques, chez lesquels, sous l'influence d'une insuffisance de la valvule mitrale, des phénomènes d'insuffisance cardiaque se sont peu à peu accusés, jusqu'à constituer un état permanent dans lequel alternent les aggravations et les rémissions. Ces dernières restent toujours incomplètes, mais elles sont souvent suffisantes pour donner les apparences d'une guérison relative et pour permettre un certain travail.

I. Le mot hyposystolie, introduit dans la pathologie cardiaque par M. Huchard, est bien celui qui convient à cette manière d'être du mitral. Ce n'est pas en effet l'asystolie telle que l'avait envisagée Beau, c'est-à-dire la stase veineuse générale avec hydropisie. Mais c'en est le syndrome réduit à son expression la plus simple.

L'asystolie, je pourrai vous en montrer de nombreux exemples, est essentiellement caractérisée par quatre grands phénomènes : *la dyspnée continue*, qui résulte de la stase pulmonaire; *l'augmentation de la matité cardio-hépatique*, qui traduit l'insuffisante évacuation des cavités cardiaques; *la diminution des urines*, qui survient dès que la circulation veineuse tend à s'encombrer aux dépens de la circulation artérielle; enfin, *l'hydropisie et la cyanose*, qui surviennent quand la dilatation du cœur dépasse une certaine limite, quand surtout les troubles de la circulation et la stase rénale réduisent par trop l'élimination urinaire.

L'hyposystolie, c'est l'asystolie sans hydropisie. C'est là un terme conventionnel, mais utile, parce qu'il répond à quelque chose de déterminé, à la forme la plus élémentaire de l'asystolie. Nous avons vu que cet état clinique se produit souvent par une aggravation lente et progressive de l'insuffisance cardiaque. Mais c'est aussi parfois une suite de la grande asystolie : lorsque, après quelques jours ou quelques mois d'hydropysie généralisée, le malade a guéri par une crise de diurèse libératrice, il garde trop souvent alors un gros cœur et un gros foie. Le cœur reste gros, parce que, pendant les longs mois de dilatation, ses parois ont subi des altérations qui les empêchent de revenir complètement sur elles-mêmes. Le myocarde a bien retrouvé sa tonicité et sa contractilité; ses fibres intactes se sont même hypertrophiées pour suppléer celles qui ont disparu, mais la conformation du cœur s'est modifiée. Certaines des cavités du cœur sont en effet plus disposées que d'autres à rester dilatées : ce sont celles dont les parois sont les plus minces et les moins résistantes, c'est-à-dire les oreillettes et le ventricule droit. Aussi le cœur droit dans son ensemble reste-t-il anormalement développé à la suite des grandes et longues asystolies.

L'hépatomégalie traduit cette insuffisante évacuation de ces cavités droites. Le foie, par les veines sus-hépatiques, est en effet le canal de décharge du cœur droit : il en reçoit le trop-plein et se tuméfie comme lui. Ainsi s'explique l'observation autrefois faite par Andral, que « l'engorgement du foie survit quelquefois à l'exaspération des symptômes de la maladie de cœur », et cette considération de Hanot, que, chez bien des cardiaques, « l'asystolie se fixe dans le foie ». Ce devient alors, suivant son expression, une *asystolie hépatique*.

Les hyposystoliques ont donc un gros foie et un gros cœur. Mais ils ont également une augmentation de la masse totale du sang. Le mot pléthore, que nous avons proposé avec M. Pouliot, me paraît bien convenir à l'état de ces malades chez lesquels 2 ou 3 litres de sang, pour le moins, peuvent s'accumuler à la faveur d'une distension lente et passive dans les cavités du cœur droit, des veines pulmonaires et des veines sus-hépatiques, ceci en surplus de la quantité qui y est normalement contenue. Dans l'hyposystolie chronique la stase reste limitée, parce que le cœur et les veines viscérales les plus proches ont pu s'habituer à ce rôle de réservoir.

Cette augmentation de la masse totale du sang porte surtout

sur sa partie séreuse, c'est-à-dire sur l'eau, les chlorures et substances cristalloïdes. M. Lœper[1] a montré en effet qu'il existait en pareil cas, à un degré moindre que dans les hydropisies, mais encore d'une manière très évidente, un certain degré de *dilution sanguine* caractérisé par l'abaissement du nombre des hématies et du taux de l'albumine par litre.

Quant au chlorure de sodium, il reste fixe à 7 grammes environ par litre, mais la quantité totale de cette substance en circulation dans le sang se trouve en fait notablement augmentée. La quantité d'eau salée qui traverse le rein en 24 heures étant accrue, il n'est point surprenant que ces malades soient à la fois légèrement polyuriques et légèrement hyperchloruriques. Si, en effet, la quantité de sel éliminée par les urines est de 12 grammes par jour pour une masse totale de 7 litres de sang, elle doit être de 17 grammes environ pour une masse totale de 10 litres. Les malades répondent à cette élimination chlorurée accrue en augmentant d'eux-mêmes la quantité de sel ingérée, à moins que cette tendance ne soit réprimée par le médecin, ou que le rein cesse de se montrer suffisamment perméable. Dans ce dernier cas, le malade fait de la rétention chlorurée, et par suite l'œdème apparaît.

Cette polyurie hyperchlorurique est donc un phénomène nécessaire lorsque les malades ne sont pas soumis à un régime hypochloruré. Nous l'avons vue, M. Pouliot et moi, se produire avec régularité chez les asystoliques longtemps soumis au régime sans sel, lorsqu'ils commencent à reprendre une alimentation chlorurée alors que leur cœur et leur foie sont restés encore gros, et que leur état mérite encore le nom d'hyposystolie (fig. 2).

Quant aux autres éléments du syndrome asystolique, ils passent à l'arrière-plan et peuvent manquer même à certains moments chez les hyposystoliques, quand le myocarde a refait

1. M. Lœper, *Le mécanisme régulateur de la composition du sang*, Thèse Paris, 1903.

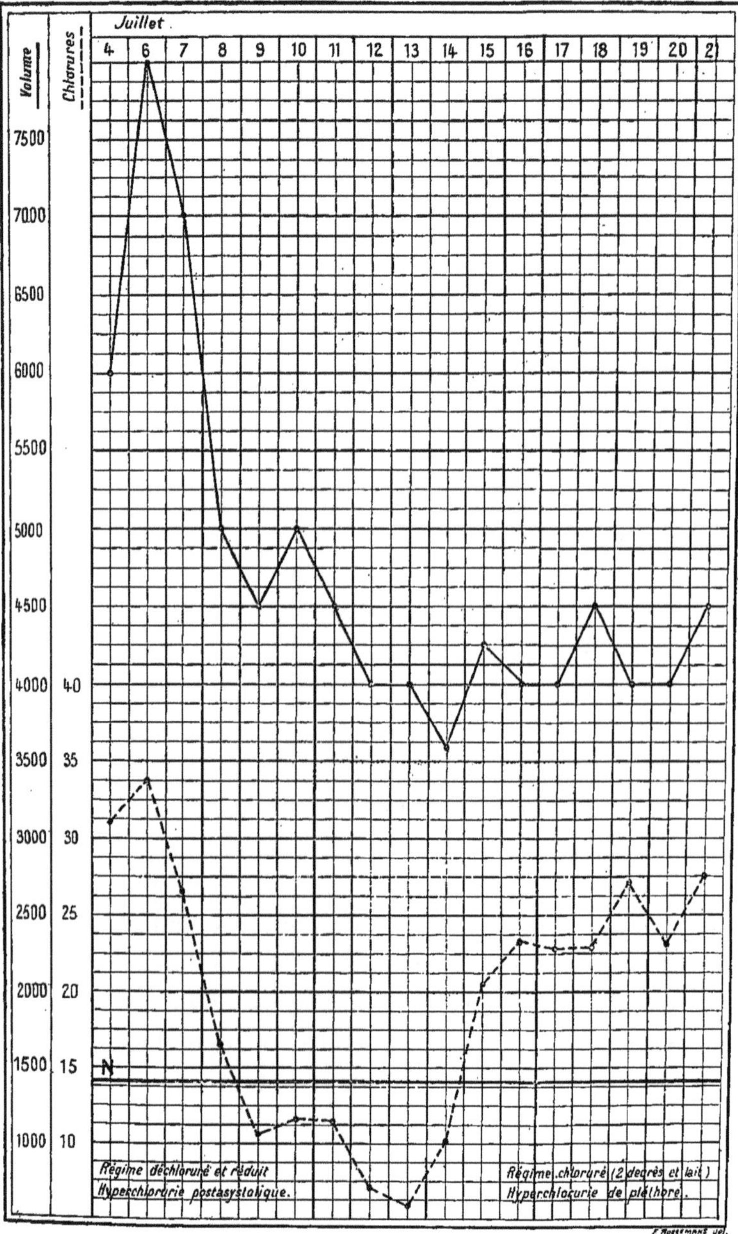

Fig. 2. — Courbe comparative de la quantité des urines et du taux des chlorures éliminés, chez un homme de 69 ans, porteur d'une insuffisance mitrale avec hyposystolie, grand mangeur et grand buveur : la première partie de la courbe montre l'hyperchlorurie de diurèse provoquée par le régime déchloruré, le repos et la théobromine; la seconde partie montre l'hyperchlorurie de pléthore qui s'est produite dès que le malade a été remis au régime commun.

provision d'énergie par une cure de repos, ou quand il n'est pas soumis à un travail au-dessus de ses forces.

Mais ce cœur est en état d'équilibre instable, et il témoigne de temps en temps de son insuffisance par de petites crises dyspnéiques avec diminution relative des urines et réduction du chiffre des chlorures excrétés, par l'augmentation de la tuméfaction hépatique et la tension douloureuse de l'épigastre. Dans l'intervalle même de ces recrudescences, la respiration est souvent imparfaite : la dyspnée d'effort, la dyspnée de décubitus, parfois de petits accès d'asthme cardiaque nocturne indiquent que le myocarde n'a pas sa capacité fonctionnelle normale. Enfin l'hyposystolie peut se traduire encore par un peu d'œdème périmalléolaire, qui apparaît le soir et qui disparaît par le repos de la nuit.

II. Parmi les affections cardiaques qui aboutissent à l'hyposystolie, l'insuffisance mitrale occupe le premier rang. C'est alors une hyposystolie qui présente un caractère spécial : elle est généralement *associée à une arythmie des plus accentuées*. Un tel syndrome est presque caractéristique de l'insuffisance mitrale qui n'est plus compensée, et sa signification est telle qu'il constitue une forte présomption en faveur de l'affection valvulaire, alors même que l'on n'en perçoit pas immédiatement le souffle caractéristique. L'insuffisance mitrale peut d'ailleurs être simple ou compliquée de rétrécissement et de symphyse du péricarde; elle peut être d'origine endocarditique ou scléro-athéromateuse.

L'arythmie n'est cependant pas la conséquence directe de l'insuffisance mitrale. Tant que dure la période de compensation, que cela soit 10, 20 ans et plus, le pouls reste parfaitement régulier. Les irrégularités, autrefois considérées comme caractéristiques du pouls dit mitral, ne commencent qu'avec l'hyposystolie, c'est-à-dire avec la dilatation permanente ou du moins persistante de l'oreillette gauche et du cœur droit. Le trouble du rythme est alors facilement explicable. L'oreillette gauche, ne se vidant plus complètement pendant la diastole et la présystole, est encore dilatée quand elle reçoit l'ondée sanguine de reflux due à la fuite auriculo-ventriculaire. La distension brusque et notable qui en résulte incite ses parois à se contracter à nouveau avant le retour d'une révolution cardiaque régulière. La systole supplémentaire ou extrasystole, ainsi provoquée, est une systole faible, en raison même de son anticipation; c'est souvent même une systole avortée qui peut se répéter plusieurs fois avant le retour d'une contraction régulière et normale. Cette arythmie s'exagère avec les progrès de la faiblesse et de la dilatation du cœur, par exemple sous l'influence d'un effort ou d'une émotion. Elle atteint son maximum pendant les recrudescences de l'hyposystolie, à plus forte raison quand l'asystolie devient complète. C'est alors le véritable *delirium cordis* des anciens, coïncidant avec une fréquence qui peut atteindre 150 et 160, et constitué par des intermittences, des salves de petites systoles avortées, entrecoupées de loin en loin de pulsations fortes et normales. Le désordre persiste au repos ou dans les périodes de rémission, mais atténué; il ne cesse qu'avec l'hyposystolie elle-même.

L'association de l'arythmie à la cardio-hépatomégalie n'est pas seulement intéressante au point de vue clinique, mais elle éclaire la pathogénie du trouble du rythme. Dans le syndrome de l'arythmie hyposystolique, la clinique, comme l'anatomie pathologique nous amène à conclure que la dilatation auriculaire droite est la cause provocatrice commune du gros foie et de l'arythmie. Il existe, en effet, entre le foie et l'oreillette droite, une triple solidarité embryologique, physiologique et pathologique. Le foie a été comparé justement à un diverticule de l'oreillette droite dont il subit toutes les oscillations de stase, et à l'autopsie des asystoliques, quels qu'ils soient, la dilatation de l'oreillette droite coïncide toujours avec la congestion du foie.

Ce qui est moins commun, par contre, et ce qui ne se rencontre que chez les arythmiques, c'est la dégénérescence fibreuse des parois auriculaires et particulièrement des parois auriculaires droites. Cette constatation a été faite tout d'abord par Dehio[1] et son élève Radasewski[2], puis par mon chef de laboratoire M. Rabé et par moi[3]. Il s'agit d'une sclérose diffuse, intense et ancienne, sclérose sous-péricardique et sous-endocardique, inter et intra-fasciculaire, ayant substitué à la gangue fibrillaire du myocarde auriculaire un tissu fibreux homogène. Les fibres musculaires sont dissociées, plus ou moins atrophiées ou même disparues par place.

Or, ni Radasewski ni moi-même n'avons jamais rencontré cette lésion chez les asystoliques dont le rythme s'était maintenu normal jusqu'à la mort : chez ces malades, la myosclérose, quelque étendue et profonde qu'elle fût, était toujours limitée exclusivement aux ventricules. MM. Josserand et Gallavardin ont relevé les mêmes particularités.

On peut se demander si cette sclérose diffuse de l'oreillette droite est la cause de l'arythmie ou si elle n'est pas, au même titre que cette dernière, une conséquence de la dilatation chronique de la cavité? Nous savons déjà que la dilatation auriculaire, lorsqu'elle est causée par l'excès de la pression sanguine, peut être une cause d'arythmie. Rien n'empêche d'admettre avec Dehio que la sclérose myocardique est la suite de cette dilatation prolongée, laquelle devient irréductible quand les parois auriculaires sont arrivées à ce degré d'altération.

Mais, d'autre part, il n'est pas impossible non plus que ces lésions contribuent à aggraver et à rendre définitive l'arythmie, en altérant les éléments musculaires au niveau desquels débute

1. Dehio (*Congrès allemand de médecine interne*, Munich, avril 1895, et *Congrès de Moscou*, 1897).
2. Radasewski, Ueber die Muskelerkrankungen der Vorhöfe der Herzens (*Zeitsch. f. klin. Med.*, XXVII, p. 381).
3. Pierre Merklen et M. Rabé, Note sur la myocardite chronique des oreillettes et ses rapports avec l'arythmie (*Comptes rendus du 5e Congrès de médecine française*, Lille, 1899).

la révolution cardiaque. Peut-être les centres ganglionnaires accumulés dans les parois de l'oreillette se trouvent-ils aussi plus ou moins compromis par le travail de sclérose.

Quoiqu'il en soit de ces hypothèses, l'une ou l'autre de ces raisons suffit à nous faire comprendre le rôle que peuvent jouer les altérations des parois auriculaires dans la pathogénie de l'arythmie désordonnée permanente.

III. L'hyposystolie arythmique d'origine mitrale peut se constituer par une marche lente et progressive. Après une période plus ou moins longue d'insuffisance cardiaque simple, c'est-à-dire de dyspnée et de palpitations d'effort, le malade est pris de dyspnée continue, d'orthopnée nocturne avec ou sans toux, ou bien de petits accès de dyspnée angoissante qui le réveillent subitement pendant la nuit. Il éprouve aussi de la gêne ou de la tension douloureuse de l'hypochondre droit et de l'épigastre, et souvent du tympanisme abdominal ou du moins stomacal. Parfois l'asthénie cardiaque donne lieu à des étourdissements, à des vertiges, à de la fatigue générale. Le pouls, qui jusqu'alors était régulier, est devenu irrégulier en même temps que fréquent. La matité cardiaque s'est élargie; celle du foie a également augmenté, et la percussion ou le simple palper en sont douloureux : l'hyposystolie s'est constituée.

Dans bien des cas, les choses n'en restent pas là : la dilatation cardiaque et la stase veineuse augmentent encore, les urines diminuent et deviennent albumineuses, le taux des chlorures éliminés s'abaisse de plus en plus, l'hydropisie progressive et la cyanose font leur apparition. C'est alors l'asystolie complète. Cette asystolie ainsi développée peut être de courte durée et céder rapidement à la digitale; d'autres fois le cœur reste en état de grande dilatation, cette dernière rebelle pendant des mois à tous les efforts de la thérapeutique. L'hydropisie se développe au point d'obliger parfois à recourir aux mouchetures ou aux incisions des membres inférieurs. Lorsque, au bout de trois mois, six mois, quelquefois davantage, le myocarde, grâce à l'influence du repos et du temps, est redevenu enfin sensible à l'action de la digitale, celle-ci peut provoquer soudainement une diurèse libératrice, et ce cœur, que l'on considérait comme irréparablement atteint, retrouve son énergie et sa capacité de travail. Mais, comme nous l'avons vu, il ne les retrouve que plus ou moins réduites. Le malade a guéri de son asystolie, mais il reste définitivement un hyposystolique.

C'est ainsi que je relève dans mes observations personnelles une crise asystolique avec œdème de neuf mois de durée, survenue sous l'influence du surmenage physique chez une ancienne rhumatisante atteinte d'hyposystolie mitrale : après la crise diurétique, la malade est redevenue hyposystolique et arythmique.

Quel que soit son mode de début, qu'elle soit survenue d'emblée ou qu'elle ait succédé à une crise d'asystolie, l'hyposystolie mitrale a des degrés, des recrudescences et des rémissions.

A son degré le plus simple, elle se manifeste par les signes habituels de l'insuffisance cardiaque, c'est-à-dire par de l'oppression et des palpitations sous l'influence d'une marche rapide, de l'ascension d'un escalier, d'un effort inusité. Les palpitations ont un caractère particulier : elles sont *arythmiques*. L'arythmie qui existe déjà au repos, mais modérée, devient folle sous l'influence des mouvements actifs ou précipités. Il ne s'agit pas d'insuffisance cardiaque simple, car, de temps en temps, toutes les deux, trois ou quatre semaines, plus souvent dans la mauvaise saison et à la ville, que pendant l'été et à la campagne, survient une dyspnée plus continue avec de petits accès d'oppression nocturne, qui coïncide avec une diminution relative des urines, une accélération du pouls, une augmentation de la matité cardiaque ou cardio-hépatique, bref tous les signes révélateurs d'une crise ou d'une recrudescence hyposystolique. Les malades en connaissent la signification et la sanction. Ils réclament ou prennent de la digitale, qui généralement leur procure un soulagement rapide et leur permet de reprendre leurs occupations. Un de mes malades, atteint d'une insuffisance mitrale d'origine rhumatismale dans sa jeunesse, est en état d'hyposystolie légère avec arythmie depuis vingt-cinq ans, et grâce au traitement digitalique qu'il suit depuis cette époque avec régularité, il suffit aux exigences d'une vie des plus occupées. Dans l'intervalle de leurs recrudescences, ces hyposystoliques du premier degré ont le cœur gros et légèrement irrégulier, le foie quelque peu débordant. Mais ces signes ne sont en quelque sorte qu'ébauchés.

Plus nombreux sont les mitraux en état d'hyposystolie arythmique permanente. Un charretier de mon service, âgé de cinquante-cinq ans, alcoolique ancien, atteint depuis longtemps sans doute d'une insuffisance mitrale, passe depuis quatre ans les mois froids à l'hôpital, à cause de la recrudescence hivernale de son hyposystolie mitrale. Sa maladie de cœur a commencé il y a cinq ans, par une asystolie complète de trois mois. Un jour est venu, où la digitale et les médicaments cardiaques ont retrouvé leur efficacité. L'œdème a disparu grâce à une abondante polyurie, le foie a diminué de volume, sans cependant redevenir normal, le cœur s'est ralenti tout en restant irrégulier; bref le malade s'est cru guéri. Mais ce n'était qu'une guérison incomplète : l'arythmie est toujours marquée même au repos; le cœur et le foie sont toujours gros (fig. 3), et le besoin de la digitale se fait sentir à intervalles réguliers même pendant les mois d'hiver qu'il passe tranquillement à l'hôpital. Pendant l'été, il travaille, mais il a de l'œdème malléolaire le soir, de petits accès d'oppression la nuit, de la dyspnée au matin. Ce sont là les troubles fonctionnels caractéristiques d'une hyposystolie habituelle, mais qui s'exagère en hiver, sous l'influence du froid et des réveils de catarrhe bronchique.

Ce qui peut surprendre, c'est la capacité fonctionnelle de cœurs aussi sérieusement atteints. Dès que vient le printemps, la toux et la dyspnée diminuent chez notre charretier, et il repart à son travail, en dépit de son arythmie et de son gros cœur. Ce n'est pas sans étonnement que vous l'avez entendu raconter ses journées de travail d'été. Il est oppressé le matin, mais sa dyspnée disparaît dès qu'il s'est entraîné au travail, et alors, à pied à côté de son cheval, il mène sa voiture pendant dix à douze heures par jour; il ne craint même pas d'aider à la charger et à la décharger.

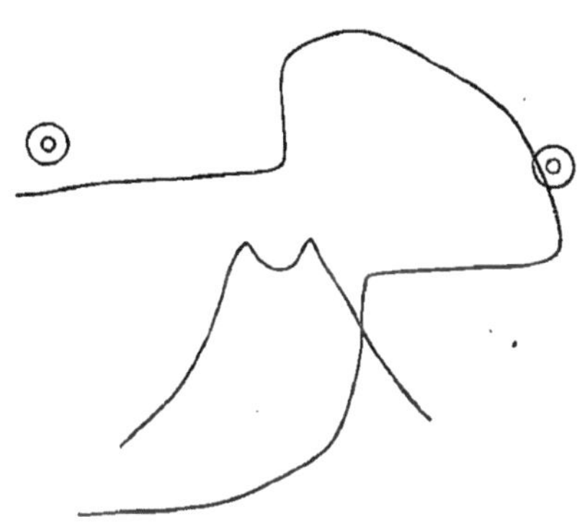

Fig. 3. — Matité cardio-hépatique absolue chez un charretier atteint d'hyposystolie mitrale, le 9 janvier 1903.

Ce que ce malade fait comme travail physique, d'autres mitraux hyposystoliques le réalisent comme travail psychique. J'ai vu un homme politique des plus actifs, depuis quelques mois déjà en pleine hyposystolie arythmique, mener de front les plaidoiries et une campagne électorale qui était une bataille, circulant et voyageant sans compter avec ses forces, tout cela, j'ai dû le reconnaître, sans aggravation de son état cardiaque. Cela prouve que si le cœur est dilaté et affaibli, il n'a pas perdu toute son énergie de réserve, et qu'il reste apte à faire une somme de travail encore assez importante.

IV. L'hyposystolie avec arythmie survenue au cours d'une insuffisance mitrale peut-elle complètement cesser? Il est toujours permis d'espérer, grâce à un traitement bien conduit, une longue survie avec tolérance suffisante pour permettre un travail modéré. Nul ne peut promettre la guérison complète, mais elle n'est pas cependant impossible.

Un de mes malades, depuis longtemps porteur d'une insuffisance mitrale d'origine scléreuse, fut pris, vers 1896, à la suite de surmenage et d'un érysipèle de la face, d'un état hyposystolique avec tachyarythmie habituelle aux environs de 150, dyspnée d'effort, crises d'oppression nocturne et matinale. Il put continuer cependant à vaquer à ses occupations, grâce à la digitale prise régulièrement, mais sans que ce médicament modifiât sa tachyarythmie ou empêchât ses crises dyspnéiques. Au bout de cinq ans seulement, sous la double influence d'une vie de repos à la campagne et de l'usage de la théobromine prise pendant dix-huit mois environ, cette tachyarythmie a définitivement cessé, et simultanément ont disparu les crises dyspnéiques. L'hyposystolie avait donc duré plusieurs années. Le malade a maintenant soixante-seize ans; son rythme cardiaque est régulier à 72 depuis deux ans, et sa santé est aussi satisfaisante que possible. Il n'a pas cessé cependant de prendre de la théobromine et de la digitaline d'une manière régulière, mais à des doses très réduites. Ce cas est assez exceptionnel, mais il est encourageant.

Je puis vous citer un autre exemple de ces améliorations durables dans l'hyposystolie mitrale. C'est le cas de ce malade dont je vous parlais tout à l'heure et qui, depuis vingt-cinq ans, maintient son cœur par des cures digitaliques régulières. Son hyposystolie était légère jusqu'il y a deux ans, et son foie ne s'était que rarement tuméfié. A cette époque se sont montrées d'une façon permanente la tension douloureuse de l'épigastre et le gonflement abdominal; en même temps la dilatation cardiaque avait augmenté, l'oreillette droite débordant notablement le bord droit du sternum, ainsi que le montraient la percussion et la radioscopie. Grâce à la théobromine et à une hygiène rigoureuse, le foie est rentré dans l'ordre, l'oreillette droite n'est plus débordante, et le malade a retrouvé une activité de travail qui lui donne tous les avantages de la santé.

Ces cas favorables se retrouvent à l'hôpital, quand les malades y font un séjour d'une durée suffisante. Notre charretier n'est-il pas un exemple démonstratif et de la bénignité relative de l'hyposystolie arythmique et du bénéfice qui peut résulter d'une cure de repos prolongée? Quand il a passé son hiver à l'hôpital, il en emporte une provision d'énergie cardiaque qui lui permet de fournir, pendant l'été, une somme de labeur sensiblement égale à celle d'un homme valide.

Le pronostic de l'hyposystolie arythmique d'origine mitrale n'est donc pas toujours sombre. Il l'est cependant chez l'enfant, parce qu'ici le syndrome ne survient en général que quand les altérations dégénératives de la fibre cardiaque et la symphyse du péricarde sont venues compliquer l'insuffisance mitrale. Il l'est encore chez l'adulte, quand l'insuffisance mitrale est associée à un rétrécissement étroit, lésion qui, nous avons déjà eu l'occasion de le dire, a des conséquences sensiblement plus graves que l'insuffisance. Le pronostic est sérieux aussi, quand les crises rhumatismales se répètent et qu'elles entraînent à leur suite la myocardite parenchymateuse, autrement dangereuse pour le fonctionnement du cœur qu'une simple lésion orificielle. Il l'est non moins chez les surmenés et les alcooliques qui chaque jour compromettent davantage ce qui leur reste de myocarde intact et agissant.

Il est enfin une complication qui peut singulièrement aggraver la situation du mitral hyposystolique : c'est la cirrhose hépatique compliquée d'ascite. La stase sus-hépatique favorise, dans certaines conditions d'infection ou d'intoxication, le développement des lésions inflammatoires interstitielles du foie qui aboutissent à la sclérose. Le foie est alors gros, dur, peu susceptible de régression sous l'influence de la médication. Presque toujours l'hépatite interstitielle chronique qui s'ajoute à la stase est compliquée de périhépatite. L'ascite se produit inévitablement dans ces conditions. C'est une ascite à répétition, généralement à reproduction moins rapide que l'ascite cirrhotique commune, mais, malheureusement aussi, moins curable. Le syndrome de l'hyposystolie arythmienne est alors plus complexe, mais il reste caractéristique. L'association d'un gros cœur arythmique, d'un gros foie dur et d'un épanchement ascitique s'observe dans bien des cas d'hyposystolie mitrale, chez l'adulte et chez le vieillard, quelquefois chez l'adolescent.

Cette échéance ascitique est souvent tardive. Je l'ai vue survenir bien des années après la première apparition de l'hyposystolie arythmienne. Elle condamne alors le malade au repos, mais elle reste compatible avec une survie assez longue. Une vieille dame vient me voir depuis bientôt trois ans pour une insuffisance mitrale avec hyposystolie, arythmie, gros foie et ascite. Dans ces deux ans et demi, elle a subi environ dix paracentèses abdominales. Dans l'intervalle, elle sort, et parfois se trouve bien, au point de croire à la guérison. Néanmoins sa situation s'aggrave : l'œdème gagne les membres inférieurs et j'entrevois pour elle, pour un avenir qui n'est plus éloigné, une asystolie irréductible et la cachexie cardiaque.

D'une manière générale, le pronostic reste subordonné aux conditions générales d'âge et de santé, mais surtout et avant tout à une bonne direction thérapeutique, et c'est ce dont nous allons nous occuper dans notre prochaine leçon.

LEÇON V

L'HYPOSYSTOLIE MITRALE (SUITE) SON TRAITEMENT HYGIÉNIQUE, DIÉTÉTIQUE, MÉDICAMENTEUX ET BALNÉOMÉCANIQUE

I. Le traitement hygiénique; dosage du repos et de l'exercice; climat et altitude; hygiène morale.

II. *Médication déplétive* : les émissions sanguines générales et locales, les laxatifs, les diurétiques.

III. Réglementation de l'alimentation : avantages et inconvénients du régime lacté absolu. Le *régime déchloruré*, sa technique, sa surveillance; comment c'est un régime de réduction des liquides et aussi des aliments solides ingérés.

IV. Nombre des repas; prise de l'eau en dehors des repas; interdiction des mets irritants, des boissons fermentées; *réduction des albuminoïdes.*

V. *Médication cardiotonique* : la digitale, la théobromine; ce sont simultanément des agents déchlorurants.

VI. *Les agents physiques* : leur triple action, vasodilatatrice, tonicardiaque, tonique générale.

Identité du mode d'action du bain et du massage précordial : le réflexe cardiaque. Saisons thermales et carbogazeuses; Royat et Nauheim; traitement balnéaire à l'hôpital.

Le massage et la gymnastique de résistance.

MESSIEURS,

I. Le traitement de l'hyposystolie mitrale doit être à la fois préventif et curatif. Le traitement préventif est réalisé par *une hygiène bien comprise*, qui suffit souvent à empêcher les recrudescences et qui prépare l'action des médicaments et des agents physiques. Elle comprend une série de prescriptions concernant le repos et les exercices, les séjours climatériques, la vie morale.

a) Sur le premier point on peut se demander si l'hyposystolique mitral doit être toujours mis au repos. C'est là une question qui ne peut se résoudre par une simple formule. Il va sans dire que le repos est nécessaire pendant les crises et les recrudescences, quand le cœur est très dilaté, quand les poumons congestionnés entretiennent la dyspnée et l'orthopnée, quand le foie est tuméfié au point de produire la tension douloureuse de l'épigastre et de l'hypochondre droit. Les accidents cèdent généralement au bout de quelques jours ou de quelques semaines de repos et de traitement. Mais que faut-il permettre ou conseiller pendant les rémissions?

Eh bien l'observation nous apprend qu'une certaine somme d'exercice est salutaire et même nécessaire à l'hyposystolique mitral. Le matin au réveil, il se sent gêné, il respire avec difficulté. Souvent même il éprouve une tension pénible à l'épigastre. Les quelques mouvements nécessaires pour s'habiller lui donnent parfois une véritable anhélation. Or, cette *dyspnée de réveil* et *de toilette*, loin de s'accroître, diminue et disparaît vers le milieu de la journée. Elle cesse même parfois plus tôt, sous l'influence de quelques mouvements méthodiques des membres ou simplement de la marche.

Le n° 2 de la salle Larochefoucault, malade atteint d'hyposystolie arythmique avec double lésion mitrale, est pressé de se lever le matin, et il ne se sent soulagé de son oppression, de sa tension épigastrique, de ses douleurs précordiales, que lorsqu'il a fait plusieurs fois le tour de la salle. Plus significatif encore est l'exemple du charretier dont je vous parlais dans la dernière leçon : Quand, pendant l'été, il fait son métier, il accuse chaque matin une forte dyspnée de lever, mais, au milieu de la journée, il a retrouvé son souffle, il marche à côté de son cheval, charge et décharge sa voiture.

Ce serait donc une erreur d'interdire l'exercice à l'hyposystolique mitral, mais il faut en proportionner la dose à la capacité fonctionnelle de son cœur. La mesure en est donnée par la précocité, l'intensité, la durée de ses réactions de fatigue, c'est-à-dire de l'accélération du pouls, de la dyspnée, de l'épuisement et, si cette mesure est dépassée, c'est au détriment du cœur dont la dilatation va augmenter et s'aggraver. Cette mesure varie naturellement suivant les individus, et chez le même individu, suivant les moments. Elle n'est pas la même chez l'homme de peine ou chez l'employé sédentaire, chez le convalescent qui relève d'une crise rhumatismale ou chez le cardiaque en parfaite santé générale, elle n'est pas la même avant ou après un traitement rationnel. Aussi le dosage de tout exercice et particulièrement de la marche est-il essentiellement individuel, et ne peut-il se déterminer autrement que par l'étude de la précocité et de la durée des réactions de fatigue du cœur.

Chez les malades qui, pour quelque raison, sont condamnés à garder la chambre, la marche doit être remplacée par des mouvements actifs ou passifs, sorte de gymnastique sur laquelle nous reviendrons à la fin de la leçon.

b) Les saisons et les climats ont une grande influence sur l'hyposystolique mitral qui est très éprouvé par les intempéries de la mauvaise saison. Le froid et l'humidité lui sont contraires, parce que la stase habituelle de la petite circulation favorise les congestions et le catarrhe des voies respiratoires : rien n'est plus fâcheux pour un cœur en état d'asthénie et de dilatation. Aussi l'ouvrier est-il incapable de vivre au dehors pendant l'hiver et demande-t-il son hospitalisation. Les malades plus fortunés se trouvent bien de passer les mois froids dans une station du Midi, où ils peuvent bénéficier de l'air et d'un certain degré d'exercice.

La vie à la campagne, loin du souci des affaires et de l'agitation, leur est salutaire pendant l'été, à la condition de se préserver du vent et de l'humidité. C'est dire que le séjour au bord de la mer leur sera contraire, à cause des coups de vent froid qu'il est difficile d'y éviter. Cet inconvénient n'existe pas sur mer, et les croisières en yacht sont, pour certains, une cure de repos et de restauration des forces. Presque tous se trouvent bien des altitudes moyennes, des villégiatures au bord des lacs. Les altitudes dépassant 6 à 700 mètres sont, par contre, nuisibles et formellement contre-indiquées.

c) L'hygiène morale doit être enfin formulée par le médecin avec autant de soin que l'hygiène physique. L'hyposystolique mitral doit se tenir à l'écart des plaisirs, autant que des soucis et des émotions. Il doit renoncer aux sorties du soir, fuir les lieux de réunion, s'abstenir non seulement d'alcool mais de tabac, éviter même l'atmosphère des fumeurs, se garder des excitations sexuelles. Sans vivre dans un sanatorium, il doit en accepter la discipline.

II. Le traitement curatif est aidé par une bonne hygiène, et par ce grand facteur de réparation, le temps. C'est le temps, en effet, qui, dans les altérations fonctionnelles et organiques du myocarde et de son appareil nerveux, prépare lentement la restauration des éléments non définitivement compromis et le développement compensateur de ceux qui sont restés intacts.

Mais, en attendant, c'est la tâche du médecin de prévenir les conséquences cardiaques et extra-cardiaques de l'hyposystolie et de la réduire au minimum. Il n'est pas indifférent de laisser le cœur passivement dilaté, les poumons et le foie congestionnés. Les parois auriculaires et ventriculaires droites n'ont que trop de tendance à rester distendues et à subir secondairement des dégénérescences qui diminueront encore leur contractilité. La congestion passive des poumons conduit à la longue au catarrhe chronique des bronches; la stase du foie, à la cirrhose et à la périhépatite. Il faut donc lutter contre l'engorgement veineux et cardiaque, à l'aide de deux médications qui d'ailleurs s'associent et se confondent : *la médication déplétive* et la *médication cardiotonique*.

La *médication déplétive* a pour but de diminuer le travail du cœur en réduisant la masse du liquide sanguin, qui, chez les hyposystoliques, dépasse souvent de plusieurs litres la mesure normale. Nous avons vu que pendant longtemps le myocarde peut suffire à sa tâche sans souffrir de ce trop-plein, mais vienne une cause de défaillance, telle que l'émotion, le surmenage, la grippe, il se produira une crise asystolique bientôt suivie de récidives incessantes. Or les cardiotoniques, toujours utiles, n'en viendraient jamais à bout complètement si la tâche du cœur n'était pas allégée par la réduction de la pléthore artérielle.

On peut arriver à ce résultat par les émissions sanguines générales (saignée veineuse), ou locales (ventouses scarifiées au niveau des bases pulmonaires ou de la face antérieure du foie). Mais ce sont là des médications d'urgence qui ne peuvent convenir à un état chronique comme est l'hyposystolie mitrale. Les procédés déplétifs dont nous disposons pour un usage habituel consistent dans l'*emploi répété* des *laxatifs* et des *diurétiques*, et dans *la réglementation de l'alimentation*.

L'hyposystolique est rarement constipé. Il a plutôt des garde-robes abondantes et fréquentes, sinon diarrhéiques. Ce qui n'empêche, quand la surcharge veineuse du foie et des poumons est trop marquée, qu'il est parfois utile de provoquer une pluie intestinale spoliatrice à l'aide des purgatifs drastiques prescrits à petites doses. Une ou deux cuillerées à café d'*eau-de-vie allemande*, prises une ou deux fois par semaine, donnent du soulagement et une détente de quelques jours. Le même résultat peut être obtenu à l'aide de pilules à base de *cascara* et mieux d'*aloës*, ou encore de *calomel*. Ce dernier médicament a même été vanté comme diurétique dans certaines hydropysies cardiaques, mais son usage ne saurait être que transitoire. La stomatite mercurielle en résulte facilement quand il s'accumule dans l'économie, ce qui arrive quand les reins n'ont pas un fonctionnement parfait. Il vaut mieux l'employer d'une manière intermittente à titre de laxatif.

Les *diurétiques* sont encore plus utiles à l'hyposystolique que les laxatifs. Rappelons-nous que la dyspnée et la congestion hépatiques augmentent ou diminuent en raison inverse de la quantité des urines. C'est dire que ces malades doivent éviter avec soin l'oligurie. Or celle-ci commence pour eux, comme je l'ai montré avec mon ancien interne André Martin, dès que les urines s'abaissent au-dessous d'une moyenne de deux litres. Nous verrons qu'il n'en est pas de même lorsqu'on est intervenu par le régime déchloruré, lequel a pour effet de changer les conditions de la circulation hydrique. Mais avant de connaître les heureux effets de la réduction du sel, nous obtenions déjà d'excellents résultats chez beaucoup de malades par l'usage du lait, qui est un merveilleux diurétique. J'ai vu souvent le *régime lacté intégral* faire disparaître à lui seul bien des crises hyposystoliques tout en relevant la diurèse.

Les bons effets de ce régime sont doublés et plus par l'usage de la *théobromine* à la dose de 1 gramme à 1 gr. 50 par jour. Ce médicament, trop peu connu encore de beaucoup de praticiens, constitue certainement un agent diurétique merveilleux. Il peut être continué sans inconvénient pendant des semaines et des mois; j'ai connu des malades qui en prenaient d'une manière permanente depuis des années et cela sans malaises d'aucune sorte. Bien plus même, l'action de la théobromine semble quelquefois s'accentuer à mesure que le malade va mieux et j'ai obtenu, chez des hyposystoliques, par ce seul médicament, des améliorations équivalant presque à la guérison.

III. La *réglementation de l'alimentation* constitue la base même de la médication déplétive. Elle tend, non seulement à diminuer la masse du sang en circulation, mais encore à réduire l'épaisseur des masses adipeuses, et par l'un et l'autre de ces moyens, le poids total du corps. Chez l'hyposystolique, l'alimentation doit être rationnée de manière à atteindre ce but sans cependant affaiblir la force du cœur. Romberg a insisté sur ce dernier point, et a montré qu'il ne fallait pas trop réduire l'alimentation, particulièrement chez les malades dont les artères coronaires sont altérées, et qui de ce fait ont déjà leur myocarde insuffisamment nourri.

Pendant longtemps, le *régime lacté intégral* a été le seul régime réducteur connu. Il paraissait agir surtout par son action diurétique et ce n'est que récemment que les travaux de M. Widal et de ses élèves ont fait ressortir ce point capital : que le lait était un aliment pauvre en chlorures (environ 2 gr. par litre), et qu'à ce titre l'usage exclusif du lait équivalait, chez les malades qui n'en prenaient pas plus de 3 litres, à une réduction notable du taux des chlorures ingérés. Nous comprenons maintenant que le régime lacté exclusif tend tout d'abord, chez les cardiaques, à ramener l'équilibre entre le chiffre des entrées et celui des sorties en chlorures, puis au bout de certain temps, qu'il permet l'élimination quotidienne d'une quantité de chlorures supérieure au chiffre des chlorures ingérés. Cette élimination de chlorures ne va pas sans une élimination correspondante d'eau, dans la proportion d'un litre d'eau pour 7 grammes de sel, et l'on conçoit, dans ces conditions, la possibilité d'une réduction progressive de la masse hydrique en circulation dans les vaisseaux. La preuve que l'action résolutive du lait tient, au moins pour une grande part, à sa pauvreté en chlorures, m'a été donnée en particulier par un des malades actuellement dans le service, dont l'hydropisie résistait au régime lacté, parce que, croyant bien faire, il prenait du lait en aussi grande quantité que possible, et en y ajoutant du sel. Il revint à un état de santé relative par un régime déchloruré.

Le *régime déchloruré* est, en effet, supérieur à bien des titres au régime lacté qui ne peut être considéré comme le régime idéal habituel de l'hyposystolique. Tout d'abord il est nombre de malades qui éprouvent pour le lait une véritable répugnance très difficile à combattre. Chez d'autres, il provoque de la diarrhée, d'où diminution de l'absorption intestinale, et par suite affaiblissement de l'organisme et du myocarde lui-même. Enfin, lorsque les malades, comme je viens de vous en citer un exemple, en prennent jusqu'à 5 et 6 litres, il leur arrive d'ingérer, de ce fait, 10 et 12 grammes de chlorures par vingt-quatre heures, quantité qu'il leur est impossible d'éliminer : i en résulte un certain degré de rétention, et par suite une augmentation de l'encombrement cardio-veineux.

Le régime déchloruré, au contraire, peut être prescrit selon les nécessités de chacun des cas particuliers. Vous trouverez, dans des tables diverses, en particulier dans les publications récentes de M. Widal, la quantité de sel contenue dans le lait, dans les œufs, dans la viande. Ajoutons que ce régime peut comprendre du pain à la condition que ce pain ait été préparé spécialement, sans sel ajouté ni à la pâte ni au levain. C'est là une chose qu'il est facile d'obtenir maintenant dans la plupart des boulangeries.

D'une manière générale, le régime déchloruré consiste en pain sans sel, en pommes de terre en robe de chambre, en œufs à la coque, en beurre, en viande grillée, en riz bouilli et fruits cuits. Si la tolérance du malade le permet, et c'est le cas habituel chez l'hyposystolique, vous pouvez confier au malade de petites doses quotidiennes de 1 à 3 grammes de sel, qu'il lui sera loisible d'ajouter, selon son goût, aux aliments préparés sans sel.

Dans ces conditions, bien mieux qu'avec le régime lacté intégral, les éliminations en chlorures dépassent rapidement les entrées, et l'on peut suivre avec une très grande précision les progrès de la déchloruration, car ils coïncident, vous l'avez vu chez plusieurs de nos malades, avec la diminution rapide du poids. Cette diminution de poids, qui peut atteindre plusieurs kilos en une semaine, correspond évidemment à la diminution d'autant de litres du liquide stagnant dans le foie, dans les cavités cardiaques et dans les veines pulmonaires. Aussi n'est-il pas surprenant qu'avec ces décharges chlorurées et avec cette diminution de poids, coïncident aussi régulièrement la diminution de la matité hépatique et cardiaque, la disparition de la tension épigastrique, des râles aux bases pulmonaires et de la dyspnée.

Chez certains hyposystoliques gros mangeurs, dont les urines contenaient habituellement un excès de chlorure, j'ai vu, avec M. Pouliot, le chiffre des chlorures urinaires ne s'abaisser au-dessous de la normale *qu'au bout de quelques semaines* de régime sans sel. L'un de ces malades présentait simultanément depuis longtemps une polyurie et une polydypsie intenses. Or, fait intéressant, ces symptômes s'atténuèrent progressivement et disparurent, en même temps que les chiffres des éliminations chlorurées tombait au-dessous de la normale. Plusieurs mois se sont écoulés maintenant, et le malade, toujours au régime déchloruré, continue à uriner 1 litre à 1 litre et demi environ. Il va très bien, débarrassé qu'il est de la plupart de ses troubles fonctionnels. La même évolution s'est produite chez un diabétique hyposystolique qui, soumis au régime sans sel, a cessé d'être polyurique et hyperchlorurique, tout en gardant cependant la même proportion de sucre dans ses urines.

C'est en effet un des résultats secondaires du régime sans sel, de diminuer la soif des malades et de permettre chez eux spontanément et sans efforts ce régime de réduction des boissons sur lequel Œrtel (de Munich) avait fondé de si grandes espérances, en particulier pour le soulagement des obèses avec surcharge graisseuse du cœur. Les malades soumis au régime sans sel se mettent d'eux-mêmes à une ration restreinte de liquide.

Un autre avantage de la déchloruration chez les hyposystoliques est que ce régime est un véritable *régime de réduction*. Il est difficile de manger beaucoup quand on mange sans sel. Or l'alimentation réduite en quantité est la sauvegarde de ces malades, comme d'ailleurs de la généralité des cardiaques. La déplétion circulatoire que l'on cherchait autrefois à atteindre par les saignées et par les purgatifs est beaucoup plus sûrement atteinte par l'alimentation déchlorurée qui diminue non seulement la quantité d'eau et de sel du sang, mais encore celle des autres principes fondamentaux.

La réduction de la quantité des aliments ingérés permet également de diminuer le poids des masses adipeuses de l'organisme, et il est toujours possible de surveiller cet amaigrissement au moyen de la balance, pour l'arrêter par l'augmentation des rations, si le malade s'affaiblit et si l'on peut craindre de diminuer l'énergie de son myocarde. On comprend aisément que cette réglementation est plus facile à faire chez les malades soumis au régime déchloruré que chez ceux maintenus au régime lacté intégral : le lait peut en effet, chez certains malades, n'être qu'incomplètement digéré et absorbé, tandis qu'une alimentation solide et variable en ses composants sera toujours bien supportée après quelques tâtonnements.

IV. Est-ce à dire que la suppression du sel reste la seule règle à observer dans l'alimentation du cardiaque hyposystolique? Certes non! C'est ainsi qu'il est de première importance d'ordonner des repas *fréquents et peu abondants*, le repas du soir devant être particulièrement léger. Les gros repas, en effet, distendent l'estomac, dont la capacité digestive est déjà bien souvent diminuée. De plus, en provoquant la congestion des régions splanchniques, ils augmentent notablement le travail du cœur.

C'est pour la même raison qu'on doit recommander à ces malades de boire peu pendant les repas, de manière à éviter la surcharge gastrique qui peut en résulter. Par contre les liquides introduits dans un estomac vide sont très rapidement évacués dans l'intestin et absorbés. On peut faire prendre aux malades environ un litre d'eau en dehors des périodes de digestion, en fractionnant ce litre en plusieurs prises, par exemple le matin à jeun, à onze heures, à six heures du soir et au moment du coucher.

Cette pratique, qui est une bonne habitude d'hygiène, comme l'a montré M. Marcel Labbé, m'a rendu de grands services en maintes occasions pour accentuer la diurèse chez les hyposystoliques, et pour aider à la déchloruration.

Il faut aussi *interdire aux malades les mets excitants et irritants pour l'estomac*, tels le poivre, le piment, toutes substances dont ils sont portés à abuser pour cacher la fadeur des mets préparés sans sel. Boix a réussi à provoquer expérimentalement des cirrhoses chez des animaux, en leur faisant ingérer de ces condiments, et nous avons vu combien il importait de ménager le foie de ces malades, déjà prédisposés à la sclérose du fait de la stase sus-hépatique. Pour la même raison, il faut leur *interdire le vin et surtout l'alcool.*

Il importe enfin de veiller à ce que la *proportion d'albuminoïdes ne soit pas trop élevée* dans leur régime, c'est-à-dire qu'il ne faut leur laisser prendre qu'en petite quantité la viande qui est de l'albumine pure, le blanc d'œuf, le fromage. Le lait lui-même, qui renferme une proportion importante de caséine, peut, s'il est pris en grande abondance, surcharger l'organisme de produits de désassimilation albuminoïde. MM. Achard et Paisseau ont démontré, dans des études du plus grand intérêt, que l'urée était retenue, non seulement dans les néphrites, mais aussi dans les affections cardiaques lorsque ces dernières entraînent des troubles de la circulation humorale. L'ingestion expérimentale d'un excès d'urée, chez ces malades, tend au même titre que celle des chlorures, à augmenter la masse du sang et à provoquer l'œdème. L'urée n'est qu'un des produits des dérivés de l'albumine, le plus abondant il est vrai. Mais c'est le témoin des autres dérivés peut-être plus dangereux pour l'économie, et qui peuvent être retenus comme elle. C'est dire qu'il importe de ne pas en surcharger l'organisme des hyposystoliques, et qu'il y a lieu de maintenir dans leur régime les albuminoïdes au taux le plus bas possible, en s'adressant de préférence aux hydrates de carbone et aux corps gras.

V. S'il est nécessaire de faciliter l'évacuation des cavités cardiaques par la médication déplétive, il n'en importe pas moins de relever la force contractile du myocarde par la *médication cardiotonique.*

La *digitale* en est l'agent le plus commode et le plus sûr. Elle permet d'enrayer rapidement les crises, en augmentant la force des contractions cardiaques et en provoquant une forte décharge d'eau et de chlorures. Quand l'hyposystolique sent venir l'anhélation au repos et qu'il est pris d'oppression de décubitus ou de petits accès d'asthme nocturne, il réclame sa ration digitalique dont il connaît d'avance les effets rapidement bienfaisants. Il sait aussi, après quelque temps d'expérience, que ce bienfait survit 2 ou 3 semaines à l'emploi du remède, puis qu'il s'épuise pour se reproduire par l'ingestion d'une nouvelle dose. Celle-ci est généralement, quand il s'agit de digitaline cristallisée, d'un demi ou d'un milligramme, pris en un ou mieux en deux ou plusieurs jours. Il est préférable d'ailleurs de prévenir la rétention chlorurée, et par suite l'apparition des troubles fonctionnels précurseurs de la crise, en faisant prendre, une fois par semaine, un quart de milligramme de digitaline, plutôt que d'attendre ces troubles pour donner le médicament à dose massive.

Mais ce serait une erreur de croire que la digitale donne son plein effet dans l'hyposystolie mitrale : cette hyposystolie est souvent, ou du moins longtemps, une *hyposystolie incomplètement réductible.* Si la dyspnée et la tension épigastrique cessent en même temps que les urines augmentent, il est deux autres phénomènes qui ne font que s'atténuer : l'exagération de la matité cardio-hépatique et l'arythmie. Nous avons vu qu'ils persistent même chez le malade qui se trouve assez bien pour reprendre son travail.

Or c'est précisément cette incomplète réductibilité de la dilatation cardiaque qui rend utile l'association de la digitale et de la théobromine. Celle-ci est un diurétique et un déchlorurant énergique (Widal), mais elle est douée aussi d'une certaine action cardiotonique, et l'on se trouve bien de l'administrer d'une manière habituelle, dans l'intervalle des cures espacées digitaliques. L'emploi combiné de ces deux médicaments suffit pour maintenir, chez certains malades, une rémission qui équivaut à une guérison relative; une bonne hygiène aidant, elle permet même, dans quelques cas, la guérison.

Mais ce résultat est difficilement obtenu. Les rémissions mêmes sont parfois imparfaites, quand les médicaments cessent d'être efficaces, ou quand ils ne sont plus tolérés. La thérapeutique n'est pas cependant désarmée : elle peut encore mettre en œuvre une série d'agents physiques dont le mode d'action apparaît comme assez complexe, mais qui sont pour une part de véritables cardiotoniques, pouvant remplacer ou renforcer l'action de la digitale.

VI. Ces agents physiques sont les bains, le massage, les exercices musculaires, dont l'association constitue le *traitement balnéo-mécanique* des maladies du cœur. Malgré leur diversité, ces divers moyens ont tous pour résultat de régulariser et de relever le pouls, de renforcer l'énergie des contractions cardiaques, de diminuer la dyspnée en améliorant la respiration, d'augmenter la diurèse. Ce sont là des effets comparables à ceux de la digitale, quoique le mécanisme de leur action paraisse être quelque peu différent.

Ces agents physiques ont une triple action. En premier lieu, *ils activent la circulation périphérique*. L'un des plus efficaces à ce point de vue est le *bain médicamenteux* qui peut être chloruré ou carbo-gazeux. Il produit, entre autres effets, la rubéfaction de la peau par dilatation du réseau vasculaire superficiel; celle-ci ouvre les voies, fait un véritable appel de sang, et elle diminue d'autant le travail du cœur comme le montre l'abaissement notable de la pression artérielle qui se produit à ce moment, et que nous avons constaté avec mon interne M. Heitz.

Le *massage* agit d'une manière analogue. Il comprend les pratiques diverses de la friction, des pincements et des tapotements du tégument externe qui en provoquent la rougeur; il comprend aussi le pétrissage des muscles et les mouvements passifs, qui, sans la dépense d'influx nerveux qu'occasionnent les mouvements volontaires, déterminent l'afflux d'une grande quantité de sang dans les masses musculaires et aident ainsi à l'action propulsive du cœur.

Les exercices de gymnastique viennent en troisième ligne dans la gradation des agents physiques. Leurs effets, comparables à ceux des mouvements passifs, sont plus intenses et durables. On sait en effet qu'un muscle en état d'activité reçoit cinq à six fois plus de sang qu'un muscle au repos. Mais nous verrons qu'on ne peut les utiliser qu'avec un cœur ayant conservé assez d'énergie pour en épouver un renforcement et non un affaiblissement.

Les agents physiques sont aussi cardiotoniques. Ce sont des excitants dynamogènes du système nerveux central et secondairement de l'innervation cardiaque. Leur emploi rationnel et prudent donne les mêmes résultats, qu'il s'agisse de bains, de massage, d'exercices.

Vous pouvez observer dans le service la réalité de cette action cardiotonique sous l'influence de deux agents physiques essentiellement différents, le bain médicamenteux et le massage par tapotements de la région précordiale. Je fais prendre à quelques malades, à titre d'adjuvant de la médication antiasystolique, le bain thermal artificiel le plus faible, c'est-à-dire un bain à 34°, additionné, pour 300 litres, de 2 à 3 kilogrammes de sel marin et de 2 à 300 grammes de chlorure de calcium. Le bain dure dix minutes et est suivi d'un repos au lit d'une heure. L'effet le plus apparent et le plus sensible pour le malade est une facilité plus grande de la respiration, qui dure plusieurs heures. Mais l'examen révèle en même temps une régularisation relative du pouls dont les pulsations avortées sont moins nombreuses, et une diminution de la matité cardiaque.

Chose singulière, le massage de la région précordiale produit les mêmes effets. Je l'ai étudié ces derniers temps avec M. Heitz pour vérifier et étudier le phénomène décrit par Abrams[1] sous le nom de *réflexe cardiaque*, par Heitler[2] d'excitation réflexe du pouls. Abrams a donné ce nom à la rétraction du myocarde qui se produit sous l'influence des frictions énergiques exercées avec un instrument mousse au niveau de la région précordiale. Le phénomène dure quelques minutes environ quand le cœur est normal, beaucoup plus longtemps quand il est dilaté. Il peut servir comme l'a proposé Abrams, à faire le diagnostic différentiel de l'épanchement péricardique dont la matité est immuable, et de la dilatation du cœur dont la matité est réductible.

Heitler avait remarqué que la percussion forte ou l'ébranlement de la région du foie augmentait la force du pouls et réduisait la matité cardiaque. Il constata ultérieurement que la percussion de la région du cœur, puis que l'excitation de la peau et des muscles des membres, la flexion et l'extension des articulations produisaient le même résultat. L'effet était maximum quand l'excitation portait sur les régions hépatique et précordiale.

Chez nos malades en hyposystolie, nous pratiquons chaque matin pendant cinq minutes un *massage par tapotements légers* de la région précordiale, à l'aide du bord cubital des deux mains agissant alternativement. Les résultats obtenus sont les suivants[3] : La matité cardiaque se réduit d'un quart ou d'un tiers en hauteur et en largeur. Cette réduction est plus marquée pour la matité absolue, ce qui tient à ce que les bords pulmonaires se dilatent, et recouvrent en partie la surface du cœur, mais elle est aussi très nettement constatable lorsqu'on recherche la matité relative ou matité totale du cœur (figures 4 et 5); le pouls se

1. A. Abrams, The clinical value of the heart reflex (*Medic. Record, 1901*, january 5).
2. Heitler, Uber reflectorische Pulserregung (*Centralbl. f. inn. Medicin*, 16 mars 1901).
3. Pour plus de détails, voir P. Merklen et Jean Heitz, La réflexe cardiaque d'Abrams; ses applications au diagnostic et au traitement (*Bull. de la Soc. med. Hôpitaux*, 24 juillet 1903).

ralentit de 6 à 10 par minute, en même temps que les pulsations avortées deviennent moins nombreuses; le tension artérielle se relève d'un centimètre environ, dans la majorité des cas; on observe enfin un soulagement de la respiration spontanément accusé par les malades et bien exprimé par ces paroles de l'un d'eux : « Cela me fait comme la digitale ». Nous avons constaté parfois aussi la diminution de la tension douloureuse du foie à l'épigastre et même la réduction de son volume. Ces réactions, qui chez les hyposystoliques durent une ou plusieurs heures, quelquefois une demi-journée, n'ont été que peu accusées chez deux malades sur sept : or ces deux malades étaient également peu sensibles à la digitale; c'est dire que leur myocarde n'était pas en état de réagir.

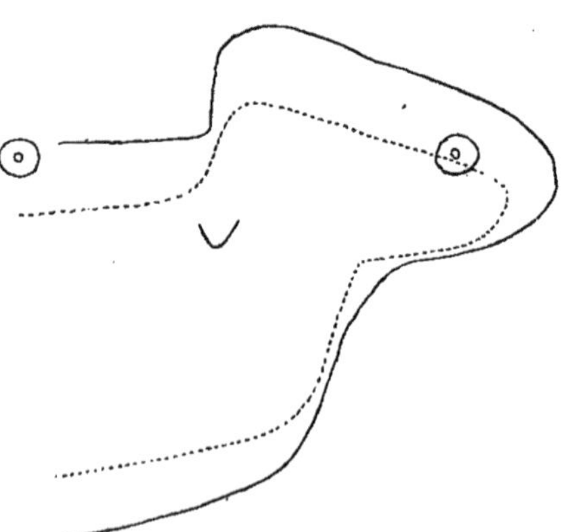

Fig. 4. — Hyposystolie par surmenage chez un mitral : réduction de la matité cardiaque absolue et des dimensions hépatiques, sous l'influence du massage précordial.

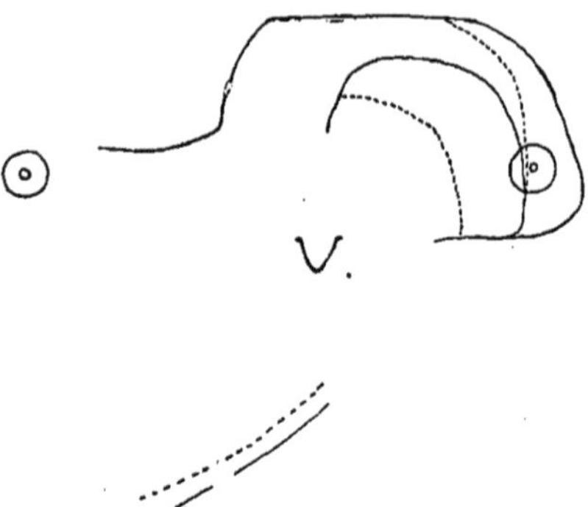

Fig. 5. — Hyposystolie chez un artério-scléreux. Réduction des matités relative et absolue du cœur et des dimensions du foie, sous l'influence du massage précordial.

La simultitude d'action du bain et de la simple irritation mécanique de la région précordiale est intéressante. Elle tend à prouver que le bain n'a pas seulement une action dérivative et vasodilatatrice, mais qu'il a également, par l'excitation des extrémités nerveuses sensitives de la peau, une action réflexe sur le myocarde lui-même.

Il semble d'ailleurs résulter des expériences de Græupner que l'excitation de toutes les parties du tégument externe n'est pas également apte à produire cette dernière action. Elle suivrait seulement l'excitation des terminaisons sensibles de la peau du dos, du thorax et de l'abdomen.

La balnéothérapie est donc une véritable neurothérapie du cœur. Elle est en cela comparable à la digitale, renforçant comme elle pour un temps les contractions cardiaques avec cette différence que son action s'accompagne de vasodilatation périphérique. De plus, cette action est transitoire, et ne se prolonge qu'à force d'être renouvelée.

Les agents physiques ont enfin un troisième effet, qui est une *action tonique générale*. L'excitation des extrémités nerveuses de la peau et des muscles, aidée de la suractivité de la circulation périphérique, détermine, quand elle n'est pas excessive, une sensation de mieux être et de force. Elle améliore la nutrition en activant les échanges, comme le démontrent les modifications du sang et des éliminations urinaires. Le fonctionnement de tous les organes s'en trouve ramené à un état plus normal, et le cœur bénéficie de ce relèvement. L'amélioration de l'état moral intervient aussi pour une part. Elle est d'autant plus grande que l'influence des agents physiques est généralement associée aux résultats favorables d'une bonne psychothérapie, et d'un séjour agréable dans une station hydrominérale ou climatérique.

Le traitement balnéo-mécanique des maladies du cœur peut se faire, soit dans des stations spécialement aménagées, soit à domicile ou à l'hôpital. Il n'est pas besoin d'insister sur les avantages du premier mode.

Certaines eaux thermales simples, ou thermales chlorurées-sodiques et carbogazeuses, conviennent particulièrement pour ce genre de cure. Le type des premières est Bourbon-Lancy, où les malades trouvent le bénéfice d'une balnéation qui combat simultanément le rhumatisme et l'insuffisance cardiaque.

Parmi les stations à eaux carbogazeuses, Nauheim est la mieux installée de l'étranger. Elle a dû son succès à ses eaux thermales, salines et carbogazeuses, et aux efforts, d'abord de Beneke, puis des frères Schott. Les eaux de Nauheim sont particulièrement excitantes pour le réseau nerveux sensitif de la peau, grâce à leurs chlorures de sodium et de calcium et aussi à l'acide carbonique dont elles sont chargées.

En France, Royat est devenue, au cours de ces dernières années, le type des stations carbogazeuses, grâce à la richesse de ses sources, et aux perfectionnements récents de son installation balnéaire. Les malades trouvent dans cette station toute une gamme de bains carbogazeux de force et de température différentes, dont l'action se montre à la fois tonicardiaque et vasodilatatrice. Aussi sont-ils indiqués non seulement chez les insuffisants du cœur et les hyposystoliques, mais aussi chez beaucoup de cardiaques hypertendus.

A l'hôpital et à domicile, c'est le bain minéral artificiel qui est le plus généralement employé, suivant la méthode que Heftler[1] a vulgarisée en France. Le bain le plus usuel est celui que l'on prépare avec 3 kilogrammes de sel marin et 300 grammes de chlorure de calcium, pour 300 litres d'eau. Ultérieurement on peut doubler ou tripler la quantité du sel, ou, grâce à un mélange de bicarbonate de soude et d'acide chlorhydrique, le saturer de gaz carbonique. La température du bain varie suivant sa concentration. Le bain faible doit être donné à 34° ou au plus 35° pour commencer. Les bains plus concentrés sont pris à des températures de moins en moins élevées jusqu'à un minimum, qu'il vaut mieux ne pas atteindre, de 30°. La durée des premiers bains ne doit pas dépasser dix à quinze minutes. Ils doivent être suivis d'un repos d'une heure au lit. Ils seront pris tous les deux jours ou interrompus un jour sur trois, pour éviter toute fatigue. C'est la pratique à laquelle vous me voyez me conformer dans nos salles.

1. L. Heftler, *Le traitement balnéo-mécanique des affections chroniques du cœur*, Paris, 1900.

Le *traitement mécanique des cardiaques* est facile à instituer partout. Il peut suffire dans les formes les plus légères de l'hyposystolie arythmique, d'autant que certains rhumatisants nerveux ont pour les bains une antipathie physique autant que morale. Il consiste tout d'abord dans le *massage*, qu'il est utile de combiner avec les *mouvements passifs*. On peut y associer la *gymnastique respiratoire*, c'est-à-dire les mouvements respiratoires profonds et provoqués qui sont d'une grande utilité pour développer le thorax, surtout chez les jeunes sujets.

Dans certains cas de grande stase mésaraïque, le *massage abdominal* peut s'associer avec fruit aux divers procédés de la méthode déplétive. Cautru en a fait connaître les propriétés diurétiques, surtout marquées lorsqu'il existe simultanément de l'hypertension.

Th. Schott associe aux bains de Nauheim la *gymnastique* dite *de résistance* ou gymnastique de l'opposant, qui consiste en mouvements mécaniques exécutés méthodiquement par le malade et auquel un aide ou le médecin opposent au moyen des mains une résistance modérée et progressive.

Ces mouvements doivent être faits lentement, énergiquement, isolément, c'est-à-dire qu'après chaque mouvement, le malade doit se reposer pendant trente ou soixante secondes avant d'en faire un autre. Le but de cette pratique est tout d'abord de provoquer une vasodilatation périphérique, et secondairement d'entraîner le cœur. Aussi la gymnastique de résistance ne convient-elle qu'aux cœurs déjà relevés par le traitement cardiotonique et doués d'une certaine énergie de réserve. Il importe de la réserver pour la consolidation et la fin des cures tonicardiaques, et d'employer tout d'abord soit les bains, soit le massage et les mouvements passifs.

Encore faut-il tenir compte de l'excitabilité des malades et des réactions qui se produisent après les premiers et prudents essais de ces agents physiques et particulièrement des bains. S'ils déterminent de la dyspnée, de l'accélération du pouls ou de la fatigue, il faut en diminuer ou en interrompre l'emploi. Ils sont formellement contre-indiqués dans les cas rares où l'hyposystolie mitrale s'est compliquée d'accidents emboliques ou lorsqu'il existe de la néphrite. Ils sont inefficaces quand il y a cirrhose hépatique ou périhépatite avec ascite. Ils sont nuisibles et peuvent être dangereux quand le cœur est faible et très dilaté, ce qui se traduit par l'extrême fréquence et la petitesse de ses contractions, par les grandes dimensions de sa matité et par son irréductibilité sous l'influence des médicaments cardiotoniques ou des excitations de la région précordiale.

Ces détails techniques étaient nécessaires. Ils montrent les ressources multiples dont le médecin dispose pour le traitement de l'hyposystolie mitrale : hygiène, médicaments déplétifs, régime lacté ou déchloruré, cardiotoniques, agents physiques. Ces moyens peuvent être employés isolément ou être associés. Parfois les agents physiques remplacent avantageusement les médicaments, et ils renforcent l'action déjà obtenue par le régime en accroissant d'une manière plus sensible encore la capacité fonctionnelle du cœur. D'autres fois les médicaments à eux seuls suffisent. C'est affaire d'appréciation pour chaque cas, et il serait contraire à l'intérêt des malades de s'attacher à une médication systématique.

LEÇON VI

MALADIE MITRALE ET RYTHME COUPLÉ

I. Observation d'une femme de vingt-neuf ans affectée d'une double lésion mitrale avec grande dilatation des ventrciules et de l'oreillette gauche; troubles fonctionnels survenus par surmenage, rythme couplé avec pouls à 48.

II. Ce qu'il faut entendre par rythme couplé : l'extrasystole, la pause compensatrice; rythme tricouplé, bruit de caille; pulsations jugulaires.

III. Rythme couplé *intercurrent* ou *continu*, avec ralentissement apparent du cœur. Conditions étiologiques du rythme couplé continu.

IV. *Le rythme couplé digitalique, occasionné par les hautes doses* du médicament. Traube, Lorain, Chauveau.

V. *Le rythme couplé digitalique, occasionné par les faibles doses.* Huchard et la mort subite par grande dilatation cardiaque; Henschen; trois observations personnelles de 1902, où le rythme couplé coexistait avec l'augmentation de la matité cardiaque et l'absence de diurèse (action digitalique dissociée).

VI. *Le rythme couplé en dehors de toute action digitalique, chez les mitraux.* Observation chez un homme de trente-cinq ans; autre observation chez un homme de quarante-deux ans, avec rythme couplé pendant quatorze mois, et grande dilatation cardio-hépatique; à l'autopsie, double lésion mitrale, système nerveux normal.

VII. Ces cas peuvent être considérés comme des associations de troubles nerveux fonctionnels et de lésions mitrales.

VIII. Signification du rythme couplé continu chez les mitraux; son pronostic toujours sérieux. La digitale est indiquée tant que son administration provoque la diurèse, à la condition ne pas dépasser 2/10e de milligramme par jour.

MESSIEURS,

Nous avons vu que lorsque le cœur est insuffisant chez les porteurs de lésions mitrales, le malade devient sujet à des troubles fonctionnels divers, en particulier à de l'*arythmie*. Cette dernière est la règle, comme je vous l'ai dit dans la précédente leçon, dès que l'insuffisance cardiaque a atteint un certain degré, et que le malade est entré dans l'état hyposystolique, état chronique caractérisé par l'arythmie, la dilatation cardiaque et le gros foie.

L'arythmie, chez les hyposystoliques, est le plus souvent *irrégulière et désordonnée*, mais c'est quelquefois aussi une *arythmie ordonnée* ou *allorythmie*, de ce type que l'on désigne sous le nom de *rythme couplé* ou encore de *pouls bigéminé* lorsqu'on l'observe au niveau de la radiale. Ce rythme couplé, qui s'observe le plus souvent à la suite de l'administration de la digitale, peut exceptionnellement exister, à l'état presque permanent, en l'absence de tout traitement digitalique.

J'ai eu en 18 mois l'occasion d'observer trois fois cette forme particulière de l'arythmie mitrale et il s'agissait, les trois fois, de malades porteurs d'insuffisance mitrale compliquée de rétrécissement. Cela prouve qu'il s'agit plus que d'une coïncidence et il me paraît utile d'en rechercher avec vous la signification.

I. L'un de ces cas est encore soumis à votre observation. Il s'agit d'une blanchisseuse, âgée de vingt-neuf ans, couchée depuis une dizaine de jours au n° 2 de la salle Claude-Bernard. La lésion du cœur dont elle est atteinte paraît remonter à une chorée qu'elle a eue à l'âge de onze ans, mais elle n'a été constatée qu'à l'occasion d'une première fausse couche de six mois faite par la malade à l'âge de vingt-cinq ans, à la suite d'une pleurésie gauche. Elle fit ensuite deux autres fausses couches de trois et de deux mois, et ne put mener de grossesse à terme.

C'est à la suite de sa première fausse couche qu'elle ressentit les premiers troubles fonctionnels cardiaques dont l'aggravation progressive l'a amenée à se faire soigner : c'étaient des crises de palpitations avec suffocation. Ces crises ne l'empêchèrent pas de continuer à travailler de son métier de blanchisseuse, à faire des journées de dix, quelquefois de douze et quatorze heures, s'interrompant plusieurs fois par jour pour reprendre haleine et mettre au repos son cœur trop palpitant, mais sans jamais s'arrêter tout à fait. Ce surmenage lent mais ininterrompu devait aboutir à l'incapacité de travail. Depuis un an, cette femme a dû cesser ses occupations, parce que le moindre effort lui donne immédiatement des crises de palpitations avec oppression, constriction, douleurs précordiales et parfois même avec vertiges. Elle a le sentiment que ces palpitations ne sont pas régulières; elle les éprouve, non seulement sous l'influence de la marche, mais spontanément, au repos, à l'occasion d'une simple impression morale, d'une pensée, de l'émotion provoquée par l'examen.

A première vue la malade a l'aspect d'une aortique. Elle en a la pâleur et les troubles fonctionnels. Cette impression semble se confirmer quand on pratique la percussion et la palpation de son cœur. Elle a le choc en dôme de l'insuffisance aortique. La pointe bat longuement dans le 6e espace intercostal, à trois centimètres en dehors de la ligne verticale mamelonnaire. La matité cardiaque est augmentée dans les deux sens, mais elle l'est surtout transversalement, et le ventricule droit hypertrophié bat avec une certaine énergie derrière le sternum. Il semble donc y avoir augmentation de volume des deux ventricules, dilatation hypertrophique du gauche, hypertrophie simple du droit. Celui-ci tient bon : il n'existe ni stase des jugulaires, ni congestion douloureuse du foie qui puisse faire penser qu'il y ait eu dilatation et insuffisance tricuspidienne secondaire. C'est le cœur gauche qui surtout est en cause : il est dilaté et hypertrophié, non pas par suite de lésions de l'orifice ou des valvules aortiques que rien ne permet d'admettre, mais par suite d'une insuffisance avec rétrécissement de l'appareil mitral.

Le rétrécissement est manifeste au simple palper qui donne

un frémissement cataire diastolique, traduction tactile du roulement révélé par l'auscultation. Celle-ci permet d'entendre en même temps un gros souffle, systolique, en jet de vapeur, d'insuffisance mitrale qui se propage dans l'aisselle et dans le dos, et à certains moments, un dédoublement du deuxième bruit.

Il y a donc maladie mitrale, c'est-à-dire association d'insuffisance et de rétrécissement, et cette double lésion est compliquée d'une dilatation considérable du cœur gauche qui simultanément est hypertrophié. La dilatation porte en effet aussi sur l'oreillette : pratiquée au niveau du hile du poumon en arrière, la matité de cette dernière est de 9 sur 6, au lieu de 6 sur 3, chiffres normaux.

Une dilatation aussi prononcée des cavités gauches n'est pas la simple conséquence de la lésion orificielle ; elle indique une insuffisance myocardique, résultat d'un surmenage prolongé, et cause principale des troubles fonctionnels. Les accès de dyspnée, les palpitations, les douleurs sont sous la dépendance de la distension exagérée du ventricule et de l'oreillette gauche. Ils rappellent ce qui se passe dans l'insuffisance aortique, quand la dilatation du ventricule gauche s'exagère par suite de l'insuffisance de ses parois musculaires. C'est un syndrome de même ordre, mais associé à un symptôme de marque mitrale évidente, l'arythmie.

L'arythmie, chez notre malade, consiste, d'une part, en une légère inégalité des pulsations cardiaques, d'autre part et surtout, en un rythme couplé qui se produit à certains instants seulement, plus particulièrement sous l'influence des émotions et des efforts. Ce trouble du rythme est conscient, et généralement associé à des douleurs dans la partie inférieure de la région précordiale, irradiées dans l'épaule gauche; souvent à de la dyspnée, à de l'angoisse, à une longue sensation de vertige : ce que nous constatons comme rythme couplé, la malade l'appelle palpitations irrégulières.

C'est quand nous l'examinons à la visite du matin, qu'il est surtout aisé de constater ce trouble du rythme, perceptible quelquefois au pouls, toujours au cœur, grâce au palper faible de la pointe sur laquelle il suffit d'appliquer une tige quelconque pour voir s'inscrire la double pulsation. C'est une association, un *couple de deux contractions*, l'une forte, l'autre faible et anticipée, séparé du couple suivant par un intervalle prolongé, par la *pause dite compensatrice*. Cette bigéminie se reproduit dix, vingt fois et quelquefois plus, puis fait place à des contractions normales ou à peu près. Pendant les phases de bigéminie le pouls radial paraît lent, si l'on ne tient pas compte des pulsations faibles et anticipées qui parfois sont à peine perçues; il est plutôt accéléré si l'on fait la numération au cœur en tenant compte des deux espèces de battements, les battements complets et les demi-battements, comme disait Stokes. Nous avons compté 48 des uns et des autres, ce qui fait 96. Quand le rythme couplé cesse, nous ne trouvons plus guère que 60 battements.

II. L'observation que je viens de vous rappeler vous a déjà fait comprendre en quoi consiste le rythme couplé. Mais, avant d'en chercher la raison d'être dans ce cas particulier, il est nécessaire d'en préciser les caractères généraux et la pathogénie.

Le phénomène est tantôt désigné sous le nom de *rythme couplé*, tantôt sous celui de *pouls bigéminé*, suivant qu'il est constaté au cœur ou au pouls : il est encore dénommé *bigéminie cardiaque*. Ces expressions traduisent toutes son caractère essentiel, l'accouplement de deux battements.

Ces deux battements n'ont pas la même intensité : le premier du couple est fort, large, et présente tous les caractères d'une contraction cardiaque normale; le second est faible et petit, donnant l'impression d'une contraction avortée, d'un faux pas du cœur, comme disait Bouillaud, ou d'une contraction fruste (Quincke).

C'est une *extrasystole*, pour parler comme les physiologistes, c'est-à-dire une systole qui se produit en dehors des conditions normales et régulières des contractions cardiaques. Ce qui caractérise l'extrasystole, ce n'est pas seulement sa petitesse, c'est aussi son anticipation. Elle se produit dans l'intervalle de deux systoles normales, c'est-à-dire pendant le grand silence. Par contre le couple constitué par la systole normale suivie d'une extrasystole est séparé du couple suivant par une pause prolongée, plus longue que le grand silence normal et dont la durée est telle que, additionnée à celle de l'extrasystole, elle

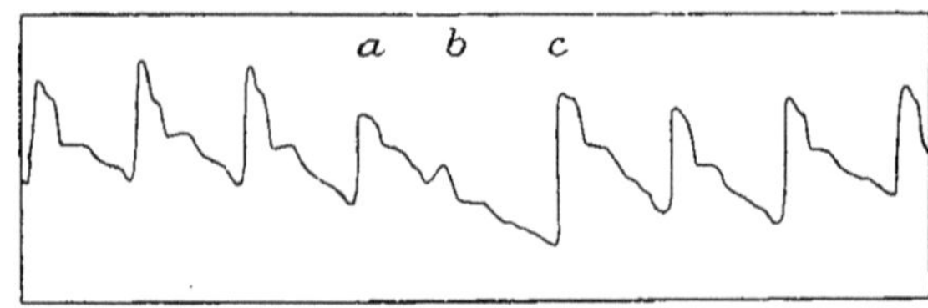

Fig. 6. — Tracé sphygmographique pris chez une malade affectée de maladie mitrale, et montrant au milieu une extrasystole des pulsations normales : la durée de la dernière systole normale, de l'extrasystole et de la pause compensatrice égale exactement celle des deux systoles normales.

égale deux fois la longueur de la pause normale. Aussi la pause allongée mérite-t-elle le nom de *pause compensatrice*, et est-elle absolument caractéristique du rythme couplé. La figure 6 reproduit le tracé sphygmographique d'une malade atteinte de double lésion mitrale; on peut y voir une extrasystole suivie de la pause compensatrice, et il est aisé de constater que l'intervalle *a c* est exactement le même que celui de deux systoles normales.

Quelquefois la systole normale est suivie, non plus d'une seule, mais de deux, trois ou même quatre extrasystoles : l'on dit alors que le rythme est tricouplé, quadricouplé. Mais, de toutes manières, le repos consécutif s'allonge de façon que la première systole normale se retrouve placée au point où elle aurait dû être, si le rythme s'était poursuivi régulièrement. Lorsque ces extrasystoles en salves se combinent à des irrégularités respiratoires, on a alors quelque chose d'intermédiaire entre la bigéminie cardiaque pure, celle dont nous nous occupons ici, et l'arythmie irrégulière. Il reste en effet presque toujours possible de reconnaître, au milieu d'un désordre complet, soit quelques couples de pulsations, soit des séries d'extrasystoles à la suite desquelles il est alors exceptionnel de retrouver le repos compensateur.

Mais revenons au rythme couplé et à l'extrasystole. C'est une pulsation diminuée en durée et en hauteur sur les tracés sphygmographiques. Elle est ainsi parce qu'elle se produit avant la fin de la réplétion diastolique des cavités ventriculaires, et qu'elle ne met en mouvement qu'une onde sanguine restreinte, d'autant plus restreinte que l'extrasystole a été plus précoce, plus proche de la dernière systole normale.

L'extrasystole de la fin du grand silence, encore relativement efficace, donne lieu à une pulsation radiale appréciable au doigt. Quand elle est plus précoce, le doigt ne perçoit qu'une vague ondulation, ou même rien du tout. Le tracé porte alors seulement un léger crochet simulant le dicrotisme, mais qu'il est possible de rattacher à sa véritable cause parce qu'il est suivi de la pause compensatrice. Du côté du cœur, l'auscultation permet d'entendre, au moment de l'extrasystole, deux bruits qui présentent les caractères des bruits normaux, mais très rapprochés et suivis d'un silence prolongé après lequel le rythme reprend sa régularité. La même série de phénomènes est le plus souvent facile à percevoir au palper, quand le choc est large et intense, comme c'était le cas chez notre malade. La pulpe du doigt ou mieux la paume de la main a alors l'impression nette de la double pulsation.

Lorsque l'extrasystole s'est produite très précoce et avant la réplétion ventriculaire, le tracé radial n'en porte aucune autre trace que l'intermittence. Mais c'est une fausse intermittence, car l'auscultation du cœur permet d'entendre au même moment, soit deux bruits très rapprochés, soit, plus souvent, un seul bruit sourd, bruit en écho selon l'expression de Huchard.

Le phénomène porte alors le nom de *rythme couplé cardiaque* (fig. 7).

Le triple bruit ainsi réalisé simule parfois un dédoublement du second bruit, c'est-à-dire le bruit de rappel. Lorsqu'il existe quatre bruits, ils rappellent quelque peu le cri de la caille, ce cri que nos paysans imitent plaisamment en disant : « Paye tes dettes ». Les vieux auteurs donnaient à ce rythme spécial le nom caractéristique de *pouls coturnisant* (de *coturnix*, caille). Enfin, lorsqu'il existe plusieurs extrasystoles successives,

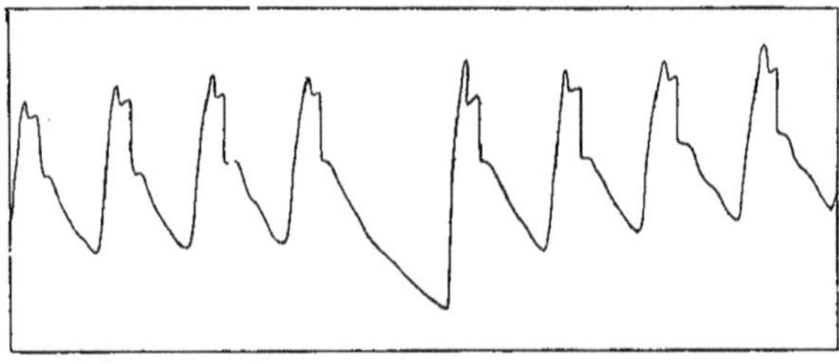

Fig. 7. — Tracé sphygmographique montrant une intermittence fausse; on entendait, pendant la pause, des bruits en écho à l'auscultation du cœur.

l'oreille est surprise par la multiplicité des bruits qui rappellent le tambour battant la retraite.

Le rythme couplé se traduit toujours par des *doubles pulsations des veines jugulaires* qui sont souvent visibles à l'examen des parties latérales du cou, et cela d'autant plus que ces veines sont plus distendues. Cette double pulsation veineuse est aisée à lire sur les tracés pris à ce niveau. Si on les compare aux tracés pris simultanément sur la radiale, on peut noter que la seconde pulsation veineuse correspond à l'extrasystole artérielle, mais qu'elle est souvent plus marquée que cette dernière. Lorsque le tracé radial ne montre que l'intermittence, l'extrasystole est cependant indiquée sur le tracé jugulaire par un crochet net, et la question peut alors se poser de savoir si cette extrasystole auriculaire a été suivie ou non d'une contraction ventriculaire avortée.

Quoiqu'il en soit, le rythme couplé, lorsqu'il se produit chez les mitraux, est absolument caractéristique; la seconde pulsation artérielle s'inscrit toujours sur les tracés; le plus souvent même elle est nettement sensible au doigt qui palpe la radiale, et, comme nous l'avons dit, elle correspond régulièrement à une pulsation jugulaire supplémentaire.

III. Le rythme couplé peut être *continu*, c'est-à-dire se répétant à chaque révolution cardiaque au moins pendant un certain nombre de secondes, ou *intercurrent*, c'est-à-dire ne se produisant que de loin en loin, toutes les 3, 4, 5, 10 ou 15 pulsations. Le rythme couplé intercurrent appartient à l'histoire des intermittences cardiaques. Quand on parle en clinique de rythme couplé ou de bigéminie cardiaque, il s'agit de la forme continue.

Le phénomène du rythme couplé continu est généralement associé à une certaine lenteur des pulsations radiales qui rarement dépassent 48 ou 50, et qui restent le plus souvent au-dessous de ce chiffre. Mais en réalité le pouls est lent d'apparence plutôt qu'il ne l'est en réalité. Il paraît lent parce qu'il ne traduit que la moitié des contractions cardiaques.

L'intérêt de ce phénomène réside surtout dans sa signification étiologique. Or celle-ci est des plus variées. C'est ainsi qu'on le constate dans *certaines anémies des jeunes filles* (Hyde Salter, L. Bard); quelquefois pendant des mois à la suite de *certaines maladies infectieuses*, de la grippe en particulier; chez certains mélancoliques (Manheiner); chez les cachectiques (L. Bard). Le rythme couplé est alors quelque peu mobile et transitoire. Il présente les mêmes caractères dans l'ictère, et particulièrement dans l'*ictère catarrhal* (Eichhorst, H. Dufour). Bard admet même que la brachycardie ictérique n'est le plus souvent qu'un rythme couplé méconnu. Divers poisons peuvent enfin produire le même effet que les principes biliaires, par exemple les salicylates à dose trop élevée. J'ai vu le chloroforme produire le même effet.

La digitale, à dose excessive ou trop longtemps continuée,

provoque le bigéminisme cardiaque. Mais elle peut aussi en favoriser l'apparition chez certains cardiaques même à la dose normale. C'est de cette catégorie de cas que je dois vous entretenir, puisque notre malade est manifestement une cardiopathe.

IV. Le rythme couplé non digitalique ne diffère de celui qui s'observe quelquefois en l'absence de toute influence médicamenteuse par aucun caractère essentiel. Aussi leur étude clinique et pathogénique comparative est-elle d'un très grand intérêt.

Le rythme couplé digitalique a été signalé par Traube; il a été surtout étudié par Lorain. Comme l'a montré ce dernier, l'action prolongée du médicament, surtout si l'on force la dose, amène un ralentissement exagéré du pouls qui peut descendre à 32 pulsations par minute. « Cette excessive lenteur est connue de tous les observateurs; mais ce que l'on sait moins, c'est qu'elle est plus apparente que réelle. D'abord il faut savoir qu'elle n'est pas fixe, et que ce pouls si lent peut devenir fréquent d'un moment à l'autre, sous l'influence de la moindre perturbation et même sans cause connue; ce n'est donc pas là une lenteur réelle, définitive, stable. Une autre particularité importante peut être mise ici en lumière; le doigt placé sur l'artère ne perçoit et ne compte que 32 pulsations ; mais, si l'on ausculte le cœur en même temps que l'on tâte le pouls, on est étonné de trouver le sens de l'ouïe en désaccord avec le sens du toucher; celui-ci compte 32 pulsations et l'oreille compte 64 systoles du cœur, juste le double. Il est vrai que, sur deux systoles, il y en a une forte et qui produit tout son effet, l'autre faible et avortée qui produit un si faible déplacement du pouls, que le doigt ne la peut sentir... Mais ce que le doigt ne sent pas, le tracé sphygmographique le rend sensible à l'œil. »

Le rythme couplé digitalique semble bien être, dans certains cas, la conséquence directe de l'absorption d'une trop grande quantité de médicament. C'est un signe de saturation ou d'intoxication digitalique que l'on constatait surtout à l'époque où l'on administrait la digitale à très haute dose. Traube (cité par Soulier) donnait un gramme de feuilles de digitale pendant plusieurs jours de suite. Lorain l'administrait à doses moins élevées, mais pendant un grand nombre de jours. Nous savons maintenant que la digitale appartient à la série des médicaments dont les effets s'accumulent et se continuent après suppression, pendant une huitaine de jours environ. Que l'administration trop abondante ou trop prolongée de digitale ait pu déterminer un ralentissement extrême avec rythme couplé, cela n'a rien qui puisse surprendre, quand on sait que des physiologistes comme Chauveau ont constaté le pouls bigéminé et trigéminé chez des chevaux, après absorption de ce médicament. L'on peut donc continuer à considérer avec Traube et Lorain, que le rythme couplé est parfois un signe de saturation digitalique, que ce médicament agisse directement sur la fibre myocardique, ou au contraire sur les centres ou sur les extrémités cardiaques des nerfs vagues. La pathogénie du rythme couplé digitalique ne différerait donc pas de celle du rythme couplé provoqué par les sels biliaires ou les salicylates : c'est un rythme couplé toxique.

V. Le rythme couplé digitalique par saturation ne s'observe plus que rarement, parce que nous manions la digitale avec plus de parcimonie que nos devanciers. Mais nous voyons quelquefois se produire le même trouble du rythme sous l'influence de faibles doses du médicament au cours de certaines affections cardiaques. Il emprunte alors aux conditions dans lesquelles il apparaît, une signification diagnostique et pronostique qu'il importe de connaître.

Dans une communication intitulée « Le rythme couplé du cœur et la mort par la digitale » M. Huchard[1] a, le premier,

1. H. Huchard, Le rythme couplé du cœur et la mort par la digitale (*Soc. méd. hôp.*, 8 juillet 1892).

appelé l'attention sur les faits de cette catégorie. Il s'agissait de malades qui, avant toute action médicamenteuse, présentaient, au milieu d'irrégularités apparentes du rythme, des éléments bigéminés ou trigéminés avec leurs pauses compensatrices. Quand on les soumettait au traitement digitalique, le phénomène s'accentuait grâce à la prolongation des diastoles et au ralentissement du cœur, et simultanément leur état s'aggravait; ils se cyanosaient et quelquefois mouraient subitement. A l'autopsie, l'on trouvait les cavités cardiaques énormément distendues. M. Huchard, dans cette communication, invoquait, pour expliquer les accidents, un trouble ou une lésion bulbaire, comparable à celui qui tient sous sa dépendance les phénomènes rythmiques de même ordre qui caractérisent la maladie de Stokes-Adams. Mais il assignait un rôle non moins important à la cardiectasie, c'est-à-dire à la tendance à la dilatation des cavités cardiaques. Le rythme couplé et les pauses qui le suivent ne font qu'accentuer cette tendance à la dilatation, en raison de la prolongation des diastoles. La digitale ayant pour effet d'allonger encore la période diastolique, devient ainsi la complice de l'allorythmie, non seulement parce qu'elle peut la produire, mais surtout parce qu'elle l'exagère. Comme conclusion, la digitale ne doit pas être donnée aux malades atteints de dilatation cardiaque avec rythme couplé ou tricouplé, parce qu'en augmentant la cardiectasie, elle les expose à la mort subite.

Les conclusions générales de M. Huchard ont été confirmées par les observations de Henschen et par les faits que j'ai moi-même réunis. Il est incontestable que le rythme couplé est en rapport avec l'extrême dilatation des cavités cardiaques, mais il résulte des constatations d'Henschen comme des miennes, que le rôle principal doit être imputé en cela à l'oreillette gauche en état de distension, quand surtout la pression intérieure dans cette cavité subit de constantes oscillations de pression. Tel est souvent le cas dans l'insuffisance avec rétrécissement de l'orifice mitral, et c'est en effet dans la maladie mitrale que nous avons surtout observé le rythme couplé. Le fait s'explique par la stase auriculaire gauche qui résulte du rétrécissement, et par les exagérations incessantes de la pression auriculaire qui résultent de l'insuffisance valvulaire.

Henschen[1] a rapporté l'observation d'un ancien rhumatisant, âgé de quarante-deux ans, porteur depuis dix-huit ans d'une maladie mitrale d'abord assez bien tolérée, puis compliquée de crises graves d'asystolie. Ce malade entra à l'hôpital en pleine hydropisie avec un pouls bigéminé à 44. Il finit par succomber ictérique et avec une diminution progressive des urines. L'autopsie permit de constater un appareil mitral transformé en entonnoir calcaire, et une énorme dilatation des deux oreillettes. L'oreillette gauche, fixée en arrière par des adhérences péricardiques, avait une contenance de 1080 centimètres cubes, 3 à 4 fois supérieure à celle du ventricule correspondant. La capacité de l'oreillette droite était également 2 à 3 fois supérieure à celle du ventricule de ce côté. La matité cardiaque constatée pendant la vie avait été en rapport avec cette énorme dilatation.

J'ai moi-même communiqué à la Société médicale des hôpitaux, en 1902[2], trois observations comparables à celle de Henschen. Il s'agissait, dans les trois cas, de malades devenus asystoliques à la suite d'affections mitrales plus ou moins anciennes. Tous trois furent pris, à la suite de l'administration de doses modérées de digitaline, d'un rythme couplé régulier, et simultanément leur situation s'aggrava. Chez deux d'entre eux régulièrement suivis, la matité cardiaque, au lieu de diminuer, s'était exagérée sous l'influence du médicament. La dilatation cardiaque avait donc augmenté (fig. 10), en même temps que l'arythmie antérieure avait fait place au rythme couplé régulier (fig. 8 et 9). Simultanément les malades avaient été pris de malaises, de lipothymies, de vomissements. Une troisième par-

1. Henschen (*Mitteilungen aus den medizinischen Klinik zu Upsala*, Band I, 1898).

2. Pierre Merklen, Grande dilatation du cœur, action dissociée de la digitale et rythme couplé (*Soc. méd. hôpitaux*, 1902).

ticularité pouvait être relevée, outre l'exagération de la dilatation cardiaque et l'apparition du rythme couplé : c'était l'absence de diurèse digitalique. La courbe reproduite figure 11 montre en effet que, sous l'influence d'un milligramme de digitaline, la quantité des urines s'est élevée seulement de 400 grammes à un

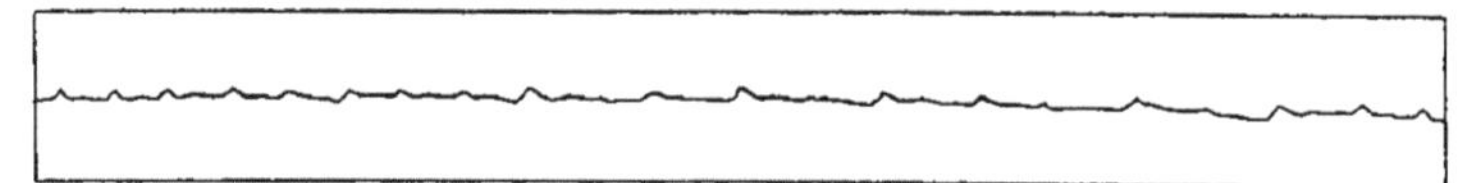

Fig. 8. — Tracé sphygmographique chez un malade porteur d'une double lésion mitrale, avant l'administration de digitale.

litre, pour retomber les jours suivants au-dessous du chiffre initial.

Je crus pouvoir expliquer l'apparition de ce syndrome, commun aux trois cas, par l'action imparfaite, irrégulière de la digitale. Pour produire un effet utile, ce médicament ne doit pas

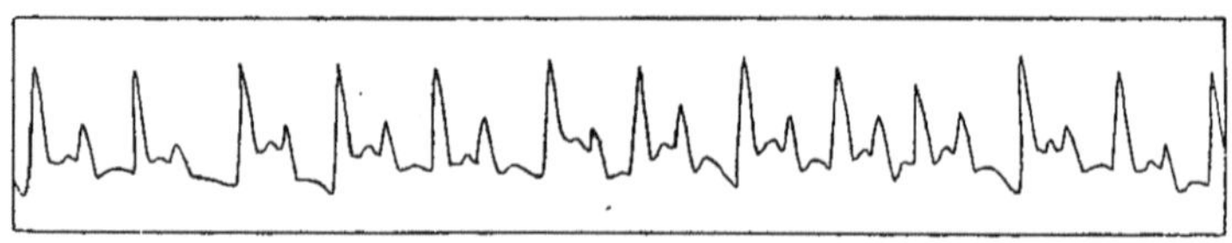

Fig. 9. — Tracé du même malade après l'administration de digitale : l'arythmie désordonnée s'est transformée en rythme couplé régulier.

seulement régulariser, ralentir et renforcer les contractions cardiaques, il doit surtout provoquer une abondante diurèse. Si les urines restent rares, la digitale aggrave l'état du cardiaque au lieu de l'améliorer. Elle facilite la résorption des œdèmes, augmente par conséquent la masse du liquide sanguin en circulation, et si elle ne favorise pas en même temps son élimination, il en résulte inévitablement une augmentation de la dilatation cardiaque. Bref cette « action dissociée » de la digitale est plus fâcheuse qu'utile, et il n'est pas étonnant qu'avec l'extrême distension des cavités cardiaques qui en résulte, on puisse observer la mort subite. Deux des trois malades que j'ai observés sont en effet morts subitement, l'un 9 jours après avoir pris un milligramme de digitaline cristallisée, l'autre 12 heures après avoir pris un quart de milligramme de ce médicament[1].

Je reviens à la question du rythme couplé, et plus particulièrement à son interprétation. La digitale, en raison de son

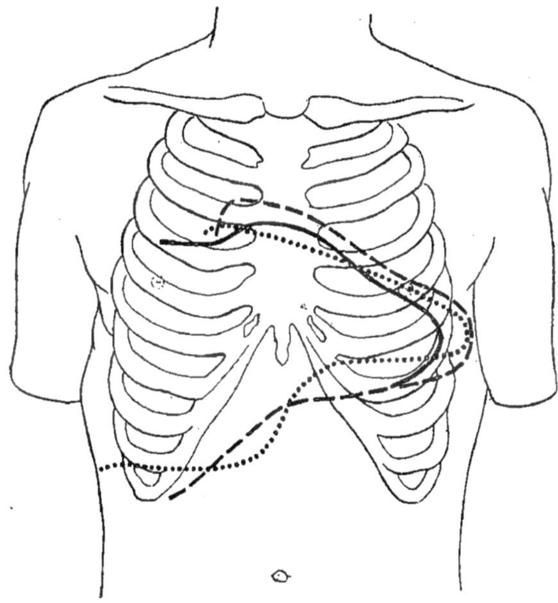

Fig. 10. — Même malade, décalques de la matité cardiohépatique :
——— Tracé avant la digitaline.
– – – – Tracé après la digitaline, montrant l'augmentation de la matité cardiaque.
.... Tracé montrant la diminution de cette matité après l'évacuation chirurgicale de l'œdème.

action cardio-modératrice, a, nous le savons, une influence ralentissante et régulatrice sur le rythme cardiaque, en l'absence même de diurèse. Le rythme couplé qui se produit quand son action est dissociée, c'est-à-dire sans diurèse et avec augmentation de la matité cardiaque, peut être expliqué de diverses

1. A noter que deux de ces malades, de même que celui de Henschen, étaient simultanément atteints d'ictère, condition qui favorise à la fois le rythme couplé avec bradycardie, et la rétention des chlorures.

manières. L'une des explications les plus ingénieuses est celle proposée par Henschen : sa théorie met spécialement en cause l'excès et les variations de la tension intra-auriculaire dues à l'insuffisance compliquée de rétrécissement de l'appareil mitral. En raison de la prolongation des diastoles que détermine la digitale, les oreillettes se vident mal à chaque présystole régulière; elles restent dilatées. Survient la systole ventriculaire qui, en raison de l'insuffisance mitrale, détermine le reflux d'une certaine quantité de sang dans les cavités auriculaires encore pleines. L'excès de pression qui en résulte est tel qu'il incite à nouveau les oreillettes à entrer en contraction. Mais, comme cette incitation se produit avant la réplétion ventriculaire, elle ne peut produire qu'une systole avortée ou extra-systole. A la suite de cette extra-systole, l'excitabilité de l'oreillette est à ce point diminuée, que sa réplétion complète est nécessaire pour amener une nouvelle contraction, d'où la prolongation de la diastole et la pause compensatrice.

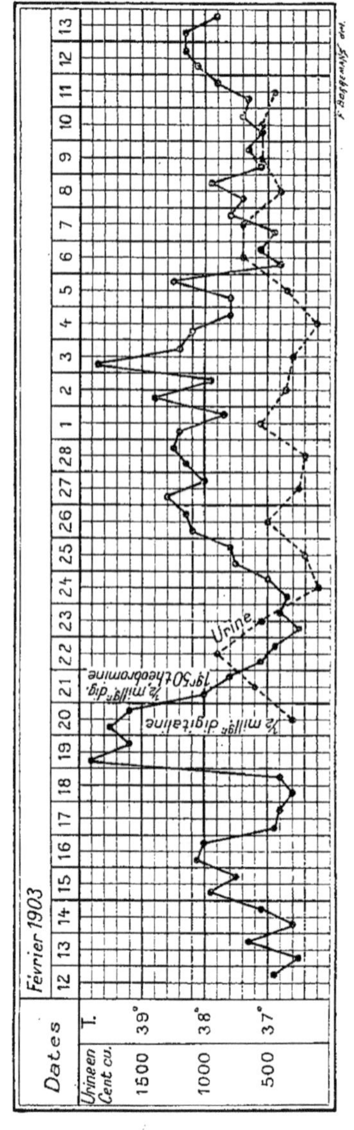

Fig. 11. — Même malade. Courbe des urines montrant l'absence de diurèse qui coïncide, à la suite de l'administration de la digitale, avec l'augmentation de la matité cardiaque et l'apparition du rythme couplé.

Quelque ingénieuse qu'elle soit, cette théorie ne s'adapte pas à tous les cas. Elle n'explique pas notamment la régularité du rythme couplé, ni pourquoi il survient parfois, dans la maladie mitrale, de l'absence de toute administration digitalique.

VI. Quand la malade qui fait l'objet de cette leçon est entrée dans le service, elle était sous l'influence de la digitale. Son rythme couplé pouvait donc être présumé d'origine médicamenteuse. Mais, une semaine plus tard, on pouvait toujours le constater de la même manière. C'est donc qu'il était dû à une autre cause. Je suis porté à croire que ce rythme couplé était lié à la maladie mitrale, à l'insuffisance cardiaque et à la grande dilatation du cœur gauche qui en résultait.

Je n'oserais pas porter ce diagnostic, si je n'avais observé, dans ces derniers temps, deux autres cas de maladie mitrale avec *rythme couplé non digitalique*. Il y a peu de semaines, vous avez pu voir à notre consultation externe, à deux reprises et à quinze jours d'intervalle, un malade âgé de trente-cinq ans, vierge de tout traitement digitalique, et qui présentait très nettement un rythme couplé ou tricouplé parfois interrompu par des contractions normales. Le pouls variait de 40 à 50. Ainsi qu'il arrive dans la bigéminie digitalique, le trouble du rythme se modifiait facilement sous l'influence de l'exercice, et était alors remplacé par le rythme normal. Il s'exagérait au contraire, quand le malade passait brusquement de la position verticale à la position horizontale, acte qui ne va pas, vous le savez, sans une certaine exagération de la dilatation cardiaque. Ce malade, ancien rhumatisant, présentait les signes d'une insuffisance compliquée de rétrécissement mitral : souffle systolique, dédoublement du 2e bruit, matité cardiaque augmentée dans le sens transversal. Cette affection n'avait déterminé aucun trouble fonctionnel, jusqu'il y a deux ans. A cette époque le malade fut pris de vertige étant à bicyclette, il tomba et se cassa deux dents. Depuis cette époque, il resta sujet à des étourdissements qui se sont atténués sous l'influence de l'iodure de potassium. Il y a peut-être association d'un état névrotique et de l'affection mitrale, mais je ne puis croire que cette dernière n'ait pas favorisé l'apparition des troubles du rythme et ne continue à l'entretenir.

Quelques-uns d'entre vous ont pu suivre dans le service, du mois de janvier 1902 au mois de mars 1905, un fait plus significatif. Il s'agissait d'un fleuriste, âgé de quarante-deux ans, dont l'histoire mérite aussi d'être rapidement résumée. Sa profession était la teinturerie des fleurs, ce qui l'obligeait à manier constamment des solutions alcooliques d'aniline et de fuchsine. Fils d'une mère morte cardiaque avec de la dyspnée et de l'œdème, il avait eu lui-même, vers l'âge de vingt ans, des palpitations qui avaient succédé à des excès de danse et de boisson.

Quand il se présenta pour la première fois dans nos salles, il éprouvait depuis cinq ans des douleurs précordiales qui le prenaient en marchant et qui parfois l'obligeaient à s'arrêter. Il était sujet depuis le même temps à ce qu'il considérait être des intermittences cardiaques; il avait constaté aussi une diminution de l'appétit avec de la répugnance pour les aliments. Plus récemment, il avait été pris de toux et d'oppression.

Au premier examen, nous fûmes absolument surpris des résultats fournis par l'auscultation. Le cœur ne battait que 50 fois par minute, mais, dans l'intervalle de ses battements, on entendait 2, 3 et même 4 bruits surajoutés qui donnaient l'impression d'un tambour battant la retraite et qui répondaient à des extrasystoles ou systoles avortées. Celles-ci ne se traduisaient sur le tracé sphygmographique que par de légères ondulations, et elles n'étaient pas constatées au palper du pouls d'où l'impression d'un pouls lent (fig. 12 et 13). Dix jours plus tard, il nous revenait dans un état plus sérieux, et demandait son admission parce qu'il avait eu la veille, après son déjeuner, trois étourdissements avec vertige et chute. Son pouls était alors à 26, mais au cœur, chaque principale systole était suivie de trois systoles avortées. C'était en somme le syndrome de la maladie de Stokes-

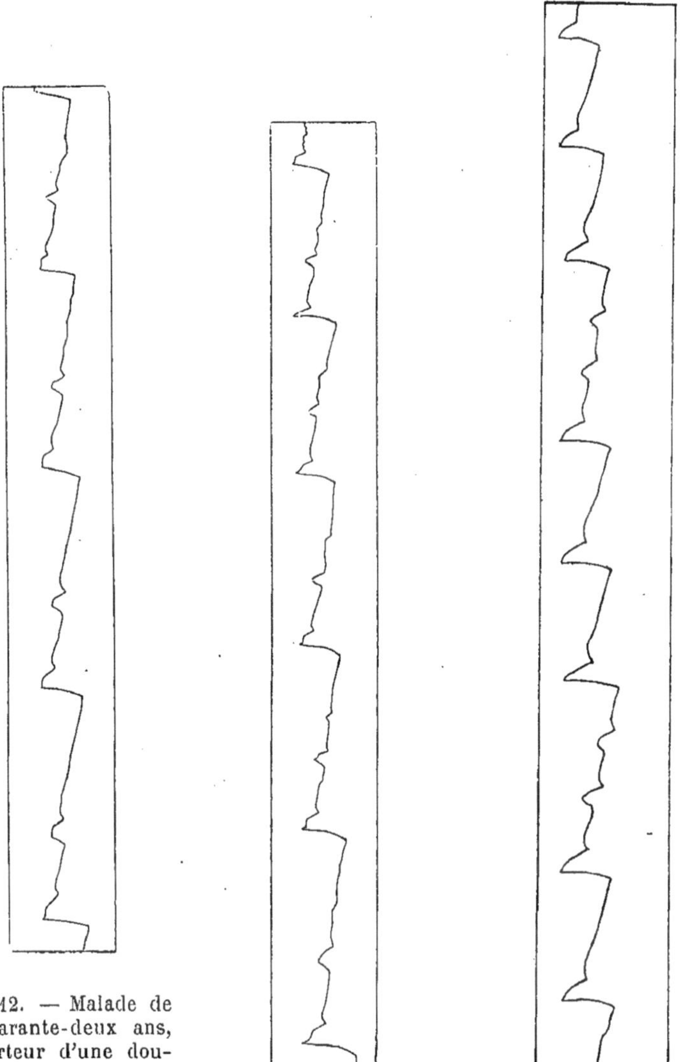

Fig. 12. — Malade de quarante-deux ans, porteur d'une double lésion mitrale, n'ayant jamais pris de digitale : tracé sphygmographique pris le 9 janvier 1902, rythme couplé.

Fig. 13. — Pouls du même malade, le 30 janvier 1902, pas de digitale, 40 pulsations radiales.

Fig. 14. — Pouls du même malade, le 24 mars, pas de digitale, rythme couplé et tricouplé, 48 pulsations radiales.

Adams. Le malade était pâle et légèrement dyspnéique;

depuis quelques nuits, il dormait mal.

Les jours suivants, le rythme cardiaque présenta diverses modifications; c'étaient alternativement des pulsations régulières, du rythme couplé, tricouplé et quadricouplé (fig. 14 et 15). Nous pensâmes d'abord à un pouls lent, toxique, dû à l'action répétée des vapeurs alcooliques de fuchsine et d'aniline. Mais les vertiges et le pouls lent étaient associés à des symptômes qui ne sont pas habituels dans la maladie de Stokes-Adams : les douleurs angineuses et la dyspnée, celle-ci manifestement en rapport avec de l'œdème des bases. Bientôt, d'ailleurs, il nous fut possible de déceler, au milieu du bruit de retraite qui les masquait, les signes physiques d'une insuffisance et d'un rétrécissement mitral. La matité cardiaque qui, le premier jour, était peu augmentée, s'était simultanément accrue au point de devenir énorme, l'oreillette droite débordant notablement le bord droit du sternum, et la pointe du cœur se déviant de plus en plus dans l'aisselle. D'autre part le foie s'était congestionné et sa matité atteignait 20 centimètres et plus sur la ligne mamelonnaire (fig. 16). Le malade faisait donc de l'asystolie sans œdème, c'est-à-dire de l'hyposystolie.

Cet état dura des mois, sans modifications notables autres que des diminutions transitoires de la dyspnée et de la matité cardio-hépatique, diminutions provoquées

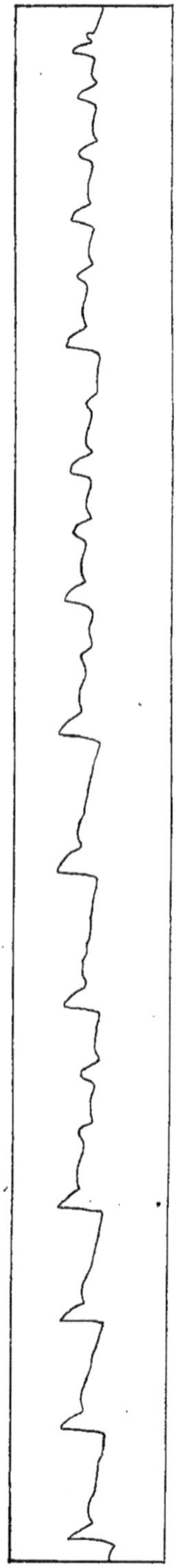

Fig. 15. — Pouls du même malade le même jour, quelques minutes plus tard : le rythme couplé et tricouplé à 48 fait place, par moments, à un rythme normal aux environs de 100, toujours en l'absence de toute administration de digitale.

par la théobromine et la digitaline. Nous nous sommes également fort bien trouvés chez lui de l'action des agents physiques, bains chlorurés et massage par tapotage de la région précordiale,

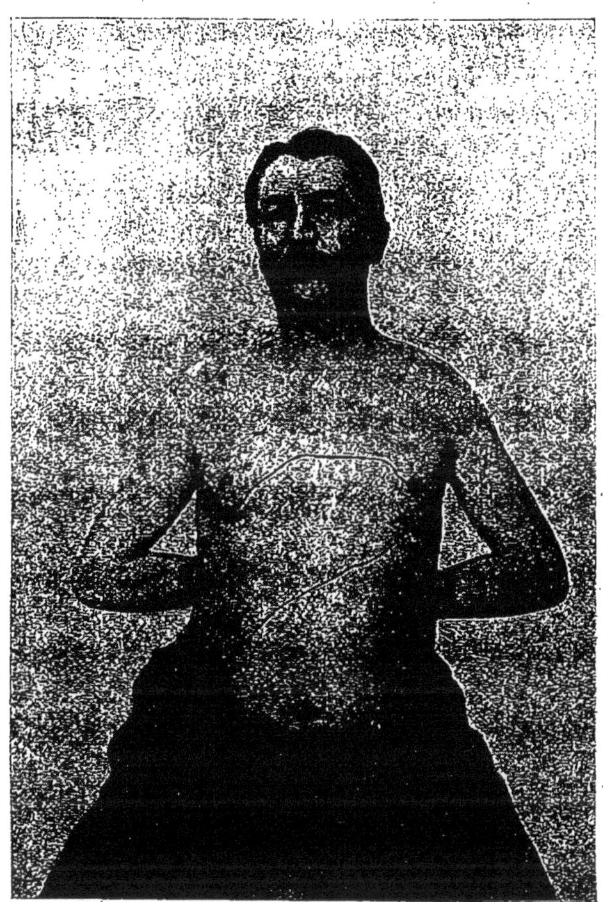

Fig. 16. — Matité cardio-hépatique du même malade, le 11 avril 1902.

agents dont je vous ai indiqué le mode d'action dans la précédente leçon. Il est à remarquer que le rythme couplé qui avait précédé le traitement digitalique fut peu modifié par ce dernier. A part une seule rémission où simultanément nous pûmes constater une réduction très notable de la dilatation du cœur et un rythme régulier (fig. 17), la situation se modifia peu. La diurèse était facilement accrue par chaque administration de digitale; c'était, d'ailleurs, une polyurie habituelle à 2 ou 3 litres avec hyperchlorurie comme il arrive d'une façon constante chez les cardiaques hyposystoliques lorsqu'ils ne sont pas mis au régime déchloruré.

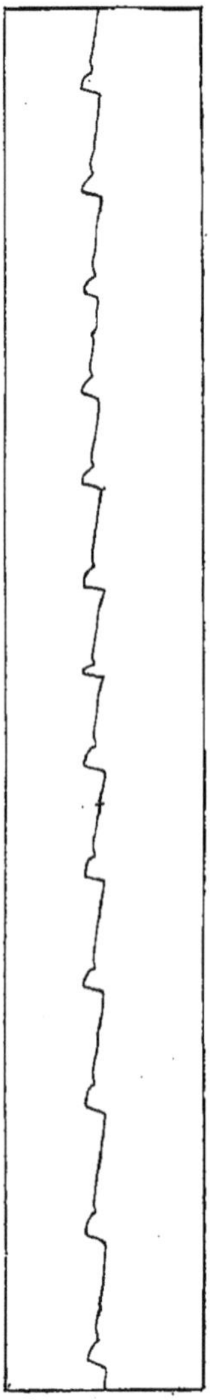

Fig. 17. — Même malade, le 4 juillet 1902, pouls régulier à 68.

Le malade fut malheureusement atteint, le 14e mois de son séjour à l'hôpital, par une pneumonie compliquée d'œdème pulmonaire aigu. Je tiens à dire qu'à ce moment il ne prenait plus de bains et que sa pneumonie fut une pneumonie grippale par contagion. Le début en fut marqué par une violente crise de suffocation avec élévation thermique à 40° au milieu de l'après-midi. Mon interne M. Heitz trouva à l'auscultation des râles sonores et bulleux disséminés dans toute l'étendue des deux poumons. La pneumonie aurait pu être aisément méconnue en l'absence de l'indication thermométrique, car l'hépatisation n'apparut avec ses caractères cliniques habituels qu'au bout de 36 heures, alors que l'orage congestit et œdémateux était devenu moins violent[1].

Le malade succomba le 5e jour, et nous pûmes vérifier à l'autopsie la double lésion mitrale, c'est-à-dire un appareil mitral rétréci en boutonnière et insuffisant. Le cœur entier pesait 610 grammes. Il existait une dilatation hypertrophique des deux ventricules avec insuffisance tricuspidienne par dilatation. Les deux oreillettes étaient

1. Voir à ce sujet : Pierre Merklen et L. Pouliot, L'œdème pulmonaire aigu d'origine pneumonique chez les cardiaques (*Soc. méd. hôp.*, 3 juillet 1903).

considérablement dilatées, surtout l'oreillette gauche, dont les dimensions étaient de 8 centimètres sur 9, et qui contenait plus de 150 grammes de caillots noirs. Les parois étaient hypertrophiées et présentaient de l'endocardite chronique. A noter que malgré les douleurs angineuses ressenties par le malade à la marche et aux efforts, l'aorte et les coronaires étaient tout à fait saines.

L'examen histologique du myocarde pratiqué par M. Rabé montra, *au niveau du ventricule gauche*, de la simple congestion passive des veinules et des capillaires, sans lésions scléreuses ni artérielles. Le *ventricule droit* présentait une légère sclérose sous-endocardique. Quant à l'*oreillette gauche* elle était tapissée à sa face interne d'une épaisse lame d'endocardite chronique faite de tissu fibreux très ancien. Il existait de la myocardite interstitielle diffuse dans l'intimité de sa paroi, avec hypertrophie des cellules musculaires.

Le foie et les reins ne présentaient histologiquement que de la congestion veineuse passive.

Du côté du système nerveux, il n'existait aucune lésion apparente. Les nerfs pneumogastriques, examinés par dissociations sur lames par M. Heitz étaient normaux.

VII. Voilà donc une série de cas où, d'une manière certaine, le rythme couplé s'est produit au cours de la maladie mitrale et dans lesquels il a persisté des mois et plus en l'absence de toute influence digitalique. Dans deux de ces cas, la lésion mitrale était non moins manifestement compliquée d'une grande dilatation du ventricule et de l'oreillette gauche. L'interprétation pathogénique de Henschen leur semble donc applicable, et l'on peut penser que les extrasystoles qui modifient le rythme normal et le transforment en rythme couplé sont dues à la dilatation de l'oreillette gauche, aux incessantes oscillations de pression dont elle est le siège et plus particulièrement aux hypertensions subites qui s'y produisent au moment des reflux systoliques. Cette pathogénie a pour elle d'être en accord avec tout ce que nous connaissons de la pathogénie des extrasystoles, et en particulier avec les expériences de Dastre et d'Arloing, qui ont montré qu'on pouvait les provoquer, chez l'animal, par l'excitation directe de l'endocarde.

Mais tous les malades atteints de doubles lésions mitrales ne présentent pas le rythme couplé, même si nous les envisageons seulement à la période de décompensation et d'hyposystolie. Il semble donc qu'il faille tenir un certain compte de l'hyperexcitabilité du myocarde, par prédisposition spéciale à certains sujets, congénitale ou acquise sous des influences diverses.

D'autre part, si l'explication de Henschen rend compte de la production des extrasystoles, et par suite de la lenteur apparente du pouls, elle ne nous explique qu'insuffisamment la régularité du rythme bigéminé. Je ne vous cacherai pas que j'avais pensé pendant quelque temps, chez notre fleuriste de la salle La Rochefoucault, à la possibilité d'une lésion du bulbe ou des nerfs vagues, d'autant plus que chez lui le ralentissement extrême du pouls à 26 s'était accompagné dans le courant de janvier 1902 d'étourdissements et même de vertiges ayant provoqué des chutes à trois reprises. Mais ces vertiges, nous les trouvons également accusés par la femme de la salle Claude-Bernard dont je vous ai rapporté l'histoire au début de cette leçon, et par notre homme de la consultation qui, il y a deux ans, pris de vertiges étant à bicyclette, était tombé et s'était cassé deux dents. Rappelons-nous de plus qu'il est resté, depuis, sujet à des étourdissements.

Eh bien, cette association de vertiges et d'étourdissements avec la bradycardie me paraît tout à fait comparable à ce que l'on constate chez les sujets atteints de maladie ou mieux de syndrome de Stokes-Adams. Le diagnostic pourrait donc être formulé ainsi : *syndrome de Stokes-Adams chez des sujets porteurs de maladie mitrale.* Mais cette manière de considérer le diagnostic de nos malades n'a qu'une valeur didactique et nous ne pouvons tirer de ce rapprochement aucune déduction au point de vue de la pathogénie du trouble morbide. Je dois dire que l'hypothèse d'une lésion bulbaire ou pneumogastrique ne me paraît actuellement guère satisfaisante, d'autant plus que l'examen du système nerveux central et des pneumogastriques s'est montré négatif chez le seul de ces trois malades dont nous ayons fait l'autopsie.

Je crois qu'il faut nous arrêter à cette opinion que nous nous trouvons en présence de la *coexistence d'un trouble nerveux du rythme chez des malades porteurs de lésion mitrale*. Quant aux étourdissements et aux vertiges, ils semblent n'être que des conséquences de l'anémie cérébrale et bulbaire due à la trop grande rareté des systoles efficaces [1].

Quant à l'origine de ce trouble nerveux, rappelons-nous que deux d'entre nos malades, pour le moins, se trouvaient dans des conditions qui peuvent parfois, à elles seules, provoquer

1. Cette hypothèse, soulevée par M. Merklen lorsqu'il fit cette leçon pendant l'hiver 1903-04, a été récemment confirmée par les nouvelles recherches sur la pathogénie du syndrome de Stokes-Adams. Le ralentissement du pouls, dans cette affection, semble, dans la majorité des cas, être sous la dépendance de lésions des *fibres de passage auriculo-ventriculaires* de His. Lorsque ces fibres sont altérées, l'onde de contraction qui se transmet par elles des oreillettes aux ventricules se trouve retardée, *bloquée*, selon l'expression des physiologistes, et la contraction ventriculaire vint à manquer une fois sur trois, une fois sur deux contractions auriculaires. Il en résulte un *ralentissement vrai* du pouls, très différent du ralentissement dont il a été question dans cette leçon, lequel tient uniquement à la présence d'extrasystoles, trop faibles pour se faire sentir au niveau de la radiale.

La pathogénie du trouble du rythme est donc très différente dans les deux ordres de faits cliniques. Dans les cas de syndrome de Stokes-Adams par lésion des fibres de His, le pouls lent est dû à un *trouble de la conductibilité du myocarde*; chez les mitraux avec rythme couplé permanent, il s'agit vraisemblablement d'un *trouble de l'excitabilité du myocarde*, par dilatation auriculaire gauche. Il est fâcheux que l'examen des fibres de His n'ait pu être pratiqué dans le cas avec autopsie relaté ci-dessus. Le doute subsistant en effet au sujet de l'intégrité de ces fibres chez ce malade, la démonstration rigoureuse de l'existence de cette forme clinique reste donc encore à faire.

Quoiqu'il en soit, le ralentissement du pouls, ou du moins la raréfaction des systoles efficaces, semble bien être, par l'anémie bulbaire qu'elle provoque lors des paroxysmes, la cause première des vertiges, étourdissements et syncopes. Plusieurs expérimentateurs ont vu, en effet, que l'arrêt des systoles ventriculaires provoqué chez l'animal, par les procédés les plus divers, amenait l'apparition de troubles nerveux bulbaires tout à fait comparables à ceux qui caractérisent le syndrome de Stokes-Adams.

l'apparition du bigéminisme cardiaque. La première malade est une surmenée; notre fleuriste, fils de cardiaque, a vécu longtemps dans une atmosphère toxique de vapeurs alcooliques d'aniline. Le trouble nerveux, peut-être provoqué par les raisons que nous venons de dire, a été maintenu et rendu presque permanent par la lésion mitrale et par les troubles circulatoires sous sa dépendance.

C'est qu'en effet le rythme couplé était en général d'autant plus net et d'autant plus continu que la dilatation était plus marquée. La preuve m'en avait été donnée déjà par deux des malades asystoliques dont j'ai publié l'observation en 1902. Lorsque, sous l'influence du traitement digitalique, leur arythmie s'était transformée en rythme bigéminé, la dilatation cardiaque avait pris en même temps un grand développement. Par contre, chez ces mêmes malades, je vis le rythme couplé redevenir une arythmie irrégulière, lorsque, sous l'influence des traitements déplétifs par les mouchetures et par les applications larges de ventouses scarifiées, la matité cardiaque se fut réduite à nouveau (fig. 10).

Notre ancien fleuriste du n° 2 de la salle Larochefoucault, dont le rythme couplé était sans rapports aucuns avec la digitale, eut *une seule rémission complète* de ce rythme (fig. 17). Après un traitement de quinze jours consistant en régime lacté partiel, théobromine, bains chlorurés, massage de la région précordiale, il eut une période excellente, sans dyspnée, avec matité cardiohépatique très réduite, avec quelques intermittences comme seuls troubles du rythme. C'est malheureusement au décours de cette période euphorique qu'il contracta la pneumonie qui devait l'enlever.

VIII. Je me résume : Quand, chez un malade atteint d'une affection cardiaque et particulièrement de maladie mitrale, vous constatez le rythme couplé continu, vous devez successivement passer en revue les hypothèses suivantes :

1° Il peut s'agir de *saturation digitalique*. Alors le trouble du rythme cesse au bout de quelques jours, sous la seule influence de la suppression du médicament.

2° Il peut s'agir d'une *asystolie momentanément ou définitivement irréductible, dans laquelle la digitale, même ordonnée à dose faible, a agi d'une manière dissociée*, déterminant des effets cardio-modérateurs sans effets diurétiques, d'où exagération fâcheuse et même dangereuse de la dilatation cardiaque.

3° Le malade n'a pas pris de digitale. Il s'agit alors d'un *rythme couplé d'origine nerveuse, provoqué ou entretenu par la dilatation auriculaire gauche* qui résulte elle-même de l'*affection mitrale*.

La pathologie cardiaque nous donne de nombreux exemples de ces associations de troubles fonctionnels nerveux et de lésions du cœur; elle nous montre l'incurabilité de ces troubles du fait de l'altération organique coexistante, et néamoins leur subordination à une prédisposition individuelle, si bien que la même affection organique, qui chez les uns reste latente ou ne se traduit que par des accidents communs, détermine chez d'autres des réactions spéciales, inusitées, dont l'interprétation ne laisse pas d'être difficile.

Le *pronostic* n'est pas le même dans les trois cas que nous venons d'envisager. Généralement bénin quand il s'agit de simple saturation digitalique, il est grave quand la digitale à dose modérée n'a fait qu'exagérer la cardiectasie. C'est dans ces cas, comme je l'ai constaté après M. Huchard, que le malade est sous le coup possible de la mort subite.

Le pronostic est encore sérieux quand il s'agit d'association de rythme couplé et de maladie mitrale, parce qu'on se trouve en présence de troubles rebelles, sinon incurables, qui exagèrent l'insuffisance cardiaque, et qui aggravent la dilatation des cavités du cœur, tout en étant déterminés par elle. Ces malades semblent de plus exposés, comme nous l'avons vu, à tous les aléas et aussi aux dangers possibles du syndrome de Stokes-Adams.

Le traitement n'est pas le même dans ces diverses formes

morbides. La digitale qui peut déterminer ou favoriser la mort subite chez les mitraux atteints d'asystolie irréductible, peut au contraire être utile dans la maladie mitrale simplement compliquée d'insuffisance cardiaque et de rythme couplé. Notre malade de la salle Cl.-Bernard en démontre l'efficacité et l'innocuité, à la condition que le médicament soit administré à petites doses. Elle en use souvent, et c'est, dit-elle, le seul traitement qui la soulage. Nous avons observé ces mêmes effets utiles chez le fleuriste que nous avons suivi pendant quatorze mois à la salle La Rochefoucault. J'insiste sur ce point que la digitale ne modifiait en rien les troubles du rythme, mais qu'elle déterminait la diurèse et la diminution de la dyspnée, ce qui veut dire qu'elle agissait bien comme déplétif. Le critérium de l'influence favorable ou défavorable du médicament, doit donc être cherché dans son efficacité diurétique. Il va sans dire que, chez les malades atteints de rythme couplé, il est essentiel de ne procéder que par doses quotidiennes maximas de un ou deux dixièmes de milligramme. C'est la condition nécessaire d'une thérapeutique prudente.

Les autres agents cardiotoniques nécessitent moins de surveillance, et nous nous sommes servis avec succès de la théobromine, et aussi de quelques agents physiques, tels que les bains et les massages de la région précordiale. Il s'agit, vous le comprenez, d'un traitement délicat, exigeant une surveillance spéciale et souvent un séjour prolongé à l'hôpital. Dans tous les cas, la formule générale en peut être ainsi établie : diminuer la réplétion et la dilatation cardiaques.

LEÇON VII

DE L'INSUFFISANCE CARDIAQUE AU COURS DE L'INSUFFISANCE AORTIQUE

I. Histoire d'un malade de trente-quatre ans, porteur d'une *insuffisance aortique* d'étiologie inconnue, avec *dilatation hypertrophique considérable du ventricule gauche*. Existence simultanée d'une insuffisance mitrale avec un certain degré de dilatation droite et de congestion hépatique. Décompensation due au surmenage et à des excès alimentaires.

II. Le syndrome fonctionnel de la dilatation ventriculaire gauche dans l'insuffisance aortique : *Dyspnée de travail*; *dyspnée de décubitus avec accélération cardiaque*; *réveils subits nocturnes*, tous signes faisant partie du syndrome commun de l'insuffisance cardiaque.

III. Autres troubles plus spécialement attribuables à la dilatation gauche; *Palpitations et hyperpulsatilité artérielle*; *douleurs angineuses*.
Ces douleurs sont en rapport avec la tendance à la dilatation du ventricule gauche.

IV. De la part de la dilatation du cœur gauche et de celle du cœur droit dans le tableau fonctionnel du malade.

V. Gravité du pronostic de cette variété d'insuffisance cardiaque. Lipothymies et syncopes; mort subite, même en l'absence de toute lésion des coronaires.

VI. *Indications thérapeutiques*. Diminuer le travail du cœur, par le repos, la réduction de l'alimentation, l'hypochloruration, et en cherchant à abaisser la tension artérielle. — Relever la force du cœur par les frictions précordiales, la théobromine, la spartéine.

MESSIEURS,

Nous avons vu dans les leçons précédentes à quel point les affections mitrales sont par essence dyspnéisantes, ce qui tient à leur tendance à produire l'engouement de l'oreillette gauche et par suite de la circulation pulmonaire.

Il n'en est pas de même, au moins jusqu'à un certain point, pour les autres affections valvulaires du cœur : l'insuffisance cardiaque présente en effet pour chaque lésion orificielle une physionomie clinique propre, due à la prédominance de certains troubles particuliers.

C'est ainsi que les lésions de l'orifice aortique, en raison de l'encombrement et de la tendance à la dilatation du ventricule gauche, se manifestent de préférence par des palpitations, des douleurs, des lipothymies et des syncopes. Il est à peine nécessaire d'ajouter que ces diverses réactions fonctionnelles ne surviennent qu'autant que le myocarde est impropre à lutter par son hyperfonctionnement et son hypertrophie contre les fuites et les barrages qui résultent des insuffisances et des rétrécissements. Elles font défaut quand les lésions sont compensées; elles apparaissent quand le myocarde faiblit et qu'il ne remplit plus son rôle compensateur. Ce sont des symptômes ou des accidents de décompensation.

I. Je désire vous entretenir aujourd'hui des troubles fonctionnels qui dépendent de l'*insuffisance* de l'appareil sigmoïdien aortique. Vous verrez que cette affection, de même que l'insuffisance mitrale, peut être latente et tolérée, tant que le cœur reste normal et fort; qu'elle ne devient maladie que lorsqu'il commence à faiblir; et que les accidents qui en résultent alors sont autant attribuables à l'insuffisance myocardique qu'à l'insuffisance des valvules aortiques.

C'est un malade de la consultation du mercredi qui me donne l'occasion d'aborder cette étude. Il s'agit d'un garçon de lavoir, âgé de trente-quatre ans, qui est venu nous voir, pour la première fois, le 8 décembre 1903, c'est-à-dire il y a deux mois environ. C'est un homme grand, de forte constitution, mais qui, lors de ses premières visites, présentait un facies d'une pâleur caractéristique. Il venait se plaindre de troubles fonctionnels assez spéciaux. Après les fortes journées de travail, il était pris, en se couchant, de palpitations avec accélération du pouls, et simultanément de dyspnée, avec douleurs pénibles et angoissantes dans le bras gauche. Ces sensations étaient telles qu'il était obligé de se relever plusieurs fois avant de trouver le calme. Puis la nuit se passait convenablement et, le jour suivant, il n'éprouvait d'autre malaise que des battements de cœur avec fréquence exagérée du pouls, quand il se livrait à quelque effort.

Il était aisé de faire chez ce malade un diagnostic à distance, son thorax une fois mis à nu. Trois signes attiraient immédiatement l'attention : *la pâleur extrême du visage*, *les battements exagérés des artères du cou et des bras*, véritable danse des artères, enfin *l'abaissement et l'exagération du choc de la pointe du cœur qui battait en dôme* très au-dessous et passablement en dehors du mamelon. Ce syndrome trompe rarement; il ne se rencontre guère que dans l'insuffisance aortique et il était aisé d'en constater les autres signes caractéristiques, en particulier le pouls bondissant et dépressible, et le souffle diastolique de la base avec propagation vers la pointe. A la base on entendait même un double souffle, ainsi qu'il arrive dans l'insuffisance aortique, même quand elle n'est pas compliquée de rétrécissement de l'orifice de l'aorte. Mais l'examen révélait aussi un souffle et un frémissement systolique de la pointe, dus à une insuffisance mitrale. Il s'agissait donc d'une affection complexe, d'une insuffisance aortique compliquée d'insuffisance mitrale. D'ailleurs la détermination de la matité cardiaque le montrait. Elle n'était pas seulement augmentée verticalement, ainsi que cela se voit dans l'insuffisance aortique, quand le ventricule gauche est seul dilaté et hypertrophié. Elle l'était aussi dans le sens transversal, ce qui indiquait une augmentation simultanée du ventricule droit. La matité était de 13 dans le sens vertical, de 14 transversalement (fig. 18).

Les troubles fonctionnels accusés par le malade étaient eux-mêmes complexes. C'étaient, d'un côté, des palpitations et des douleurs, phénomènes surtout aortiques. C'était, d'autre part, de la dyspnée, phénomène plutôt mitral. Nous trouvions, en même temps, dans une légère tuméfaction douloureuse du lobe gauche du foie, la preuve d'un commencement de défaillance et de dilatation du ventricule droit. Il était évident que la double lésion aortique et mitrale de notre malade n'était plus compensée. Le surmenage physique, provoqué par un travail sans relâche avec soulèvement de lourds fardeaux, comme aussi l'abus de tabac expliquaient suffisamment cette rupture de la compensation.

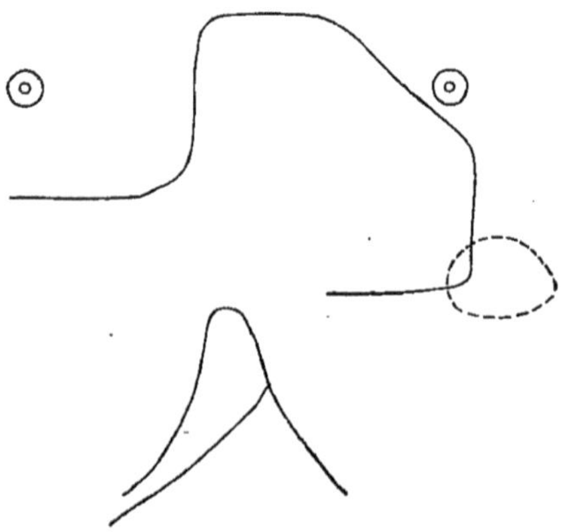

Fig. 18. — *Insuffisance aortique* et insuffisance mitrale secondaire chez un malade de trente-quatre ans : Décalque de la matité cardiohépatique absolue le 8 décembre 1903. L'agrandissement de la matité dans les deux dimensions indique la *dilatation hypertrophique du ventricule gauche* avec un certain degré de dilatation droite.
La pointe bat en dôme, le lobe gauche du foie est augmenté de volume.

Le pouls était régulier, la tension artérielle légèrement élevée à 19 1/2, chiffre qui n'a rien de très insolite au cours de l'insuffisance aortique.

Quant à l'origine première des lésions valvulaires, il n'était pas possible de la découvrir. La syphilis ne pouvait être incriminée. Il n'existait aucune trace d'artériosclérose; les urines n'étaient pas albumineuses; les artères étaient souples, ce qui aidait à leur extraordinaire pulsatilité.

Au dire du malade, l'affection cardiaque avait été constatée en mars 1903, huit mois avant sa première visite à l'hôpital Laënnec, à l'occasion d'une consultation demandée à un médecin pour des douleurs épigastriques, et il avait suivi depuis ce moment un traitement par l'iodure de potassium.

L'indication thérapeutique qui résultait de notre enquête était précise. Nous n'avions pas à nous occuper des lésions orificielles certainement anciennes et irréductibles, mais de l'insuffisance du myocarde qui les aggravait. Il fallait combattre la dilatation cardiaque, diminuer le trop-plein des cavités du cœur, surtout du ventricule gauche, et en même temps la fatigue de ses parois. Or le remède paraissait devoir être cherché, avant tout, dans un changement des habitudes hygiéniques. Le malade se surmenait, travaillait tout le jour et faisait des travaux de force. Suivant nos conseils, il consentit à ne plus faire qu'acte de présence à son lavoir, et à ne s'y occuper que de rangements qui n'exigeaient ni fatigue, ni efforts.

D'autre part, il mangeait beaucoup d'une manière habituelle, se nourrissant principalement, comme tous les manouvriers, de pain dont il absorbait trois livres par jour, de fromage, de bouillon, tous aliments salés, et appelant l'ingestion de grandes quantités de boissons. Nous lui fîmes comprendre l'importance d'un régime alimentaire peu salé et plus réduit, moins encombrant pour son appareil circulatoire. Enfin il prenait du vin et du café, et il fumait; je lui demandai la suppression de tous ces excitants qui, à la longue, deviennent des poisons stupéfiants et paralysants du cœur. Je lui ordonnai enfin de la théobromine, à la dose de 0,60 centigrammes par jour, pour aider à la déplétion par la diurèse, et des frictions alcoolisées de la région précordiale qui agissent comme toniques du cœur.

Le résultat de ce traitement fut immédiatement satisfaisant bien qu'incomplet. Après une semaine, le malade venait nous dire qu'il n'avait eu que trois crises beaucoup plus légères que celles des semaines précédentes. Sa matité cardiaque était diminuée, ne mesurant plus que 10 dans le sens transversal, et 9 dans le sens vertical. Sa tension artérielle était descendue de 19 1/2 à 18 1/2. Je lui conseillai de continuer le même traitement, et les douze jours suivants furent parfaits. Puis survinrent, ce qui, pour lui, était chose nouvelle, trois crises nocturnes consécutives. Trois fois de suite, il fut réveillé à deux heures du matin par une douleur constrictive au creux épigastrique et à la saignée du bras gauche. La matité cardiaque s'était de nouveau élargie et la tension artérielle était à 19. J'élevai la dose de théobromine à un gramme pour les 24 heures, et j'insistai sur les précautions hygiéniques. Au bout de quinze jours, le malade vint nous dire qu'il n'avait plus éprouvé aucun malaise. Sa matité cardiaque n'était que de 9 dans le sens transversal, de 10 verticalement, et la tension artérielle était tombée à 17. Mais il y avait du mal de tête, imputable à la théobromine. Il fallut donc supprimer cette dernière que je remplaçai par la digitaline à la dose d'un quart de milligramme par semaine. Ce médicament fut moins efficace, et, 15 jours après, le malade venait nous dire qu'il avait eu quelques crises vespérales de douleurs, de palpitations et de dyspnée. Sa tension artérielle était de nouveau à 18.

Vous avez revu le malade mercredi dernier, après un nouvel intervalle de 15 jours pendant lequel, au lieu de théobromine et de digitale, il a pris chaque jour cinq centigrammes de spartéine; de plus, au lieu de frictions de la région précordiale, je lui avais conseillé de faire chaque jour, sur la même place, un badigeonnage à la teinture d'iode additionnée d'un peu de laudanum. Le résultat de ce nouveau traitement a été bon. Tout malaise a disparu, et, constatation plus significative, la pâleur de la face a été remplacée par une teinte rosée de bon aloi; la pulsatilité artérielle qui était extrême et généralisée, est maintenant modérée; la tension artérielle qui avait atteint 19 1/2 n'est plus que de 16 1/2. La matité cardiaque est elle-même moins large. Le malade se trouverait bien s'il n'éprouvait une douleur permanente du coude gauche, qu'exagèrent les mouvements, et qui peut-être n'est qu'une douleur rhumatismale.

J'attribue ce résultat favorable, moins aux médicaments successivement employés qu'à l'hygiène très sévère dont ce garçon de lavoir a saisi toute l'importance et à laquelle je lui conseille de rester soumis, tout en continuant l'usage de la spartéine.

II. Les accidents qu'a présentés ce malade et dont il paraît actuellement en voie de guérison ont consisté en un syndrome dont il importe de préciser d'abord la signification générale. Chaque soir en se couchant, il était pris de dyspnée, de palpitations avec accélération du pouls, de douleurs précordiales avec irradiation dans le bras gauche. Quelquefois aussi il était brusquement réveillé la nuit par ces mêmes malaises qui facilement cédaient sous l'influence de la position assise et du complet réveil.

Des trois éléments du syndrome, il en est un assez commun, c'est la *dyspnée de décubitus* associée à l'*accélération insolite du pouls*. Cet accès de dyspnée se produit ordinairement lorsque le malade s'étend dans son lit le soir; il se reproduit parfois après une ou deux heures de sommeil, provoquant alors un réveil subit avec angoisse.

J'ai déjà eu l'occasion, au cours d'une des leçons précédentes, de m'étendre sur la valeur symptomatique de la dyspnée et de l'accélération du décubitus comme *signes d'insuffisance du cœur* pouvant apparaître bien avant la phase asystolique ou même hyposystolique. Je vous ai montré que ces phénomènes sont d'autant plus marqués et plus persistants, que le cœur est plus faible. L'accélération cardiaque, d'abord isolée, s'accompagne ensuite d'une anhélation plus ou moins grande en raison de la gêne momentanée de la petite circulation et de l'hématose. Chez la plupart des sujets, ces phénomènes dyspnéiques se montrent surtout le matin, sous l'influence de l'asthénie circulatoire qui succède au sommeil, et ils cessent vers le milieu du jour. Chez d'autres, au contraire, en particulier chez l'ouvrier qui a fourni une lourde tâche tout le jour, on les voit apparaître vers la tombée du soir, ou au moment du coucher. Tel était le cas chez notre garçon de lavoir qui, après s'être fatigué de longues heures à porter de lourds fardeaux, était pris de petites crises de dyspnée avec palpitations et douleurs lorsqu'il voulait s'étendre sur son lit, ou dans le cours de son premier sommeil.

III. La dyspnée de sommeil, la dyspnée de décubitus, sont des signes d'insuffisance cardiaque relativement communs : ils peuvent apparaître chaque fois qu'il y a tendance à la dilatation facile et momentanée des cavités du cœur. Mais chez les aortiques, ces phénomènes sont le plus souvent associés à des palpitations et à des douleurs cardiaques.

La *palpitation*, c'est-à-dire la sensation incommode du cœur qui bat, est le plus souvent un phénomène nerveux dû à l'excitation du cœur sous l'influence des efforts, des émotions, des repas, toutes conditions qui favorisent l'afflux plus abondant du sang dans les cavités cardiaques, et par suite leur dilatation momentanée avec accélération du rythme. Chez certaines personnes, à la fois hyperexcitables et hyperesthésiques, ces réactions, qui n'ont rien que de normal, sont exagérées et conscientes. C'est plus affaire de sensation, c'est-à-dire de sensibilité exaltée, que d'excitation motrice du cœur. Toutefois l'exagération de la motricité est réelle ; il suffit, pour s'en assurer, d'examiner, pendant les palpitations, la région du cœur qui se soulève avec une énergie inaccoutumée et le pouls qui bat avec une force également insolite. Somme toute, le cœur qui palpite est un cœur qui bat fort et dont les battements sont sentis et perçus d'une manière plus ou moins pénible.

Les palpitations sont peu fréquentes chez les vrais cardiaques. Bouillaud et Potain avaient justement insisté sur leur signification favorable ; ils les considéraient comme une présomption de trouble nerveux bien plus que d'affection organique du cœur. Ce n'est que dans le plus petit nombre des cas que l'asystolique se plaint d'avoir ou d'avoir eu des palpitations. Elles manquent habituellement dans les affections mitrales, ainsi que dans la plupart des cas de cœur faible, à moins que le malade ne soit simultanément un nerveux.

Et cependant les palpitations ne doivent pas être complètement exclues de la symptomatologie des affections organiques. Elles sont souvent en effet la première manifestation de la dilatation du cœur gauche hypertrophié au cours de l'artériosclérose et de la néphrite interstitielle chronique. Elles manquent rarement dans l'insuffisance aortique, quand l'hypertrophie et la dilatation ventriculaires gauches atteignent un haut degré.

Les palpitations peuvent être l'unique trouble fonctionnel accusé par le malade atteint d'insuffisance aortique. Elles résultent non seulement du volume exagéré du cœur et de son contact plus large et plus intime avec la paroi précordiale qu'il ébranle à chaque systole, mais aussi de la grande énergie de ses battements, de ses alternatives de brusque réplétion et de non moins subite évacuation. Ces conditions sont exagérées par la marche, les émotions, les repas, et c'est sous toutes ces influences que le malade sent son cœur battre.

Il existe d'ailleurs bien souvent des *palpitations artérielles* autant que des palpitations cardiaques. Les artères, comme le cœur, se trouvent en état constant d'hyperpulsatilité avec les mêmes exagérations sous l'influence des mêmes causes.

Il va sans dire que la nervosité exagère et entretient pour sa part les palpitations de l'aortique. Elles sont obsédantes et ne cessent presque jamais chez les nerveux : dans ce cas leur signification est minime. Il n'en est pas ainsi chez les sujets moralement équilibrés : les palpitations coïncident alors avec les périodes de fatigue, c'est-à-dire de dilatation exagérée du ventricule gauche. Celle-ci ne se produit pas d'ailleurs sans une dilatation concomitante des artères.

Nous avons pu voir, chez notre malade, l'hyperpulsatilité artérielle diminuer en même temps que disparaissaient les troubles fonctionnels cardiaques et que se réduisait la matité du cœur. En même temps, la figure, pâle jusqu'alors, reprenait une teinte rosée. Cette moindre amplitude des battements artériels dépend, cela va sans dire, de la diminution des ondées sanguines lancées à chaque systole. Mais elle me paraît résulter aussi d'une meilleure tonicité de la musculature des artères. Celle-ci est hypertrophiée dans l'insuffisance aortique, au même titre que la paroi ventriculaire gauche; nous avons pu nous en assurer avec M. Rabé par un examen histologique démonstratif (fig. 19)[1]. Mais la tonicité de cette musculature artérielle peut, malgré tout, s'épuiser, comme celle du muscle cardiaque, et, dans ces conditions, il lui arrive de remplir moins complètement son rôle régulateur et répartiteur de la circulation capillaire. Les grosses artères se trouvent momentanément en état de

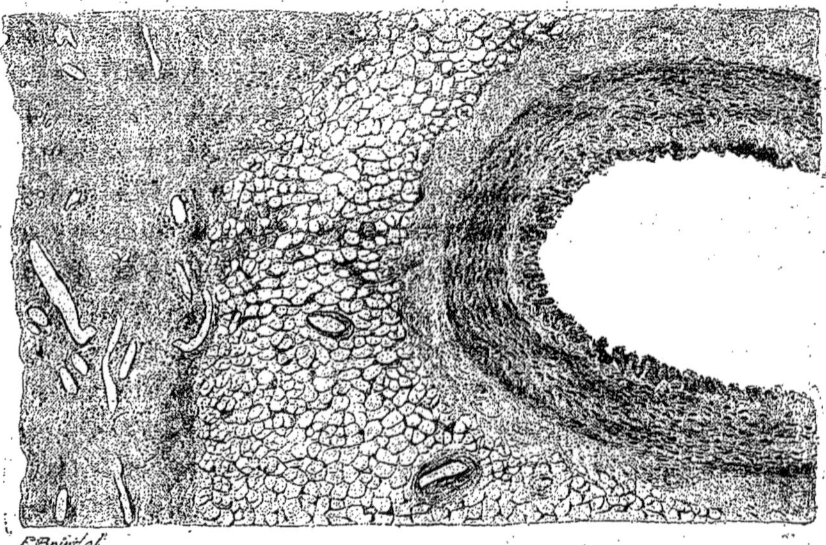

Fig. 19. — Coupe de l'artère coronaire d'un malade atteint d'insuffisance aortique d'origine rhumatismale; la couche musculaire est triplée d'épaisseur (P. Merklen et M. Rabé).

réplétion excessive, pendant que les capillaires reçoivent moins de sang, ce que traduit d'une part l'hyperpulsatilité et l'augmentation de la tension artérielle, et d'autre part l'excessive pâleur de la peau, laquelle est particulièrement visible à la face.

Les palpitations cardio-artérielles, dans l'insuffisance aortique, peuvent donc dépendre d'une insuffisance cardio-artérielle accidentelle, due à la fatigue ou à quelque autre cause. Elles sont

1. P. Merklen et M. Rabé, Hypertrophie de la tunique musculaire des artères dans l'insuffisance aortique (*Congrès de médecine*, Paris, 1900, section d'anatomie pathologique, séance du 6 août, p. 241).

alors accompagnées de dilatation exagérée du ventricule gauche et aussi d'un certain degré de dilatation artérielle.

Les *douleurs cardiaques* sont un autre mode réactionnel de la dilatation du ventricule gauche dans l'insuffisance aortique. Elles étaient le troisième élément du syndrome qui se reproduisait chaque soir chez notre garçon de lavoir, quand il s'étendait dans son lit, ou parfois encore, quand il se réveillait brusquement la nuit. Il éprouvait alors une douleur constrictive au cœur ou à l'épigastre, et simultanément une douleur du même genre au pli du coude.

Faut-il prononcer, pour caractériser cette douleur, le nom d'angine de poitrine? S'agissait-il de douleurs véritablement *angineuses*? Je ne crois pas qu'elles puissent être autrement désignées, mais l'expression ne saurait être cependant employée sans épithète étiologique ou pathogénique.

Pour beaucoup d'auteurs, l'*angine de poitrine n'est qu'un syndrome* comprenant l'ensemble des réactions de la névralgie du cœur. Pour d'autres, le terme d'angine de poitrine doit être réservé aux cas où cette névralgie est sous la dépendance du rétrécissement par artérite du tronc des artères coronaires. Il en résulterait une ischémie du myocarde, laquelle ne devient apparente que sous l'influence du surcroît de travail imposé au cœur par l'effort. L'angine de poitrine, quand elle est due à cette cause, est appelée par quelques-uns angine de poitrine vraie; quand elle est d'autre origine, angine de poitrine fausse. Il me paraît plus simple et plus juste de laisser de côté ces désignations de vraie et de fausse qui exposent à des erreurs et des confusions, et de ne pas employer le terme d'angine de poitrine sans y associer une indication causale.

A la vérité, le syndrome n'est pas le même dans tous les cas, et il est possible de tirer de sa forme et des causes occasionnelles qui lui donnent naissance, des indications précieuses pour le diagnostic étiologique. Mais l'expérience clinique nous apprend que les données les plus significatives se trouvent parfois en défaut, et qu'il est toujours nécessaire, avant de se prononcer sur l'étiologie possible de douleurs angineuses, de faire une enquête complète portant sur l'état fonctionnel et physique du cœur, sur l'état général et sur les antécédents.

Considérons donc l'angine de poitrine comme un syndrome, comme une expression synonyme de névralgie du cœur. Ce qui donne à cette névralgie une physionomie à part et ce qui lui a valu son nom, c'est l'association de douleurs centrales qui occupent la région du cœur, l'épigastre ou la région rétrosternale, et de douleurs périphériques qui simultanément se produisent dans les régions cervico-brachiales, surtout dans l'épaule et dans le bras gauche. Le tout coexiste avec une grande angoisse, c'est-à-dire avec une sensation de constriction précordiale qui ne va pas sans le sentiment d'un péril pour la vie, de l'appréhension de la mort.

Rien n'est pénible et impressionnant en effet comme les douleurs du cœur. Ce sont les plus angoissantes des douleurs viscérales. Remarquez que notre malade s'est bien plus préoccupé de ses douleurs constrictives du cœur et de l'épigastre, et des sensations de même ordre qu'il éprouvait en même temps dans le bras gauche, que de sa dyspnée et de ses palpitations. A vrai dire cependant, il ne s'est jamais agi chez lui de la *grande crise d'angine de poitrine*, de celle qui immobilise et terrorise, qui se caractérise par la sensation de barre ou d'écrasement douloureux vers la paroi supérieure du sternum, avec engourdissement pénible dans le bras gauche ou les deux bras. Il avait simplement de la constriction douloureuse à l'épigastre ou à la région précordiale et simultanément au pli du coude, soit lorsqu'il voulait se coucher, soit lorsqu'il se réveillait brusquement la nuit en état de dyspnée. C'était bien la douleur cardiaque avec irradiation brachiale et avec angoisse, mais sous sa forme la plus atténuée.

Ce n'est pas que l'on n'observe, au cours de l'insuffisance aortique, de crises angineuses plus intenses et même tout à fait caractérisées; c'est même chez des malades atteints de cette affection valvulaire que nous observons le plus souvent, du moins à l'hôpital, les accès d'angine de poitrine.

J'ai eu l'occasion de suivre dans le service, ces dernières années, plusieurs aortiques angineux. L'insuffisance aortique avait apparu chez eux sous les influences les plus diverses. C'est ainsi que l'un d'eux, jeune peintre en bâtiments, qui bien des fois, a séjourné dans nos salles, est un saturnin, aortique de par son saturnisme. Il a commencé la série de ses troubles fonctionnels par des palpitations, puis par une crise d'angine de poitrine d'une demi-heure de durée, accompagnée de vertiges, de sensations lipothymiques, de sueurs froides. Plus tard, il eut des accès spontanés et prolongés qui n'étaient que les paroxysmes d'une douleur persistante, d'une hyperalgésie de la région précordiale. La cause première de ses phénomènes angineux avait été l'insuffisance aortique; mais celle-ci eût été peut-être tolérée et latente sans des accès alcooliques, tabagiques et vénériens qui avaient accru la dilatation du ventricule gauche, tout en exagérant démesurément l'excitabilité nerveuse du sujet. Ce qui frappait avant tout chez ce malade, c'était le développement considérable de sa matité cardiaque dans le sens vertical, l'abaissement, la déviation et les soulèvements violents de la pointe de son cœur. Il avait en même temps une tension artérielle très élevée à 30.

Nos autres malades étaient également des aortiques jeunes, ayant de vingt à trente-cinq ans, atteints d'insuffisance sigmoïdienne non athéromateuse, mais ayant succédé à un rhumatisme, à une scarlatine, ou à quelqu'autre maladie sujette à se compliquer d'endocardite. Les conditions dans lesquelles ces malades avaient été pris d'angine de poitrine étaient assez diverses et leurs accès non moins variés, surtout au point de vue de leur évolution.

L'un d'eux, un électricien, âgé de trente-deux ans, que vous voyez quelquefois à notre consultation du mercredi, présente avec son insuffisance aortique, une énorme dilatation hypertrophique du ventricule gauche : il a passé dix-huit mois dans mon service, il y a de cela trois ans, pour des crises prolongées et subintrantes d'angor avec lipothymies et vertiges. Ces accidents, qui ne se sont plus reproduits, étaient survenus à la suite d'un traumatisme professionnel et répété de la région précordiale, et s'étaient aggravés après qu'il eut un jour transporté un fardeau trop lourd; ils paraissent donc pouvoir être attribués à la distension de son ventricule gauche.

Un boucher étalier, âgé de quarante-deux ans, que nous avons eu dans le service l'année dernière, atteint d'une insuffisance aortique constatée dix ans auparavant, était sujet, depuis la même époque, à des crises spontanées et prolongées d'angine de poitrine, dont il nous a été aisé de discerner la nature purement névrosique. C'était un grand nerveux en même temps qu'un aortique.

Je vous ai cité ces deux exemples pour vous montrer qu'on peut observer, chez les malades atteints d'insuffisance aortique, des phénomènes angineux de diverses catégories. C'est tantôt l'accès d'angine qui survient sous l'influence de l'effort, du décubitus, du sommeil. Ce sont d'autres fois des douleurs spontanées, violentes, agitantes comme celles de l'angine de poitrine névrosique. Ce peuvent être aussi des crises prolongées et subintrantes avec état lipothymique, qui répondent au tableau donné autrefois par Potain et Bureau de l'angine de poitrine des aortiques, et dont la cause doit sans doute être cherchée dans une névrite du plexus cardiaque. Il est évident que les conditions étiologiques des accès ne peuvent être les mêmes dans ces divers cas. Il est, toutefois, une circonstance que l'on rencontre le plus souvent, et qui est l'excès de tension artérielle et intracardiaque.

Or cet excès de tension ne peut guère exister dans l'insuffisance aortique sans retentir à la longue sur la sensibilité du myocarde. Le cœur possède, en effet, comme tous les réservoirs musculeux, une sensibilité, obtuse à l'état normal, mais qui peut être mise en éveil par la distension brusque. Or, de toutes les lésions valvulaires, l'insuffisance aortique est celle qui, au plus haut degré, favorise les distensions brusques du ventricule correspondant. L'hiatus permanent qui s'ouvre entre les valvules sigmoïdes met en effet la cavité intraventriculaire en rapport direct avec les variations de la tension artérielle, et fait ainsi subir au myocarde le contre-coup immédiat de toutes les vaso-constrictions périphériques. C'est sans doute pour cette raison que l'insuffisance aortique est la plus hyperalgésiante des affections cardiaques.

Nothnagel avait noté déjà que les malades atteints d'insuffisance aortique accusent fréquemment des douleurs précordiales, tandis que les malades atteints d'affections mitrales ne s'en plaignent qu'exceptionnellement. Ces douleurs chez les insuffisants aortiques peuvent aller jusqu'au tableau complet de la crise d'angine de poitrine quand la distension cardiaque est très marquée. Quand il s'agit d'une exagération momentanée de la dilatation sous l'influence d'efforts ou d'émotions, l'angine vient par accès. Quand la distension se répète et se prolonge, à la suite d'une intoxication ou d'une infection, les accès angineux se répètent et tendent à devenir subintrants. C'est dans ces conditions, comme j'ai eu l'occasion de vous le faire observer bien des fois, que la pointe du cœur, que l'on sent et voit battre superficiellement dans une grande étendue, devient d'une telle sensibilité au contact, que le malade se refuse à toute exploration et qu'il est pris d'un paroxysme angineux, pour peu qu'on presse légèrement la région correspondante.

L'intensité de la douleur dépend d'ailleurs de conditions multiples qui souvent nous échappent. Il y a des sujets qui souffrent plus facilement que d'autres : ce sont souvent des neuro-arthritiques ou des hystériques. L'épuisement nerveux, le tabagisme prédisposent aux douleurs cardiaques. L'habitude mentale les entretient.

IV. Les développements dans lesquels je suis entré étaient utiles pour vous faire comprendre la signification des palpitations et des douleurs dans l'insuffisance aortique : ce sont des signes révélateurs des exagérations de la dilatation ventriculaire gauche.

Nous sommes maintenant à même d'apprécier ce qui s'est passé chez notre garçon de lavoir.

Ses accès de dyspnée avec douleurs angineuses et palpitations se sont produits sous l'influence de deux des circonstances qui mettent souvent en évidence l'insuffisance et la dilatation du cœur : le décubitus et le sommeil. Nous en pouvons conclure que les troubles fonctionnels accusés par notre malade dépendaient non pas de l'insuffisance aortique, lésion certainement de beaucoup antérieure, mais de la fatigue du myocarde. La compensation, dans les affections valvulaires, n'assure en effet le fonctionnement régulier du cœur qu'autant que le myocarde n'a pas été mis en état de moindre résistance. Or notre malade était un fort travailleur, portant de lourds fardeaux tout le jour, et comme tous les travailleurs, c'était un gros mangeur. La répétition des efforts et l'ingestion de grandes quantités d'aliments et de boissons mettant constamment le cœur en instance de dilatation ont obligé cet organe à un hyperfonctionnement et par suite ont provoqué son hypertrophie. Mais hyperfonctionnement et hypertrophie ont des limites, surtout pour un ventricule gauche déjà dilaté et hypertrophié du fait d'une insuffisance aortique. D'autre part, lorsque le malade ne se soustrait pas à l'action des excitants comme l'alcool, le café, le thé, ou des poisons comme la nicotine, il arrive que ces substances nocives, après avoir pour un temps excité l'appareil neuromusculaire du cœur, finissent par faciliter son asthénie. La dilatation l'emporte alors sur l'hypertrophie, et c'est ce qui a dû se passer quand ont apparu chez notre malade les palpitations et les douleurs, signes révélateurs, si l'on veut employer cette expression imagée, *d'un ventricule gauche forcé.*

C'est à ce moment aussi qu'à dû se produire sous l'influence de cette dilatation ventriculaire l'*insuffisance mitrale secondaire*. Lorsque chez les insuffisants aortiques, la valvule mitrale se trouve devenue à son tour insuffisante, il arrive quelquefois, comme l'a bien indiqué Head[1], que les troubles fonctionnels dus à la distension ventriculaire s'effacent ou tout au moins s'atténuent en partie. Tel n'est pas toujours le cas cependant, et tel n'a pas été le cas chez notre malade. Non seulement ce dernier a continué à ressentir des palpitations et des douleurs, mais il a présenté, en plus des réactions fonctionnelles d'un aortique, celles d'un mitral. Rappelons-nous en effet qu'il se plaint de dyspnée d'effort, et qu'il a de la stase douloureuse du foie, cela parce que la dilatation de l'oreillette gauche consécutive à la lésion mitrale a retenti jusque sur le ventricule droit.

Il ne faudrait pas croire d'ailleurs que la dyspnée d'effort soit étrangère à la symptomatologie de l'insuffisance aortique. L'engouement du ventricule gauche, même lorsqu'il n'est pas compliqué de lésion mitrale, entraîne nécessairement un certain degré d'engouement de l'oreillette gauche avec ses conséquences du côté de la circulation pulmonaire. Mais cette dyspnée est moins constante que les palpitations et les douleurs, et aussi moins significative quant à la nature de l'insuffisance cardiaque.

Rappelez-vous, en effet, que l'insuffisance cardiaque et l'asystolie, comme j'ai cherché déjà à vous le faire comprendre, ne sont pas toujours semblables à elles-mêmes et qu'elles gardent presque toujours une sorte de marque d'origine. Je vous avais montré dans une des dernières leçons que l'hyposystolie mitrale avait comme caractéristique principale l'arythmie. J'espère vous avoir fait saisir aujourd'hui la signification des palpitations et des douleurs comme phénomènes révélateurs de l'insuffisance cardiaque dans les affections aortiques, et surtout dans l'insuffisance aortique.

1. H. Head, *Des troubles de la sensibilité cutanée dans les affections viscérales* (trad. allem., Berlin, 1897).

V. Ces notions ne sont pas simple affaire de curiosité clinique. Elles ont une importance grande pour le pronostic et le traitement. Il n'est pas indifférent d'avoir affaire à un cœur dilaté au cours de l'insuffisance aortique ou au cours de l'insuffisance mitrale ou encore de l'emphysème. Il est bon de se rappeler en effet que de toutes les variétés de l'insuffisance cardiaque, celle qui se constate au cours de l'insuffisance aortique est la plus menaçante pour la vie.

Vous connaissez la *pâleur de l'aortique* qui contraste avec la distension si fréquente dans les grosses artères. Cette anémie tient au spasme des capillaires artériels, et c'est, comme l'ont montré Potain et Fr.-Franck, une réaction réflexe à point de départ aortique. L'anémie résulte naturellement aussi de la régurgitation qui, pendant la diastole du cœur, ramène dans le ventricule gauche une partie du sang destiné aux artères. Enfin elle tient sans doute pour une part au relâchement par asthénie des parois des grosses artères, lesquelles se dilatent comme le cœur lui-même, et cessent de remplir leur rôle régulateur de la circulation artérielle périphérique.

Quelle que soit l'explication du phénomène, il a une importance grande, parce que cette anémie n'est pas localisée seulement à la surface de la tête, mais qu'elle se produit aussi dans l'encéphale. Ainsi s'expliquent divers phénomènes qui font partie du cortège symptomatique de l'insuffisance aortique, notamment *les vertiges* et *les lipothymies*, troubles qui paraissent survenir plus particulièrement dans les périodes où s'exagère la dilatation par faiblesse du ventricule gauche.

Mais il y a plus encore : les malades atteints d'insuffisance aortique sont sujets à la *mort subite par syncope*. Dans une étude demeurée classique sur la mort subite dans l'insuffisance aortique, Th. Mauriac[1], après avoir rappelé les opinions émises par Gendrin, par Briquet, par Beau, sur la possibilité de la

1. Th. Mauriac, *De la mort subite dans l'insuffisance des valvules sigmoïdes de l'aorte*, Thèse doctorat, 1860.

mort subite dans l'insuffisance aortique, a cherché à en découvrir la cause directe d'après 15 observations qu'il avait pu réunir. J'ai relu ces observations, à propos de la leçon que je vous fais aujourd'hui, et j'ai pu constater qu'elles avaient trait aussi bien à des sujets jeunes, atteints d'insuffisance aortique d'origine rhumatismale, qu'à des sujets âgés atteints d'insuffisance aortique par aortite athéromateuse. Cela exclut comme explication de la mort subite l'hypothèse d'une coronarite sténosante, cette altération artérielle n'accompagnant guère que l'insuffisance aortique des athéromateux. D'ailleurs Th. Mauriac n'en parle pas ; il signale en passant que, dans aucun des faits qu'il a pu réunir, il n'y avait d'embolie des artères coronaires, ce qui prouve que ces artères avaient été examinées.

La seule lésion constante relevée par Mauriac à l'autopsie des malades morts subitement au cours de l'insuffisance aortique, était une *dilatation énorme du ventricule gauche*. Cette dilatation, et la congestion des parois cardiaques qui l'accompagnait, lui ont paru expliquer la mort subite qui, dit-il, est souvent annoncée par des défaillances et des syncopes. « Parmi les troubles fonctionnels, les accès de dyspnée, surtout lorsqu'ils s'accompagnent de palpitations violentes et d'une sensation particulière que le malade compare à la chute d'un corps pesant sur le diaphragme, au niveau de la région précordiale, doivent être considérés comme un mauvais signe. Ils indiquent presque toujours qu'un raptus sanguin plus ou moins intense s'opère vers les parois de cœur ; mais ils sont d'un présage moins funeste que les défaillances et les syncopes. »

La mort subite paraît donc être l'une des conséquences possibles de la dilatation du ventricule gauche dans l'insuffisance aortique. Elle survient parfois pendant le sommeil, ou pendant une conversation, plus souvent sous l'influence d'un mouvement, d'un effort. Elle a été constatée plusieurs fois à l'occasion d'une émotion, cette dernière provoquant une contraction brusque des capillaires périphériques, avec élévation subite de la pression et afflux du sang au cœur. Elle est cependant moins commune que ne pourrait le faire craindre la fréquence de la dilatation ventriculaire gauche. Les lipothymies et les syncopes même n'en sont pas un signe avant-coureur certain. Nous avons vu guérir de ces troubles, dans le service, trois malades qui y avaient été sujets. Malgré cette rareté relative, la mort subite n'en est pas moins, pour les insuffisants aortiques, une éventualité qu'il faut connaître. Peut-être est-elle plus à redouter quand la musculature du ventricule gauche est atteinte de dégénérescence scléreuse, comme l'avait pensé Traube, ou de ces altérations parenchymateuses destructives que détermine parfois le rhumatisme, et dont je vous parlerai dans une prochaine conférence. Enfin les sujets qui présentent une très forte hypertension sont évidemment les plus exposés, comme il est aisé de le comprendre.

J'espère que notre garçon de lavoir, qui semble actuellement à peu près rétabli, reste pour le moment à l'abri de cette brusque terminaison. Je l'espère d'autant plus qu'il n'a jamais eu ni défaillances ni syncopes, que son visage n'a plus la pâleur des premiers jours, enfin que sa tension artérielle, qui n'a jamais été très élevée, est maintenant à peu près normale. Mais il n'en est pas moins dans une situation préoccupante pour l'avenir, et peu favorable pour la reprise d'un travail dont il a besoin pour gagner sa vie.

VI. Vous vous rappelez le traitement qui nous a permis de le remettre en état. C'était, avec quelques modifications de détail, vu la nature spéciale de l'affection vasculaire, le traitement de toute insuffisance cardiaque, inspiré de cette indication fondamentale qui doit être gravée comme une formule dans l'esprit du médecin : *diminuer le travail du cœur et augmenter sa force.*

Pour diminuer le travail du cœur, nous avons recommandé à notre malade de cesser de porter des fardeaux et de faire des efforts. Il s'est donc contenté de faire acte de présence dans son lavoir et d'y éviter la fatigue. Je n'ai pas cru devoir demander le repos au lit. Le repos absolu n'est pas en effet toujours favorable pour un cœur qui n'est qu'aux premiers stades de l'insuffisance, et l'absence de tout exercice, de toute excitation dynamogène, peut être en pareil cas plus nuisible qu'utile.

J'ai demandé, par contre, comme une chose essentielle, la *réduction des aliments et des boissons*, afin de diminuer la masse du liquide en circulation dans l'appareil cardio-artériel. J'ai aussi insisté sur la *suppression du sel et des aliments salés*, le sel en excès appelant dans le torrent sanguin une quantité proportionnelle d'eau, et le régime hypochloruré agissant pour une grande part comme une sorte de diète sèche.

Pour diminuer le travail du cœur, il est souvent indiqué de ramener la pression artérielle, lorsqu'elle est augmentée, à un niveau plus voisin de la normale. C'est à quoi tend déjà le régime que nous venons de voir et qui est suffisant lorsque l'hypertension n'est pas très élevée. Il est nécessaire aussi d'interdire aux malades le vin, le café, le tabac, tous poisons hypertenseurs, et même, dans certains cas, de s'aider des médicaments hypotenseurs, comme la trinitrine ou les nitrites.

Pour relever la force du cœur, je me suis contenté d'abord d'ordonner des frictions de la région précordiale avec de l'alcoolat de Fioraventi, et de donner au malade de la *théobromine* que je considère comme un cardiotonique autant que comme un diurétique. Il a fallu arriver à la dose de 1 gramme pour amener la réduction des accidents, mais à cette dose le médicament déterminait du mal de tête. Je l'ai remplacé par la digitale (un quart de milligramme par semaine) : le résultat a été un peu moins favorable, tandis qu'il s'est montré tout à fait satisfaisant avec la spartéine à la dose de 5 centigrammes par jour. Il est vrai que le malade bénéficiait déjà du repos et du régime alimentaire auquel il était soumis depuis près de deux mois et qui immédiatement avait réduit et atténué ses crises. Le résultat thérapeutique, qui est satisfaisant, me paraît au fond plus attribuable aux prescriptions hygiéniques qu'aux prescriptions médicamenteuses.

Que faire pour empêcher le retour des accidents?. Je ne vois pas mieux que la continuation du même régime alimentaire, de la même vie professionnelle de surveillance plutôt que d'action. Je pense qu'il sera bon aussi d'ordonner à ce malade, de temps en temps, quelques médicaments cardiotoniques. Enfin je lui ferai porter la ceinture cardiaque de Deschamps que beaucoup d'entre vous ont eu déjà l'occasion de voir sur plusieurs malades de nos salles. C'est une pelote carrée d'assez large surface, maintenue en face du cœur par une bande circulaire qui fait le tour du thorax. Le port habituel de cette ceinture atténue sensiblement les palpitations et les douleurs précordiales, et cela particulièrement chez les malades qui, comme le sujet actuel, sont atteints à la fois de dilatation et d'hypertrophie du cœur.

LEÇON VIII

LES CONSÉQUENCES FONCTIONNELLES DU RÉTRÉCISSEMENT DE L'ORIFICE AORTIQUE

I. Quatre observations de rétrécissement aortique : chez un adolescent à l'époque de la puberté avec troubles sérieux du développement; — chez un jeune homme de 23 ans, avec tolérance presque complète; — chez un homme de 53 ans, avec troubles graves d'insuffisance cardiaque et crises angineuses; — chez un homme de 44 ans, dont les douleurs angineuses ont été remplacées par le syndrome asystolique.
II. *Syndrome physique du rétrécissement aortique* : souffle systolique aortique; dilatation hypertrophique du ventricule gauche; petitesse du pouls radial avec faible tension artérielle.
III. *Troubles fonctionnels* : Infériorité de la musculature générale et du fonctionnement des viscères due à leur nutrition insuffisante (troubles du développement, atonie gastrique, troubles nerveux).
IV. Dyspnée de travail.
Douleurs angineuses, leurs caractères, leur disparition lorsqu'apparaissent les phénomènes asystoliques.
V. Pronostic sévère pour les rétrécissements constitués avant la fin du développement, ainsi que pour les rétrécissements par athérome. Atténuation de cette sévérité lorsque le genre de vie du malade le met à l'abri des efforts même les moins considérables.
VI. L'indication essentielle de la thérapeutique est d'éviter le surmenage.

MESSIEURS,

Les hasards de la clinique nous ont permis d'observer, dans ces derniers temps, plusieurs cas de rétrécissement de l'orifice aortique. Je crois devoir en profiter pour étudier avec vous les conséquences fonctionnelles de cette lésion orificielle, la plus rare de celles du cœur gauche. Je vais vous rappeler tout d'abord l'histoire de nos malades, et j'insisterai en passant sur certaines particularités du syndrome physique qui méritent d'être mises en évidence.

I. Le premier cas est celui d'un adolescent qui nous a été amené à la consultation au mois de mars 1902. Il avait dix-sept ans lors de sa première visite : c'est à peine s'il en paraissait quatorze. Il était grêle, pâle, à peau glabre ; son thorax étroit et déformé traduisait la dystrophie. Il se plaignait de dyspnée d'effort et même de dyspnée spontanée, de vertiges et de migraines. Le tout était survenu depuis deux à trois ans. A l'examen, il était aisé de constater les signes physiques d'un rétrécissement de l'aorte : frémissement cataire et souffle systolique intense au foyer aortique; hypertrophie ventriculaire gauche avec voussure précordiale et léger choc en dôme; petitesse extrême du pouls qui battait à 96 avec tension artérielle à 8 1/2. Cette lésion était survenue silencieusement, sans rhumatisme articulaire, peut-être à la suite d'accidents graves qu'avaient déterminé une chute dans l'eau à l'âge de deux ans. Le malade avait les apparences d'un neurasthénique plus que d'un cardiaque : son estomac clapotant, ses extrémités froides et cyanosées, ses vertiges et ses migraines pouvaient être mises autant sur le compte d'une faiblesse nerveuse que d'une lésion orificielle.

Quelques semaines plus tard, nous constations, avec le souffle systolique de rétrécissement, un souffle diastolique d'insuffisance aortique. Le malade se plaignait de crises lipothymiques diurnes et nocturnes, d'accès d'asthme d'une demi-heure de durée, de migraines avec obscurcissement du champ visuel. Mais il grandissait et se développait : sa voix devenait grave, sa moustache commençait à paraître. Ces troubles fonctionnels étaient évidemment en rapport avec l'évolution de la puberté, car peu à peu ils cédèrent sous l'influence d'une simple cure de repos et d'un traitement antidyspeptique.

Nous ne revîmes plus ce jeune homme pendant cinq mois et, quand il revint, c'était pour nous dire qu'il s'était trouvé assez bien pour exercer la profession de garçon de bureau. Mais déjà, après deux mois de cette vie claustrée, il se sentait repris de malaises qui consistaient en crises de palpitations avec grande accélération cardiaque survenant sous l'influence des mouvements et parfois même au repos, en dyspnée d'effort, en céphalée, en tristesse. Son estomac était toujours clapotant : sa tension artérielle était de 9 cent. 1/2. Le syndrome physique de son rétrécissement aortique ne s'était pas modifié, mais l'examen révélait en plus un souffle d'insuffisance mitrale propagé dans l'aisselle et dans le dos.

Cette situation ne s'est guère modifiée depuis ; d'après les nouvelles qui nous ont été données, le malade a dû quitter sa place et garder même le lit, tant il était incommodé par ses malaises.

Après ce cas de rétrécissement aortique d'adolescent, je crois utile de résumer, en peu de mots, celui d'un jeune étudiant en médecine, âgé de vingt-trois ans, qui était venu se faire examiner dans le service, il y a deux ans, pour un rétrécissement de l'aorte également très net. Il avait alors vingt et un an et sa lésion orificielle avait été constatée à l'âge de dix ans, cinq ans après une scarlatine. Mais son développement s'était fait normalement. Il ne se plaignait que de dyspnée et de palpitations d'effort ou d'émotion, ce qui ne l'empêchait pas de monter à cheval et même de courir ; il avait de l'oppression seulement quand il allait à bicyclette. Son rétrécissement était caractérisé par un souffle rude avec frémissement cataire intense, une grosse hypertrophie ventriculaire gauche avec choc en dôme, enfin une extrême petitesse du pouls radial avec une tension artérielle qui n'était que de 8 centimètres au sphygmomanomètre de Potain. Ce jeune étudiant avait pu cependant passer sa licence ès sciences, et, très sagement, il se destinait à une spécialité compatible avec une vie tranquille et sédentaire.

Un troisième cas de rétrécissement aortique s'est présenté il y a peu de jours à la consultation. Un cordonnier, d'apparence robuste, âgé de cinquante-trois ans, diabétique depuis deux ans, est venu nous demander des conseils pour des phénomènes douloureux et dyspnéiques auxquels il est sujet depuis dix-huit mois. Il se plaint d'une douleur rétrosternale quand il marche, et cela surtout après les repas. C'est une sensation de barre et de poids écrasant vers la partie supérieure et antérieure du thorax, à l'union de la première et de la deuxième pièce du sternum, sans aucune irradiation. Il est pris en même temps de palpitations violentes, de constriction céphalique et d'une faiblesse des jambes qui va parfois jusqu'au dérobement. Dans ces dernières semaines, il lui est arrivé deux fois de tomber parce qu'il avait voulu continuer son chemin. Il sent très bien, depuis ce moment, que la chute serait inévitable, s'il refaisait l'expérience. Quand il s'arrête, la douleur en barre s'atténue progressivement, mais les palpitations durent plus longtemps. Un second phénomène, d'apparition plus récente, est la dypsnée sans douleur qui se produit spontanément le soir, avec de la toux. Elle cesse au bout de quelque temps, et les nuits sont bonnes.

L'examen révèle au foyer aortique un souffle systolique intense propagé jusqu'au cou, un gros cœur impulsif, mais sans choc en dôme, des pulsations radiales petites avec une tension artérielle de 11 1/2 à gauche, de 12 1/2 à droite; en un mot la triade habituelle. Le tracé sphygmographique est celui de la sténose aortique.

Mais cette lésion n'est pas simple : la matité cardiaque est plus augmentée transversalement que verticalement, ce qui indique une dilatation du cœur droit d'autant plus certaine que le foie est congestionné. La dyspnée avec toux qui se produit chaque soir, et la forme de la matité cardiohépatique indiquent même un commencement d'hyposystolie. Enfin l'auscultation de la pointe du cœur révèle un souffle systolique musical d'insuffisance mitrale.

Dans notre quatrième observation, l'hyposystolie est allée jusqu'à l'asystolie. Cordonnier comme le précédent, mais seulement âgé de quarante-quatre ans, ce dernier malade vient de faire un séjour de quelques semaines dans nos salles, ce qui nous a permis de l'observer de plus près. Cet homme se considérait comme bien portant quand, il y a deux ans, montant une côte à bicyclette, il ressentit une légère douleur dans le creux sus-claviculaire gauche avec irradiation dans le bras du même côté. A partir de ce moment, il fut pris des mêmes phénomènes toutes les fois qu'il voulait marcher vite ou faire un effort violent. La douleur n'était pas cependant assez intense pour l'obliger à s'arrêter; il lui suffisait de ralentir le pas. Elle se manifestait quelquefois aussi quand il limait ou polissait ses cuirs. Peu à peu elle devint plus intense, au point qu'il hésitait à faire une simple course de 300 mètres et qu'il n'osait plus porter dans ses bras son enfant âgé de deux ans. Il ne pouvait même plus marcher posément en terrain plat sans être pris de sa crise.

Il y a six mois environ, les douleurs qui, jusqu'alors, avaient été diurnes, se manifestèrent aussi pendant la nuit. Il fut réveillé subitement par une sensation d'arrachement et de griffe douloureuse de la région précordiale qui l'obligea à s'asseoir dans son lit, à se lever, à se frictionner et qui néanmoins dura une dizaine de minutes. Les mêmes accidents se reproduisirent les nuits suivantes, d'abord seulement quand il avait dîné copieusement, plus tard même après des repas légers.

Au mois de novembre dernier, c'est-à-dire il y a trois mois, les douleurs cessèrent et les accidents changèrent subitement de forme. A la suite d'un refroidissement contracté sur l'impériale d'un omnibus, le malade fut pris de dyspnée et de toux nocturnes, intenses au point qu'il ne pouvait plus rester couché. Un médecin lui prescrivit de la digitaline et il s'en trouva momentanément soulagé. Mais ce ne fut qu'une trêve, et les mêmes phénomènes reparurent à plusieurs reprises, d'abord atténués par la digitale, puis de plus en plus intenses et rebelles. Il en était arrivé à passer les nuits assis sur le bord de son lit. Son appétit restant bon et l'alimentation possible, il travaillait quand même et ne consentit à s'arrêter que vers le 1er février, en voyant ses jambes enfler, et en se sentant de plus en plus faible.

A son entrée dans le service, le 5 février, il était en asystolie, avec un gros œdème des membres inférieurs, une grande matité cardio-hépatique et un foie douloureux, de la dyspnée avec orthopnée et des râles d'œdème pulmonaire aux deux bases, des urines rares et concentrées. L'examen révélait en même temps un souffle rude et systolique de sténose aortique dont la signification n'était pas douteuse après exploration des deux pouls radiaux qui étaient extrêmement petits; le sphygmomanomètre de Potain ne marquait des deux côtés que 10 1/2; le nombre des pulsations était de 120, avec quelques faux pas. D'ailleurs le malade avait la pâleur terreuse des aortiques, et son ischémie cérébrale se traduisait par de l'insomnie et un grand énervement.

L'asystolie céda rapidement à la digitaline, à la théobromine, au repos, au régime lacté partiel. Au bout de peu de jours, l'œdème, la dyspnée, la congestion pulmonaire avaient disparu-la courbe des urines, pendant trois jours, dépassa 2500, et après évacuation de l'œdème, elle redescendit progressivement à 1200. Il n'y avait pas d'albumine. Mais le malade restait et est resté depuis en hyposystolie : la configuration de sa matité cardiaque n'a pas cessé d'être celle de la dilatation du cœur, et son foie toujours congestionné n'a jamais repris ses dimensions normales. Le pouls, de 120 est tombé à 96, mais la tension artérielle s'est abaissée à 8 1/2. Inutile d'ajouter que les signes du rétrécissement aortique ne se sont pas modifiés. Certains jours, nous avons même pu entendre un léger souffle diastolique d'insuffisance aortique, et plus nettement un souffle musical d'insuffisance mitrale.

II. L'on ne peut méconnaître l'identité du *syndrome physique* en comparant entre elles ces quatre observations.

C'est une triade qui se compose d'un signe aortique, le souffle systolique avec ou sans frémissement cataire de la base; d'un signe cardiaque, l'hypertrophie souvent compliquée de dilatation du ventricule gauche; d'un signe artériel, la petitesse des pulsations radiales, avec faible tension sanguine.

A lui seul, permettez-moi d'insister sur ce point, *le souffle systolique du foyer aortique n'est pas suffisant pour affirmer un rétrécissement.* C'est presque un signe banal chez les athéromateux et chez les vieillards dont la tunique interne de l'aorte présente quelques rugosités. Il ne peut être attribué à la sténose que si, en même temps, existent l'augmentation de volume du ventricule gauche et la petitesse du pouls.

Parfois il y a coexistence d'une légère insuffisance aortique. A vrai dire, si l'on envisage les lésions causales habituelles du rétrécissement, c'est-à-dire la fusion avec rigidité des sigmoïdes, on ne voit guère la possibilité de leur existence sans un certain degré d'insuffisance. Mais celle-ci est au second plan, et ses signes d'hyperpulsatilité, le pouls bondissant, la danse des artères, le pouls capillaire, ne peuvent se produire en raison de la petitesse de l'ondée artérielle. C'est dire que lorsque le souffle diastolique de la maladie de Corrigan se trouve associé, comme il arrive souvent, à un souffle systolique, ce dernier ne peut pas être mis sur le compte d'un rétrécissement aussi longtemps que les signes artériels de l'insuffisance se constatent dans toute leur ampleur.

Le *signe cardiaque du rétrécissement aortique*, l'augmentation du volume du ventricule gauche, est fourni habituellement par la percussion plus que par le palper. Toutefois, chez deux de nos malades, le *choc était en dôme* comme dans l'insuffisance aortique, en raison d'un certain degré de dilatation associée à l'hypertrophie. Cette dilatation est d'ailleurs inévitable, pour peu que le rétrécissement soit serré, et il est aisé de comprendre qu'elle peut aisément donner lieu à une insuffisance mitrale relative. Trois de nos malades sur quatre avaient en effet un souffle mitral; chez les deux plus âgés, et suspects d'athérome, il présentait un timbre musical.

Le *signe artériel*, c'est-à-dire la petitesse des pulsations radiales ou d'autres artères, est révélé par le simple palper, par le sphygmomanomètre et par le sphygmographe. Le *pouls radial est petit* sans donner l'impression d'un pouls faible. Et cependant, le sphygmomanomètre de Potain traduit une pression artérielle très diminuée. J'ai relevé chez nos malades les chiffres 8, 9, 12 centimètres; le moins atteint, du moins au point de vue fonctionnel, avait une pression de 8 aux deux radiales. Cette hypotension semble en rapport avec le faible volume de l'ondée artérielle. D'autre part, la systole artérielle manque de brusquerie et d'ampleur; mais elle est prolongée, ce qui peut être considéré comme une compensation. Le tracé sphygmographique montre en effet une ligne d'ascension oblique qui aboutit à une sorte de plateau arrondi. Cet allongement du tracé répond à la prolongation de la diastole artérielle, à la lente pénétration du sang; mais le bénéfice de cette prolongation n'existe plus quand le cœur s'accélère; aussi cette accélération est-elle toujours accompagnée des signes d'une insuffisance cardiaque prononcée.

III. Les *conséquences fonctionnelles du rétrécissement aortique* sont de divers ordres.

La plus importante, celle qui entraîne à sa suite toutes les autres, est la diminution du débit ventriculaire gauche. Il en résulte à la fois une insuffisante circulation périphérique, et une difficile et souvent incomplète évacuation du ventricule gauche. Les troubles fonctionnels de la sténose aortique sont donc de deux ordres différents. Les uns, comme il arrive dans tous les rétrécissements, traduisent l'état d'infériorité fonctionnelle de la musculature générale et des viscères, sous la dépendance d'une nutrition et d'une hématose trop réduites. Les autres troubles rappellent ceux que nous avons étudiés déjà et qui caractérisent l'insuffisance cardiaque gauche.

Comme on peut le penser, le rétrécissement de l'orifice aortique réduit dans une proportion souvent considérable *la faculté de travail musculaire* chez le sujet atteint. Vous avez entendu l'histoire de ces malades chez lesquels un effort quelconque, même léger, provoque aussitôt de la dyspnée et des sensations pénibles qui les forcent à s'arrêter et à reprendre haleine. Chez l'un d'eux, la marche en terrain plat provoquait même une faiblesse des jambes qui allait jusqu'au dérobement, au point que ce malade nous racontait être tombé deux fois parce qu'il avait voulu cependant continuer son chemin.

L'accélération cardiaque que détermine l'effort nuit d'ailleurs considérablement au travail du myocarde. Le passage de l'ondée artérielle à travers l'orifice aortique rétréci ne peut se faire convenablement qu'à la faveur de systoles prolongées. Se contractant vite, le cœur du sténosé se vide moins bien : son travail devient d'autant plus insuffisant qu'il subit lui-même, plus encore que les autres muscles, les inconvénients d'une irrigation sanguine imparfaite.

Le *travail intérieur ou organique* est gêné par la sténose aortique autant et plus que le travail extérieur ou mécanique. Vous vous rappelez combien était marquée l'influence asthénisante du rétrécissement mitral chez le jeune valet de chambre qui a fait le sujet de la deuxième de ces leçons.

Cette influence est plus évidente encore chez le premier des quatre malades que nous étudions aujourd'hui. Ce jeune garçon n'a pu faire que tardivement et laborieusement les frais de sa puberté : sa taille reste réduite, il est habituellement triste, ses extrémités sont froides et cyanosées, son tube digestif est atone. Les centres nerveux supérieurs et bulbaires ont à maintes reprises témoigné de leur insuffisante irrigation par des vertiges, des migraines, des crises lypothymiques ou asthmatiques. Ces accidents et la faiblesse générale se sont accrus en même temps qu'il grandissait, ce qui ferait penser que son ventricule gauche n'a pas été immédiatement à la hauteur du surcroît de travail qu'il devait fournir étant donné le développement de l'organisme. Weill (de Lyon), a pu suivre, de longues années durant, un enfant atteint de rétrécissement aortique et chez lequel la puberté avait entraîné l'apparition de phénomènes très semblables à ceux que nous venons de voir chez notre petit malade. A partir de l'âge de seize ans, il présenta une insomnie tenace, de l'inaptitude au travail et une fatigue cérébrale rapide.

Le rétrécissement aortique exerce donc souvent une influence dystrophiante ou au moins asthénisante sur l'évolution de la puberté au sortir de l'enfance. Il n'en est pas toujours ainsi, cependant, et notre deuxième observation montre qu'un enfant atteint de la sorte peut se développer et vivre, la compensation se faisant suffisante pour une vie régulière et tranquille.

IV. L'*insuffisante évacuation du ventricule gauche* se traduit dans le retrécissement aortique comme dans l'insuffisance du même orifice par de la dyspnée à l'effort ou même au repos, mais surtout par des palpitations et par des douleurs.

Les *palpitations*, rares dans les lésions mitrales, sont, nous l'avons vu, comme la signature des lésions valvulaires aortiques; elles sont habituelles dans le rétrécissement aortique en raison sans doute du gros volume du ventricule gauche, et de sa tendance à la dilatation, celle-ci se produisant chaque fois que le sujet fait un travail un peu important, ou un effort même léger de quelque durée.

Les *douleurs angineuses* ne sont pas constantes dans le rétrécissement de l'aorte, puisque, sur nos quatre malades, deux seulement les ont accusées, et encore ces deux malades sont-ils respectivement âgés de cinquante-trois et de quarante-quatre ans alors que les deux autres sont encore jeunes. De ce simple rapprochement, on pourrait déjà, sinon conclure, du moins penser à une relation entre l'apparition des douleurs angineuses et le développement de l'artériosclérose. L'insuffisance cardiaque, qui est simple chez les malades jeunes porteurs de rétrécissement de l'aorte à la suite d'une endocardite, devient douloureuse chez les malades plus âgés, et dont le retrécissement aortique est souvent dû à des lésions athéromateuses.

Je ne m'étendrai pas longtemps sur les caractères de ces douleurs : je vous les ai rapportés avec les observations de ces malades. Rappelons seulement que, chez l'un d'eux, il s'agit d'une sensation de barre, d'un poids écrasant à l'union de la première et de la seconde pièce sternale, sans irradiations brachiales. Chez le second malade, au contraire, la douleur est plutôt périphérique, débutant dans le creux susclaviculaire et irradiée dans tout le bras gauche. D'autres crises, cependant, de préférence les crises nocturnes, sont caractérisées par une sensation de griffe précordiale accompagnée d'une grande anxiété. Ce sont, dans les deux cas, les caractères que l'on rencontre dans des crises typiques d'angine de poitrine, et il paraît inutile de chercher à les en distinguer.

Il en est de même si nous recherchons les causes qui peuvent provoquer l'apparition de ces douleurs. Elles succèdent à l'effort, et disparaissent par le repos. Au début il fallait, pour les faire apparaître, un effort violent ou soutenu, mais peu à peu le moindre travail physique les a ramenées : par exemple, chez notre dernier malade, la simple marche en terrain plat, ou même un travail des bras, comme celui qui consiste à polir le cuir. Chez ce même malade, les crises se produisent aussi depuis six mois la nuit, le réveillant brusquement, le forçant à s'asseoir, à se lever même.

Quelle est donc la cause de ces phénomènes douloureux? Faut-il les rattacher, comme nous l'avons fait chez les insuffisants des valvules aortiques, à la distension brusque du cœur gauche par les reflux à travers l'hiatus sigmoïdien, reflux dont le volume et l'intensité augmentent sous l'influence des efforts? Je ne crois pas que chez les malades atteints de rétrécissement aortique il faille penser à cette pathogénie : la présence même du rétrécissement aortique doit empêcher les reflux trop brusques et trop importants dans l'intérieur du ventricule gauche.

Par contre, l'âge des malades fait penser dans ces deux cas à l'angine de poitrine consécutive au retrécissement du tronc ou de l'embouchure des artères coronaires. C'est là en effet une lésion à laquelle il faut toujours penser quand on constate après quarante ans, en l'absence d'antécédents de rhumatisme ou de scarlatine, l'existence simultanée de douleurs angineuses et d'un rétrécissement aortique. La coronarite et la lésion sigmoïdienne peuvent être toutes deux vraisemblablement attribuées à l'athérome de la première portion de l'aorte.

Mais si les crises douloureuses ne semblent pas, dans ces conditions, directement imputables au retrécissement aortique, elles sont cependant favorisées par lui. C'est qu'en effet, la sensibilité du cœur peut être mise en éveil de deux manières différentes, soit par la *distension*, comme chez les insuffisants aortiques, soit par l'*ischémie* des éléments musculaires et des fibres nerveuses contenues dans leurs mailles. Il n'est donc pas surprenant que la douleur se manifeste parfois dans la sténose de l'orifice aortique, lésion qui déjà diminue l'apport sanguin dans l'aorte et par suite dans les coronaires. Que, de plus, les orifices des coronaires viennent à être rétrécis, même légèrement, par l'athérome de la première portion de l'aorte, et l'irrigation sanguine du myocarde s'en trouvera encore réduite : il y aura sommation des conditions pathogéniques de l'ischémie cardiaque. Dès lors l'effort qui, dans le rétrécissement aortique simple, détermine seulement la dyspnée, provoquera ici la douleur, obligeant le malade à s'arrêter, l'empêchant d'aller jusqu'à la dose de travail qui produirait l'oppression. *La douleur angineuse d'effort est donc une réaction d'insuffisance cardiaque plus précoce et plus sensible que la dyspnée d'effort.* Celle-ci d'ailleurs accompagne le plus souvent la douleur, l'irrigation défectueuse du myocarde facilitant singulièrement sa dilatation. De plus, dès que l'insuffisance cardiaque atteint un certain degré, elle se manifeste par des petits accès d'asthme nocturne qui s'associent aux crises angineuses. Chez certains aortiques avec sténose, ce n'est plus seulement l'angoisse respiratoire, mais l'angoisse douloureuse qui, brusquement, interrompt le sommeil et oblige le malade à s'asseoir. Notre quatrième malade, avant de devenir asystolique, a eu des crises d'angor nocturnes qui marquaient une étape vers la dilatation cardiaque complète.

Il arrive un moment où l'insuffisance cardiaque aboutit à l'asystolie. Il en est ainsi lorsque le myocarde faiblit devant l'obstacle, lorsque le ventricule gauche se laisse dilater au point que la valvule mitrale devient insuffisante. Dès lors commence le cycle des rétrostases que vous connaissez bien, d'abord dans l'oreillette gauche et la petite circulation, puis dans le cœur droit et les veines sus-hépatiques, enfin dans les veines caves.

Le premier stade, la stase auriculaire gauche et pulmonaire, est annoncée par les petits accès d'asthme cardiaque nocturnes qui brusquement réveillent le malade et l'obligent à s'asseoir.

Le deuxième stade, la dilatation du cœur droit et la stase hépatique, se caractérise par une dyspnée habituelle et par le signe physique constant de l'hyposystolie, l'augmentation permanente de la matité cardiohépatique, prédominante pour le cœur dans le sens transversal. Nos deux aortiques angineux sont simultanément hyposystoliques, mais l'un l'est resté à la suite de sa crise d'asystolie, alors que l'autre n'en est encore qu'à la première étape.

Quand vient l'asystolie complète, avec stase rénale, oligurie et hydropisie, les douleurs angineuses cessent de se produire. C'est là un fait habituel, que M. Huchard a bien mis en évidence en montrant qu'il y a un véritable antagonisme physiologique et clinique entre l'angine de poitrine et l'asystolie. La cause de la disparition des douleurs est, pour M. Huchard, la diminution de la pression artérielle. Rappelons-nous cependant, que, chez le troisième malade, qui est toujours sujet à des crises angineuses, la tension artérielle ne dépasse pas 12 à 13. J'invoquerais de préférence, pour expliquer la disparition de la douleur chez notre quatrième malade, la diminution de la pression intraventriculaire gauche due à l'insuffisance relative de la valvule mitrale, et surtout la disparition de la sensibilité du myocarde lorsque ce dernier a été complètement forcé. Quelle qu'en soit l'explication pathogénique, le fait clinique est ordinairement net et l'histoire de notre quatrième malade en donne un exemple caractéristique.

IV. Le pronostic du rétrécissement aortique est sévère, mais il y a lieu cependant de faire des distinctions.

Chez l'enfant, la lésion est généralement tolérée et latente jusqu'à l'âge de la puberté. Nous avons dit combien, à cette époque, l'insuffisance du débit cardiaque pouvait être une cause de dystrophie, d'asthénie et d'incapacité de travail.

Lorsque la lésion se constitue chez l'adolescent et chez l'adulte le pronostic apparaît habituellement sous un jour moins sombre. On peut vivre avec un rétrécissement de l'aorte d'origine endocarditique, quand il n'est pas trop étroit, à la condition de mener une existence régulière, exempte de toute cause de surmenage physique.

La situation est plus grave quand il s'agit du rétrécissement par athérome, tel qu'il survient vers la quarantième année. Le danger réside dans la coexistence possible de lésions des coronaires qui favorisent d'abord l'angine de poitrine, puis la dégénérescence du myocarde et l'asystolie. Il réside aussi dans la coexistence fréquente de l'artériosclérose rénale avec ses multiples et ses graves conséquences.

D'une façon générale, le pronostic dépend du genre de vie du malade. Mon interne M. Heitz m'a communiqué l'observation[1] d'une malade observée par lui à la Salpêtrière, atteinte d'un rétrécissement des plus étroits de l'orifice aortique et chez laquelle cette lésion avait été fort longtemps tolérée. Mais elle était tolérée grâce à l'existence sédentaire menée par cette femme, immobilisée par une atrophie musculaire des quatre membres type Charcot-Marie.

Je résume rapidement cette observation devant vous : la lésion avait été constatée pour la première fois en 1876, la malade étant alors âgée de vingt-deux ans. M. Potain reconnut chez elle un rétrécissement accompagné d'un léger souffle diastolique d'insuffisance, signes qui persistèrent sans se modifier jusqu'à sa mort en novembre 1902. Le début de l'atrophie remontait à la date de 1883, depuis laquelle elle ne quitta plus son fauteuil. Quant à l'étiologie de la lésion cardiaque, elle devait être recherchée selon toute vraisemblance du côté de la syphilis que démontrait l'existence d'un signe d'Argyll bilatéral. Cette lésion fut fort bien tolérée sans aucun trouble fonctionnel pendant des années, sauf au cours d'une pleurésie survenue à l'âge de trente-trois ans, qui se compliqua de péricardite, et qui provoqua plusieurs crises angineuses. Ces crises reparurent pour la seconde fois en 1902, à la suite d'une grippe, s'associant à des troubles dyspnéiques très pénibles et à des lipothymies. Soulagée à plusieurs reprises par la digitale, la malade mourut subitement dans une crise.

Le cœur pesait 650 grammes : le ventricule gauche était énormément hypertrophié, ses parois atteignant jusqu'à 2 cent. 1/2 d'épaisseur. La cavité ventriculaire était, de plus, notablement agrandie. Du côté de l'aorte, on constatait une lésion très limitée, comprenant la zone des valvules et s'arrêtant immédiatement au-dessus de ces dernières. Il n'existait qu'une seule coronaire, d'ailleurs tout à fait normale sur une série de coupes

1. L'observation complète de cette malade a été publiée par P. Armand-Delille et Jean Heitz dans les bulletins de la Société anatomique (février 1903).

transversales. Les valvules aortiques étaient entièrement fusionnées, ne laissant entre elles qu'une fente longue de 10 millimètres, mais tout à fait linéaire et *admettant à peine la pointe d'un crayon.* Malgré l'étroitesse extrême de ce rétrécissement, la malade avait pu vivre plus de vingt-sept ans sans troubles notables, grâce à l'hypertrophie considérable du ventricule gauche, mais grâce surtout à son affection amyotrophique lui interdisant tout effort et toute fatigue physique.

V. Les indications thérapeutiques dans le rétrécissement aortique sont subordonnées aux conditions d'âge, de degré et de nature de la lésion. Mais il en est une essentielle et commune à tous les cas, c'est l'obligation d'éviter tout surmenage. Une existence sédentaire, régulière, sobre, est nécessaire au malade atteint de rétrécissement de l'aorte qui veut vivre. Une surveillance plus spéciale est indispensable quand il s'agit d'un enfant et à l'approche de la puberté. Il faut assurer son développement par une cure d'air et de repos pendant une à deux années. C'est la seule manière d'éviter la dystrophie, l'asthénie nerveuse, l'incapacité de travail pour l'avenir.

Quand viennent plus tard l'insuffisance cardiaque, l'hyposystolie et l'asystolie, le traitement ne comporte pas d'autres indications que celles qui s'appliquent à ces accidents, quelle qu'en soit la cause. Toutefois le repos et le régime alimentaire doivent être l'objet de prescriptions particulièrement rigoureuses.

Il faut aussi se préoccuper de la possibilité d'un traitement mercuriel toujours à tenter quand l'affection, même survenant en l'absence de toute infection avérée, peut être soupçonnée de nature syphilitique. C'est là un des cas assez rares en thérapeutique cardiaque, où il importe de se préoccuper de la lésion autant que de ses conséquences.

LEÇON IX

LA DILATATION AIGUË DU CŒUR DANS LE RHUMATISME ARTICULAIRE AIGU

I. Observation d'une femme de trente-neuf ans, obèse et présentant depuis plusieurs années un certain degré d'insuffisance cardiaque, prise au cours d'une crise de rhumatisme articulaire, de dilatation aiguë du cœur.

II. Les accidents de la dilatation aiguë du cœur ont été étudiés autrefois sous le nom de *congestion pulmonaire rhumatismale*. L'origine cardiaque de ces accidents est prouvée par l'examen physique du cœur et par les résultats de la thérapeutique cardiotonique.

III. *La dilatation aiguë du cœur en l'absence de toute lésion des séreuses* : Forme atténuée (Pierre Teissier), caractérisée seulement par des signes physiques, les phénomènes fonctionnels pouvant apparaître au lever du malade; formes mortelles (S. West, Herringham, Freund); formes graves curables.

IV. *La dilatation aiguë du cœur coexistant avec l'atteinte des séreuses* : formes mortelles et formes graves. Les observations anatomopathologiques de Weil et Barjon, de Merklen et Rabé.

Du rôle des séquelles myocarditiques dans la décompensation des lésions valvulaires.

V. *L'asystolie aiguë d'origine rhumatismale chez les cardiaques valvulaires.*

VI. *Thérapeutique* : Émissions sanguines locales et vessie de glace; injections hypodermiques et très petites doses de digitaline.

Nécessité fréquente de suspendre le salicylate qui, en pareil cas, peut exercer une action asthénisante sur le cœur.

Cures thermales et carbogazeuses.

MESSIEURS,

La fréquente apparition de l'endocardite et de la péricardite au cours du rhumatisme articulaire aigu représente une notion clinique assez vulgarisée pour qu'aucun médecin ne néglige de surveiller le cœur à ce point de vue. Mais il importe de savoir que ces complications du côté de l'endocarde et du péricarde ne sont pas les seules qui peuvent survenir, et que le myocarde est parfois intéressé au même titre que les séreuses qui le revêtent, soit en même temps qu'elles, soit même isolément.

Des altérations fonctionnelles ou organiques qu'il subit alors résultent des accidents plus ou moins graves que Bouillaud avait entrevus, quand il parlait de la fluxion rhumatismale du cœur, et qu'il est plus vrai d'attribuer à la dilatation aiguë de ce viscère. Nous venons d'observer ces accidents chez une malade du service, et j'en profite pour aborder avec vous l'étude clinique de cette complication du rhumatisme articulaire aigu. Il pourra vous être utile à l'occasion de savoir la reconnaître et la traiter au lit du malade.

I. Cette malade est une femme obèse, agée de trente-neuf ans, actuellement couchée au n° 22 de la salle Claude-Bernard. Elle est entrée à l'hopital le 21 janvier dernier, c'est-à-dire il y a à peine 17 jours, en pleine crise de rhumatisme articulaire aigu. Les arthropathies et la fièvre dataient alors de 4 jours; elles avaient été précédées d'un violent mal de gorge. Depuis deux mois, d'ailleurs, sa santé s'était altérée sous l'influence du surmenage : la malade avait maigri, était fatiguée et souffrait de troubles digestifs. C'est dans ces conditions générales défavorables que, s'étant refroidie, elle a contracté sa maladie rhumatismale. C'était sa première crise de ce genre, mais elle n'était pas sans antécédents pathologiques.

C'est ainsi que, depuis dix ans, elle était sujette à de la dyspnée en montant les escaliers, dyspnée en rapport avec un certain degré d'insuffisance cardiaque latente. Il y a 7 ans, elle avait dû subir une laparotomie pour hystérectomie; depuis ce moment, elle avait engraissé beaucoup, et elle était encore plus oppressée en marchant.

Quand nous vîmes la malade, le 22 janvier, elle était complètement immobilisée par la polyarthrite fébrile qui avait envahi la plupart des grandes articulations. La température était élevée à 39°; elle avait les sueurs odorantes des rhumatisants, une langue sale, une soif vive. Le cœur était indemne, et nous espérions qu'il resterait tel, grâce à l'âge de la malade qui n'était plus celui des complications endopéricarditiques. Mais nous avions compté sans la dilatation aiguë.

Le traitement par le salicylate de soude, qui déjà avait été commencé en ville, donna peu ou point de résultats. La température ne céda pas, restant matin et soir aux environs de 39°. La douleur et le gonflement des articulations ne diminuèrent que dans une faible mesure, quoique le médicament fût progressivement porté aux doses de 5 et 6 grammes par jour. Cette absence de toute rémission était insolite, et c'est dans ces conditions que se déclara assez brusquement une crise cardiaque d'une certaine gravité.

Le 25 janvier, soit le 5e jour de son séjour à l'hopital et de son traitement régulier, le 9e de son attaque rhumatismale, la malade fut prise de vomissements, et en faisant la visite mon interne M. Pouliot la trouva en proie à une dyspnée intense avec cyanose, et présentant de nombreux râles aux bases pulmonaires. Pensant avec raison à une crise de dilatation aiguë du cœur, il lui fit immédiatement appliquer, sur la région précordiale, un certain nombre de ventouses scarifiées, puis la vessie de glace.

Cette thérapeutique fut aussi efficace qu'elle avait été rationnelle. Les vomissements cessèrent, la cyanose et la dyspnée s'atténuèrent, et le lendemain matin la malade se déclarait soulagée. La respiration était cependant encore gênée; je constatai encore des râles sous-crépitants aux deux bases des poumons; du côté du cœur je relevai les signes nets d'une dilatation notable caractérisée par des bruits très sourds et par une augmentation de la matité dont les dimensions étaient doubles au moins de la normale. La température restait élevée à 39°; le pouls était fréquent avec une tension artérielle de 13 ; les douleurs articulaires étaient toujours vives, malgré la continuation du salicylate de soude à la dose de 6 grammes par jour.

Me basant sur l'expérience de faits antérieurs, je supprimai ce médicament et le remplaçai par 0,75 centigrammes de sulfate de quinine, en y associant la digitaline cristallisée à la dose d'un quart de milligramme pendant quatre jours. Je laissai à demeure la vessie de glace sur la région précordiale. Une rapide amélioration fut la conséquence apparente de ce changement de traitement. Non seulement les accidents cardio-pulmonaires rétrocédèrent rapidement et complètement; mais la fièvre et les artropathies disparurent en peu de jours, si bien que la malade était en convalescence une semaine après.

II. Comment désigner et interpréter les accidents graves, mais heureusement de courte durée, auxquels nous avons assisté? Ils avaient été en apparence d'ordre respiratoire plutôt que circulatoire, et, pour en retrouver la description dans les travaux publiés il y a vingt-cinq ans sur le rhumatisme viscéral, il faudrait se reporter aux complications pulmonaires plutôt qu'aux complications cardiaques. On les trouvait alors décrits sous le nom de *congestion pulmonaire suraiguë* et ils le sont encore sous celui d'*œdème pulmonaire aigu au cours du rhumatisme articulaire aigu*. Ces désignations sont absolument justifiées, mais il faut ajouter que ces crises de congestion œdémateuse aiguë sont sous la dépendance d'une défaillance subite, d'une insuffisance avec dilatation aiguë du cœur, d'origine rhumatismale.

Quoiqu'il en soit, la description de la congestion pulmonaire aiguë au cours du rhumatisme articulaire ne saurait être mieux faite qu'elle l'a été autrefois par nos maîtres. Dans son article, qui est un véritable traité des Rhumatismes, Ernest Besnier distingue deux formes principales : 1° *la congestion rhumatismale généralisée aiguë ou suraiguë;* 2° *les congestions partielles* auxquelles se rattachent la plupart des manifestations que l'on a coutume de désigner sous le nom de pneumonie ou de broncho-pneumonie rhumatismale. « La première forme, dit-il (c'est celle qui seule nous intéresse pour le moment), la plus grave et heureusement la plus rare, la congestion pulmonaire généralisée suraiguë, véritable *coup de rhumatisme pulmonaire*, s'annonce par une dyspnée subite et intense, accès foudroyant en forme d'asthme débutant volontiers, comme l'asthme vrai, le soir ou la nuit; puis orthopnée, sensation de constriction, et même douleur dans la poitrine, angoisse excessive, toux avec expectoration visqueuse, sanguinolente ou sanglante, hémoptysie, qui parfois peut être salutaire. Dans quelques cas graves et rapidement mortels, envahissement des bronches par une sérosité spumeuse abondante qui afflue au dehors par la bouche et les fosses nasales, et mort rapide non sans analogie avec celle qui survient parfois à la suite de la thoracentèse (expectoration albumineuse); phénomènes généraux de l'asphyxie : refroidissement, pâleur, cyanose. Les symptômes locaux sont assez obscurs et de peu de relief comme dans un grand nombre de conditions analogues. Ils sont variables d'ailleurs, et sans caractères spécifiques : sonorité diminuée; bruit vésiculaire généralement amoindri ou nul; râles bronchiques humides ou secs, à tonalité élevée, etc. A l'autopsie, poumons volumineux par suite de la distension du système vasculaire, de l'œdème parfois très abondant, et parfois aussi d'un certain degré d'emphysème lié à la dyspnée ultime[1]. »

Ces symptômes du *coup de rhumatisme pulmonaire* rappellent à tous égards ceux de l'asthme cardiaque avec œdème pulmonaire. C'est le même syndrome de dyspnée paroxystique, intense, angoissante, parfois douloureuse, avec ou sans cyanose, avec ou sans expectoration albumineuse, avec râles bulleux d'œdème

1. Ernest Besnier, Article RHUMATISMES du *Dict. encyclop. des sc. méd.*, p. 595.

dans des régions plus ou moins étendues des deux poumons, mais surtout aux bases. C'est un état de stase intense et soudaine de la petite circulation qu'il est d'autant plus légitime d'attribuer à la défaillance du myocarde, que la clinique et l'anatomie pathologique ont permis de constater qu'il coïncidait avec une dilatation du cœur à évolution aiguë. Le fait était évident chez notre malade : l'augmentation considérable de la matité du cœur et l'amoindrissement de ses bruits d'une part, les résultats immédiatement favorables du traitement cardiotonique de l'autre, ne peuvent laisser aucun doute à cet égard. Ce coup de rhumatisme pulmonaire était donc un coup de rhumatisme cardio-pulmonaire.

III. La dilatation aiguë du cœur, dans le rhumatisme aigu, est une complication plus commune qu'on ne pense. Elle peut être légère, ne se traduisant par aucun trouble fonctionnel; elle demande alors à être cherchée par l'exploration physique. Elle donne lieu d'autres fois à des accidents pulmonaires et cardiaques plus ou moins graves. Son rôle est souvent méconnu, lorsqu'elle coïncide avec des signes évidents d'endocardite ou de péricardite dont la constatation paraît suffisante pour expliquer les troubles observés. Mais si l'on considère que ces mêmes accidents peuvent survenir en l'absence de toute lésion des séreuses du cœur, que d'autre part l'endocardite et la péricardite évoluent le plus souvent sans grande perturbation de la circulation et de la respiration, on se trouve amené à admettre que la dilatation aiguë du cœur n'est pas une simple curiosité clinique, mais qu'elle tient une place importante dans l'histoire du rhumatisme cardiaque. Elle n'est d'ailleurs que la conséquence d'une insuffisance plus ou moins profonde et durable du myocarde, et comparable à celle qui se produit dans d'autres maladies infectieuses.

Dans les cas les plus simples, la dilatation aiguë du cœur n'offre qu'une symptomatologie physique. C'est cette symptomatologie que mon collègue Pierre Teissier[1] a eu surtout en vue dans un intéressant mémoire présenté à la Société médicale des hôpitaux. L'examen révèle alors un agrandissement de la surface de matité du cœur, surtout aux dépens de son diamètre transversal, le ventricule droit cédant plus facilement que le ventricule gauche. L'oreillette droite déborde notablement le sternum, et le choc de la pointe se reporte en dehors du mamelon. Il n'est pas rare enfin de constater, soit un assourdissement des bruits normaux du cœur, soit un souffle systolique transitoire peut-être dû à une insuffisance mitrale relative et purement fonctionnelle. Quelquefois on note un bruit de galop diastolique ou présystolique qui traduit l'asthénie momentanée du myocarde : c'est un galop transitoire comme la dilatation elle-même, et qui peut disparaître au bout de quelques jours, en même temps que la matité cardiaque revient à ses dimensions normales.

On observe surtout ces divers signes au décours de la crise rhumatismale. Ils surviennent en règle générale sans être accompagnés de phénomènes fonctionnels, et c'est la raison qui fait que la dilatation cardiaque d'origine rhumatismale passe souvent inaperçue.

Cette absence de phénomènes subjectifs est due sans doute à l'immobilité absolue à laquelle le malade est condamné par ses douleurs articulaires. J'ai vu la dyspnée d'effort, les palpitations, les douleurs précordiales même, survenir quelquefois chez les rhumatisants lorsqu'ils se levaient et qu'ils commençaient à marcher. J'ai rapporté à la Société des hôpitaux[2] un cas assez net de ces dilatations subaiguës dans la convalescence du rhumatisme articulaire aigu. Il s'agissait d'un jeune garçon épicier, âgé de dix-huit ans, atteint de rétrécissement mitral depuis une atteinte de rhumatisme articulaire qu'il avait eue à

1. Pierre Teissier, De la dilatation aiguë du cœur au cours du rhumatisme polyarticulaire aigu (*Soc. méd. des hôp.*, 29 mars 1901).

2. Pierre Merklen, Dilatation et insuffisance cardiaque d'origine rhumatismale (*Soc. méd. des hôp.*, 19 avril 1901).

l'âge de onze ans. Il était venu nous voir pour une poussée légère de polyarthrite qui datait de 8 jours, et qui céda en 4 jours au traitement salicylé. Il voulut alors quitter immédiatement l'hôpital, mais à peine sorti, il fut pris, en marchant, d'oppression et de douleur précordiale, et le soir de toux quinteuse lorsqu'il voulut s'étendre dans son lit. Il rentra dans nos salles avec les signes manifestes d'une dilatation cardiaque compliquée d'un certain degré de stase hépatique, phénomènes qui rapidement disparurent sous l'influence du simple repos.

Plusieurs autres malades sans lésions valvulaires m'ont déclaré d'eux-mêmes n'avoir pu reprendre leurs occupations que des semaines et des mois après la fin de leur crise rhumatismale, à cause de l'oppression qu'ils éprouvaient en travaillant. Ce sont là des faits comparables à ceux de Wilson qui dit n'avoir observé la dilatation du cœur d'origine rhumatismale qu'au moment des premiers levers.

De toutes manières, dans la grande majorité des cas, les signes physiques et les signes fonctionnels, même s'ils survivent quelque temps aux douleurs articulaires, finissent par s'évanouir à leur tour, et sans laisser de traces.

Quelle est exactement la signification de cette dilatation du cœur? Est-ce simple affaire d'insuffisance fonctionnelle, d'inhibition du myocarde d'ordre toxi-infectieux? Est-ce, au contraire, la traduction d'une légère atteinte de myocardite rhumatismale? Les deux hypothèses sont défendables. Ce qui est surtout intéressant, c'est que cette dilatation peut se produire en l'absence de toute lésion de l'endocarde et du péricarde, et ce qu'il importe de savoir, c'est que, dans les cas simples et égers, la dilatation aiguë du cœur n'entraîne pas de conséquence sérieuse, et que l'on peut espérer la *restitutio ad integrum* du myocarde.

Les choses ne se passent pas toujours aussi silencieusement, ni aussi simplement. Il est une *forme grave de la dilatation aiguë du cœur* qui se produit au cours des polyarthrites fébriles de nature maligne et qui peut être mortelle. A l'autopsie on ne constate ni endocardite, ni péricardite, mais seulement des altérations inflammatoires limitées au myocarde. Il s'agit donc alors d'une véritable *myocardite rhumatismale aiguë.*

A la vérité, cette dilatation aiguë par myocardite coïncide le plus souvent avec une endocardite ou une péricardite, et elle aggrave singulièrement les conséquences cliniques de l'une ou de l'autre. Bien que la forme myocardique pure soit assez rare, quelques observations l'ont mise hors de conteste. Samuel West a rapporté l'histoire d'une jeune fille entrée à l'hôpital le 4ᵉ jour d'une crise de rhumatisme articulaire aigu, dans un état déjà grave, et qui le lendemain mourut subitement en s'asseyant dans son lit. Elle avait présenté, le jour de son entrée, les signes d'un cœur dilaté avec bruits sourds, de la dyspnée, une langue sèche et rôtie ; quelques heures avant la mort, un pouls petit et fréquent, des vomissements, un facies anxieux et pâle avec tendance à la cyanose. L'autopsie ne permit de constater ni péricardite, ni endocardite, mais une grande dilatation des deux ventricules, une large ecchymose sous-péricardique, des parois cardiaques friables et marbrées. L'examen histologique révéla une dégénérescence granulo-graisseuse du myocarde.

Un cas analogue a été publié par Herringham. Il s'agissait encore d'une jeune fille, prise, au 3ᵉ jour d'une crise de polyarthrite fébrile traitée par le salicylate, de douleurs épigastriques et précordiales, de pâleur et de cyanose, avec dilatation cardiaque et bruits sourds ; puis de congestion pulmonaire et d'hémoptysie et qui mourut en quelques minutes, après 12 jours de maladie. A l'autopsie, dilatation cardiaque sans endopéricardite ; myocardite aiguë avec dégénérescence graisseuse des fibres musculaires et prolifération des cellules du tissu conjonctif.

Dans une observation de Freund, les accidents cardiaques, survenus tardivement, consistèrent également en une violente douleur rétro-sternale avec oppression ; le cœur était dilaté et sourd. Ces accidents se compliquèrent ensuite de subdélire, et le malade finit par succomber hyperthermique. L'autopsie ne révéla encore que de la dilatation cardiaque avec des lésions de myocardite aiguë.

Il existe donc un contraste profond entre les cas simples de dilatation du cœur d'origine rhumatismale tels qu'ils ont été étudiés par Pierre Teissier, et les cas graves dont je viens de vous citer des exemples. Dans la première série, la symptomatologie est exclusivement physique; les troubles fonctionnels font défaut ou sont à peine ébauchés. Dans la forme grave au contraire, les signes physiques ne sont pas très accusés, mais l'état cardiaque et général est des plus alarmants. Le malade est pris brusquement d'agitation, de pâleur, d'anxiété, et simultanément de dyspnée. Souvent il a des vomissements, du délire, parfois de l'albuminurie, ce qui traduit une toxi-infection générale autant qu'une atteinte myocardique. Deux ordres de phénomènes viennent compléter le syndrome et lui donner sa caractéristique cardiaque : ce sont tout d'abord les douleurs précordiales continues et légères, ou violentes et paroxystiques; elles ont été attribuées par certains auteurs à la névralgie ou à la névrite du plexus cardiaque, mais elles semblent plutôt dues à la dilatation rapide du cœur. Ce sont ensuite les lipothymies et les syncopes, avec léger degré de cyanose, avec fréquence et petitesse du pouls, de telle sorte que le malade peut mourir subitement ou dans le collapsus.

Il faut donc retenir que la dilatation aiguë du cœur d'origine rhumatismale est parfois la conséquence d'une myocardite grave; que cette myocardite survient plus volontiers chez l'enfant et chez les sujets jeunes, en raison de la vulnérabilité plus grande à cet âge de la fibre cardiaque; qu'elle se développe aussi bien au cours d'attaques légères que d'attaques sévères de rhumatisme articulaire aigu; qu'elle se caractérise par des troubles respiratoires dus à la stase dans le poumon, mais plus encore par des douleurs précordiales, des lipothymies et des syncopes; enfin qu'elle peut se terminer par la mort subite ou rapide.

Mais il faut savoir aussi que la guérison n'est pas impossible, même en cas d'accidents graves. Peter a vu guérir une jeune fille qui, au cours d'une crise de rhumatisme articulaire aigu, avait été prise de douleurs précordiales, de lipothymies et de syncopes, de vomissements, de délire; la dilatation cardiaque s'était traduite par un souffle systolique qui disparut avec les accidents. Entre la forme grave de la dilatation aiguë du cœur et la forme bénigne dont nous avons parlé plus haut, il doit donc exister, et il existe, en effet, tous les intermédiaires. Nombreux sont les cas où la dilatation cardiaque d'origine rhumatismale peut être mise sur le compte de l'atteinte myocardique, sans qu'il y ait lieu de redouter les accidents alarmants dont je viens de vous parler.

Parfois la dilatation cardiaque rhumatismale est passagère : il semble que le myocarde soit touché, dans ce cas, fonctionnellement plutôt qu'anatomiquement. La dilatation est alors simple et silencieuse, comme Pierre Teissier et nous-même l'avons vue se produire chez des sujets à cœur préalablement sain.

Parfois la dilatation cardiaque rhumatismale se traduit au contraire par des accidents dyspnéiques plus ou moins intenses et cela de préférence chez des malades antérieurement atteints d'insuffisance cardiaque. La malade dont je vous ai parlé au début de cette leçon est un exemple net d'insuffisance cardiaque habituelle aggravée par l'injection rhumatismale. Cette femme est une obèse qui a sans doute de la surcharge graisseuse du cœur. En tout cas, elle est habituellement sujette à de la dyspnée d'effort. Il n'est pas trop étonnant qu'une atteinte rhumatismale grave, en inhibant plus ou moins son myocarde, ait provoqué la crise de dilatation aiguë avec congestion pulmonaire suraiguë dont nous avons eu la satisfaction de voir la rapide guérison.

Chez certains sujets, enfin, se déroulent les accidents graves qui, comme dans le cas de Peter, mettent le malade à deux doigts de la mort. On voit combien peuvent être variées les formes cliniques de la dilatation aiguë du cœur par myocardite rhumatismale pure. C'est le cas de se souvenir que les schémas ne sont jamais que les jalons de la clinique, qu'ils ne nous en montrent que les extrêmes et qu'entre eux la pratique de tous les jours nous montre toute une série de formes de transition.

IV. Il faut savoir aussi que ces cas de *myocardite pure* sont, en clinique, presque l'exception. La myocardite rhumatismale n'existe que rarement, surtout dans sa forme grave, en l'absence d'endocardite ou de péricardite, et il y a le plus souvent atteinte simultanée des séreuses du cœur et du myocarde. Mais j'ai cru bon, pour vous en mieux faire apprécier les signes et les conséquences, de vous décrire tout d'abord la dilatation aigüë sans endo-péricardite, par myocardite rhumatismale pure et primitive. Cela vous a préparé à comprendre et à interpréter les troubles fonctionnels myocarditiques plus ou moins graves qui parfois accompagnent l'évolution de l'endo-péricardite rhumatismale. Ces troubles peuvent être très sérieux et présenter les mêmes caractères que la forme maligne de la dilatation aiguë du cœur par myocardite pure.

Mon collègue M. Barié a rapporté le cas d'un malade pris au 5e jour d'une attaque sévère de rhumatisme articulaire aigu, de dilatation aiguë du cœur avec tachycardie, délire, collapsus cardiaque, coma et mort. A l'autopsie, l'on trouva, en même temps qu'une endocardite mitrale récente, une dilatation aiguë du ventricule gauche avec altération du myocarde, de la congestion œdémateuse des poumons, et un foie cardiaque.

Nous avons encore couché dans le service, au n° 17 de la salle La Rochefoucauld, un infirmier qui, l'année dernière, au cours d'une quatrième atteinte de rhumatisme articulaire aigu, a été pris d'accidents viscéraux intenses et de dyspnée angoissante dus à une myocardite avec atteinte simultanée de l'endocarde. Ces accidents étaient survenus malgré le traitement salicylé et ils avaient coïncidé avec la disparition des douleurs articulaires. Il fut aisé de constater à ce moment les signes nets d'une dilatation aiguë du cœur (augmentation de sa matité, bruits sourds et bruit de galop). Malheureusement, il ne s'agissait pas de dilatation cardiaque simple : Vous pouvez constater que le malade reste porteur d'une double insuffisance mitrale et aortique. De plus, il présente un bruit de galop persistant, qui ne peut s'expliquer que par une perte de tonicité des parois cardiaques, attribuable à des séquelles d'une myocardite qui a laissé diminuée la force de résistance et l'énergie du myocarde.

Au point de vue anatomo-pathologique, la myocardite rhumatismale a été souvent signalée et décrite, dans des cas où la dilatation aiguë du cœur avait été associée à de l'endo-péricardite rhumatismale. C'est à Weill et Barjon (de Lyon) que nous devons, sur ce point, les notions les plus précises. Ils ont observé en pareil cas, chez l'enfant, une myocardite parenchymateuse aiguë qui se caractérisait histologiquement par une *dégénérescence vacuolaire diffuse* des fibres musculaires du cœur, c'est-à-dire par une véritable destruction avec disparition de leur protoplasma. Cliniquement la dilatation aiguë s'était traduite par cette asystolie spéciale avec pâleur, angoisse, crises lipothymiques, rapidement terminée par la mort.

Avec mon chef de laboratoire M. Rabé[1], nous avons pu confirmer, cliniquement et histologiquement, la parfaite description de Weill et Barjon, à l'autopsie d'un jeune homme de seize ans, ayant subi de nombreuses crises antérieures de rhumatisme, et porteur d'une grande insuffisance aortique avec symphyse péricardique. A trois reprises différentes en quelques mois, il fut repris de crises dyspnéiques avec palpitations, douleurs précordiales, angoisse et vomissements. Ces crises coïncidaient avec des augmentations considérables de la matité

1. P. Merklen et M. Rabé, La myocardite parenchymateuse d'origine rhumatismale (*Presse médicale*, 23 février 1901).

précordiale. Chez ce malade la digitale ralentissait le pouls, mais tout en augmentant encore la dilatation cardiaque et sans agir sur la quantité des urines. Il mourut dans une crise et nous

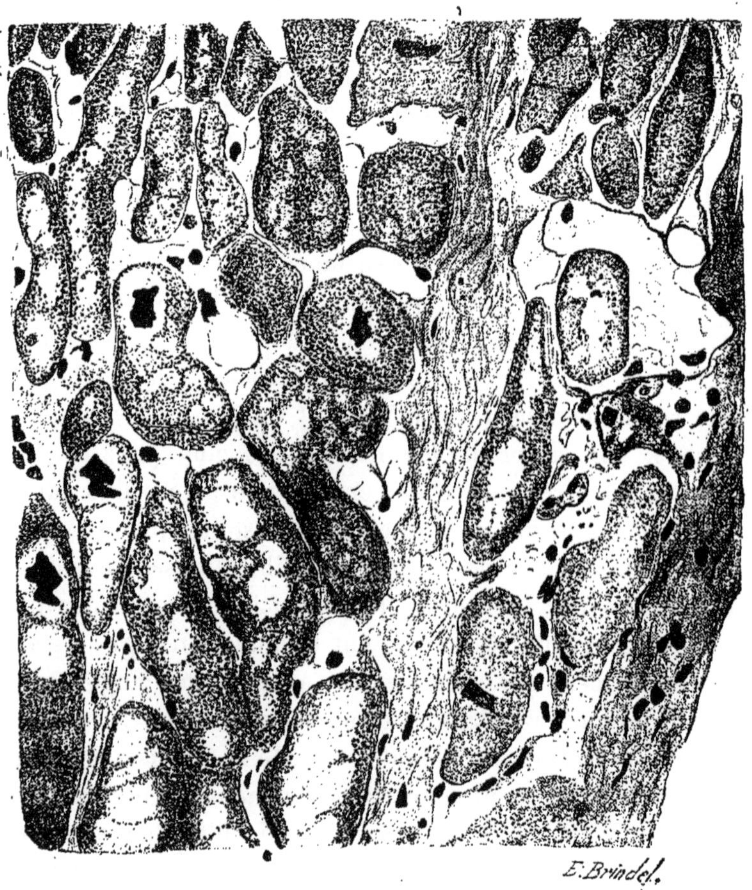

Fig. 20. — *Myocardite parenchymateuse rhumatismale* : Coupe de la paroi du ventricule gauche montrant la sclérose sous-endocardique et l'*altération vacuolaire* des fibres myocardiques (P. Merklen et Rabé).

pûmes constater d'importantes lésions parenchymateuses du myocarde dont aucune fibre n'était entièrement saine. Dans toute l'étendue du myocarde, en effet, il existait de l'atrophie hyperplasmique des fibres avec effacement de la striation transversale, dégénérescence granuleuse et tuméfaction des noyaux. En certaines régions, principalement au niveau du ventricule gauche et de l'oreillette droite, on voyait l'altération vacuolaire avec dissociation segmentaire très prononcée (fig. 20). Sur les coupes des piliers du ventricule gauche et dans toute leur épaisseur, les fibres musculaires avaient complètement disparu, d'où

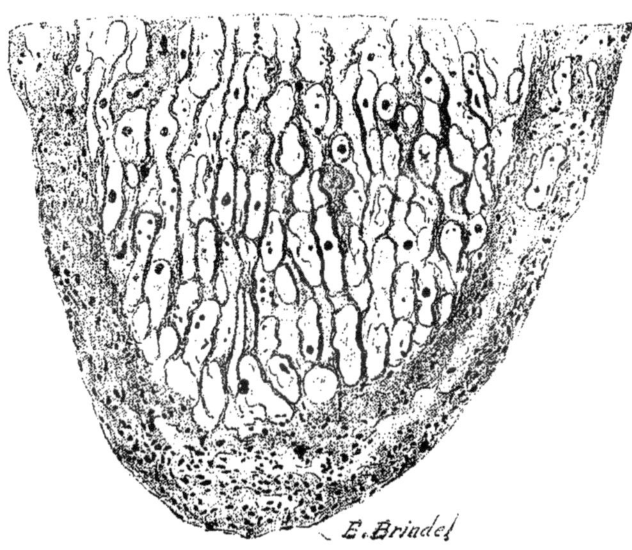

Fig. 21. — *Myocardite parenchymateuse rhumatismale* : Coupe d'un pilier charnu du ventricule gauche; épaississement scléreux sous-endocardique, *état alvéolaire du myocarde* par destruction complète de ses fibres (P. Merklen et Rabé).

production de l'aspect réticulaire ou alvéolaire (fig. 21). Il n'existait qu'un degré peu prononcé de myocardite interstitielle, mais on notait un épaississement scléreux sous-endocardique généralisé.

Comme les faits cliniques ont pu vous le faire deviner, la myocardite rhumatismale n'est pas toujours diffuse, ni destructive, ni mortelle. Elle peut être partielle, légère et, dans une certaine mesure, curable. Aux processus de dégénérescence parenchymateuse succèdent bientôt des lésions inflammatoires interstitielles, des néoformations conjonctives qui aboutissent à la formation, par places, de véritables cicatrices scléreuses. Il y a longtemps que Lancereaux et H. Martin, puis Krehl, nous ont fait connaître, chez les anciens rhumatisants atteints de cardiopathies valvulaires, l'existence de ces foyers de sclérose partielle du myocarde, lesquels ne sont évidemment que les séquelles cicatricielles d'anciens foyers de myocardite rhumatismale. Balzer et Gombault ont signalé des lésions semblables chez des sujets atteints de péricardite chronique avec symphyse.

Ces lésions peuvent, à la vérité, être assez discrètes et localisées pour rester en pratique négligeables. Mais il n'en est pas toujours ainsi, et elles contribuent souvent, comme j'ai eu déjà occasion de vous le dire, à empêcher la compensation des lésions valvulaires, ou à entretenir la faiblesse du cœur dans les symphyses péricardiques.

Je pourrais multiplier les exemples, en vous citant les faits nombreux successivement publiés par les auteurs, ceux notamment de Peter et de Letulle, ceux plus récents d'Henschen. Mais la démonstration me semble faite. Vous savez ce qu'est la dilatation aiguë du cœur au cours du rhumatisme articulaire aigu. Vous savez qu'elle peut exister à l'état isolé ou accompagner l'évolution d'une endo-péricardite.

V. Je n'ai plus qu'un mot à vous dire avant d'en aborder la thérapeutique. Rappelez-vous ce que je vous ai dit des formes fonctionnellement sévères et graves de la dilatation aiguë rhumatismale. Ces formes à évolution rapide constituent en réalité de véritables *asystolies aiguës*, qui n'ont pas eu le temps d'aboutir aux stases et aux hydropisies qui, dans l'esprit de la plupart des médecins, sont inséparables de l'idée du syndrome asystolique. Or vous pourrez observer chez certains malades, porteurs de lésions valvulaires anciennes, des crises de dilatation aiguë du cœur survenues sous l'influence d'une atteinte nouvelle de rhumatisme, et qui se compliquent très rapidement de stase pulmonaire, de stase hépatique, enfin d'infiltration œdémateuse des extrémités.

Cet état d'asystolie contemporain de la crise rhumatismale est manifestement sous la dépendance d'un certain degré de myocardite rhumatismale. Cette *asystolie rhumatismale*, que Bard (de Genève) a appelée avec raison une asystolie inflammatoire, dure souvent plusieurs semaines, aussi longtemps que persistent la fièvre et les arthropathies. Il peut s'agir parfois de ces formes subaiguës et prolongées du rhumatisme, contre lesquelles le salicylate de soude ne se montre guère efficace, et qui ne disparaissent qu'à la longue : l'asystolie persiste alors pour ne disparaître qu'avec elles. Je vois souvent dans cet hôpital une infirmière qui, pendant plus de deux mois, est restée dans mes salles avec des phénomènes asystoliques associés à un état subfébrile et à des douleurs articulaires. Elle a cependant repris ses fonctions anciennes et elle peut les remplir. C'est dire que l'asystolie rhumatismale est curable. Mais elle ne guérit qu'avec la crise rhumatismale qui l'a provoquée.

VI. La dilatation aiguë du cœur d'origine rhumatismale doit être connue et recherchée, parce que la thérapeutique des accidents qu'elle détermine ou qui l'accompagnent n'est efficace qu'autant qu'elle agit directement sur le cœur. Il s'agit, en définitif, d'un état d'insuffisance aiguë du myocarde qui doit être traitée comme toute asystolie aiguë. Je vous rappelle le succès rapide que nous avons obtenu chez notre malade de la salle Cl.-Bernard par l'application immédiate de ventouses scarifiées, puis d'une vessie de glace sur la région précordiale, et par l'administration immédiate d'un demi-milligramme de digitaline. Les accidents, la dyspnée, la cyanose, l'œdème des bases pulmonaires, les vomissements, déjà très amendés au bout de quelques heures, ont cessé en deux jours. Nous avions obtenu, quelques mois avant, les mêmes effets salutaires chez notre malade de la salle des hommes par l'application répétée de sangsues et de ventouses scarifiées sur la région du cœur, et par l'administration de la digitaline.

Les *émissions sanguines de la région précordiale* ont, en effet, dans les complications cardiaques du rhumatisme articulaire aigu, une efficacité consacrée par l'expérience. Elles agissent à la fois sur la congestion inflammatoire des parois du cœur et l'aident à triompher de la stase qui tend à se produire dans ses cavités. Le soulagement qu'elles déterminent est rapide, et l'on voit disparaître, sous leur influence, non seulement la dyspnée, mais l'angoisse et les douleurs précordiales.

L'*application de la vessie de glace* sur la région précordiale a le même effet salutaire. Elle décongestionne et tonifie le cœur, en agissant par la mise en éveil du réflexe cardiaque d'Abrams comme font toutes les excitations vives de cette région éminemment sensible. La vessie de glace peut être appliquée d'une manière permanente ou intermittente. Elle se trouve parfois plus efficace quand on en suspend l'emploi pendant quelques heures au milieu de la journée. Il semble que le myocarde réagisse d'une manière plus vive à l'excitation cutanée, lorsque cette dernière n'est pas continue.

Les émissions sanguines et l'application de la vessie de glace ne sont pas nécessairement indiquées, dans les cas où la dilatation du cœur reste silencieuse. Mais il ne faut pas négliger d'y recourir dès l'apparition des troubles fonctionnels plus ou moins sévères. L'expérience a montré qu'elles sont utiles même dans les formes lipothymiques et syncopales. Mais il va sans dire qu'il faut, dans ces cas, satisfaire aux autres indications. La plus pressante est de relever immédiatement la tonicité cardio-vasculaire par des *injections sous-cutanées* d'huile camphrée, d'éther, de spartéine. Ces dernières se montrent particulièrement efficaces.

Quelques médecins redoutent de recourir à l'usage de la *digitale* dans les formes graves de la dilatation aiguë du cœur. Cette crainte n'est pas justifiée. Nous avons pu nous assurer plusieurs fois, par la recherche du réflexe cardiaque d'Abrams, que la matité considérable qui caractérise la dilatation aiguë rhumatismale se réduit notablement sous l'influence du massage léger, ou des frictions de la région précordiale. Il s'agit donc d'une *dilatation réductible*, ce qui veut dire que le myocarde, malgré son état asthénique apparent, est capable encore de réagir aux excitations. C'est dire que la digitale se trouve le plus souvent indiquée. Elle peut échouer parfois, quand le myocarde a subi une dégénérescence profonde et diffuse, mais je ne crois pas qu'il puisse avoir d'inconvénient vrai à l'administrer, à la condition de n'en user qu'avec modération. Les petites doses sont indiquées surtout dans les formes syncopales. Celles-ci sont justiciables avant tout des injections sous-cutanées de spartéine, mais il serait fâcheux de se priver du bénéfice possible de la digitale. Le risque est nul et l'avantage peut être suffisant à la dose d'un dixième de milligramme de digitaline, une ou deux fois par jour.

Le traitement de la dilatation cardiaque n'est pas tout. Il faut e préoccuper du traitement général de la maladie rhumatismale, et voilà soulevée cette question souvent controversée : faut-il continuer ou suspendre l'usage des préparations salicylées, quand surviennent les troubles fonctionnels et les signes de la dilatation aiguë du cœur?

En ce qui me concerne, *je n'hésite pas à en suspendre l'emploi*, et cela pour plusieurs raisons. Il est à remarquer tout d'abord que le médicament s'est généralement montré inefficace, que c'est en plein traitement salicylé, après plusieurs jours d'emploi interrompu du salicylate de soude à doses plus ou moins élevées, sans détente notable ni des douleurs, ni de la fièvre, qu'éclatent les accidents cardiaques. Il s'agit sans doute de formes spéciales de l'infection rhumatismale, parfois de toxémies profondes d'emblées, sur lesquelles le médicament n'a pas de prise. Le salicylate n'est pas d'ailleurs responsable des accidents cardiaques ou cérébraux qui se produisent, car ces accidents ont été observés bien avant l'époque où l'on a commencé à traiter le rhumatisme articulaire aigu par le salicylate de soude; mais il me paraît évident qu'il les entretient ou les aggrave. Voyons d'ailleurs les faits.

La malade de la salle Claude-Bernard prenait du salicylate de soude à la dose de 4, 5 et 6 grammes par jour, quand a éclaté sa crise cardiopulmonaire. Malgré cela sa température était restée stationnaire à 39, et ses douleurs avaient peu diminué. La suspension du salicylate de soude remplacé par le sulfate de quinine, non seulement n'a pas eu d'inconvénients, mais a été heureuse. A partir de ce moment tous les accidents, fièvre, arthropathies, accidents cardiaques, ont rétrocédé. J'ai vu les même effets favorables de la substitution de la quinine au salicylate de soude chez notre infirmier de la salle des hommes : lui aussi avait été pris de phénomènes, pour une part imputables à une dilatation aiguë du cœur, en plein traitement salicylé. Lui aussi a manifestement bénéficié du traitement quinique.

Un de nos auditeurs habituels, qui a eu, il y a quelques années, une crise grave de rhumatisme cardiaque, a bien voulu me communiquer le résumé de sa propre observation, tel qu'il lui a été envoyé par son frère, médecin des plus distingués, qui lui donnait ses soins en cette occasion. Il me permettra de lire intégralement la lettre de son frère, car je considère ce document comme d'un extrême intérêt pratique :

« Tu t'es mis au lit avec 40°3, et des symptômes articulaires très intenses. Dès le second jour, je constatai 40°7 avec phénomènes bulbaires (respiration de Cheyne-Stokes), pouls rapide, intermittent (une pulsation environ manquant sur 7) avec des irrégularités de fréquence.

« A l'examen du cœur, dès ce second jour, la matité précordiale était augmentée, la pointe se sentant sous le doigt étalée, douloureuse; à l'auscultation, léger dédoublement au voisinage de la pointe, second bruit sourd à l'orifice aortique. C'est ce jour-là que le salicylate de soude t'a été donné très prudemment, — parce que deux fois déjà, dans de semblables cas avec toxémie d'emblée, le salicylate m'avait donné des ennuis et paru provoquer de la défaillance du cœur —.

« Je t'ai donné trois cuillerées de solution de salicylate de soude, contenant chacune 0,25 centigrammes, à 6 heures d'intervalle chacune. Les deux premières cuillerées avaient été prises en mon absence et le soir, lorsque je rentrai, on me fit part des angoisses que tu avais éprouvées après avoir pris la potion. Croyant que ce qu'on me racontait était exagéré, je t'ai ausculté avant de te donner la troisième cuillerée, et quelque temps après : mais j'ai été alors absolument terrifié en constatant que le pouls, qui était jusqu'alors rapide, dépressible, mais peu irrégulier, *changeait considérablement 10 minutes environ après l'administration du médicament.* Il devenait tout à fait irrégulier, sans rythme aucun : quelques coups précipités, puis des arrêts courts ou prolongés; à l'auscultation, des contractions tellement incomplètes qu'on ne pouvait définir aucun bruit. Le facies était blême, et vraiment j'ai eu peur.

« Le lendemain, pareil essai a été tenté dans la pensée que le salicylate — à si faible dose! — était peut-être étranger à cet accident : même résultat dramatique.

« Le salicylate a été alors rayé de la médication et remplacé par la quinine qui, si elle n'a pas empêché des températures extrêmes et prolongées pendant des semaines, a du moins agi favorablement en remplissant le pouls.

« Plus tard, vers le 15e jour, alors que la température était excessive, on s'est trompé et on t'a donné une cuillerée à soupe de la potion de salicylate de soude au lieu d'une autre potion. On est venu me chercher en hâte et je t'ai trouvé en état syncopal sans pouls et avec une respiration rare. Tu sais le mal que nous avons eu à te faire revenir (éther, trinitrine, spartéine, cette dernière ayant un effet remarquable chez toi).

« Donc le salicylate de soude tendait nettement à arrêter ton cœur, et cela malgré l'intégrité du rein. J'aurais cru à une sensibilité particulière de ta part pour le salicylate, si depuis, en d'autres cas où le myocarde et les centres nerveux se trouvaient aussi touchés, je n'avais assisté à de semblables accidents. J'ai donné alors de la quinine, toujours avec succès lorsque le rein était suffisant. »

Je ne crois pas, après ce que je viens de vous lire, que le doute soit possible. Quand, au cours d'une crise de rhumatisme articulaire aigu, vous constaterez les signes de la dilatation cardiaque, votre devoir sera de supprimer immédiatement le traitement salicylé et de le remplacer par le traitement quinique. La quinine, on ne saurait trop le rappeler, est le seul des antipyrétiques qui ait simultanément une action tonique, surtout sur l'appareil nerveux du cœur. Elle peut être inefficace contre les arthropathies ; mais elle n'est jamais nuisible, et le plus souvent elle se montre utile comme neurotonique.

La dilatation aiguë du cœur ou du moins l'état myocardique qui l'a déterminée peut avoir des suites prolongées ou éloignées. L'asthénie générale et cardiaque survit quelquefois à la maladie, et le malade reste pendant des semaines et des mois sans force, et en état d'insuffisance cardiaque chronique. C'est alors que se pose la question d'une cure thermale dont les bénéfices ont été bien mis en évidence ces dernières années. Deux catégories d'eaux thermales se montrent en pareil cas efficaces, les eaux hyperthermales comme celles de Bourbon-Lancy et de Néris, qui agissent particulièrement sur l'élément rhumatismal, ou bien les cures de bains carbogazeux comme on les prend à Royat ou à Nauheim. Ces bains exercent sur le myocarde une action particulièrement tonique. Ils constituent une précieuse ressource qui peut en bien des cas assurer la guérison définitive de l'état fonctionnel du cœur.

LEÇON X

DILATATION HYPERTROPHIQUE DE TRAVAIL AVEC ATHÉROME CHEZ UN TERRASSIER. INSUFFISANCE CARDIAQUE ET ASYSTOLIE SANS LÉSIONS VALVULAIRES

I. Observation d'un terrassier de soixante et un ans, vigoureux, ayant fourni toute sa vie un travail considérable. Insuffisance cardiaque et crises asystoliques depuis quatre ans; gros cœur, athérome aortique, gros foie; tension artérielle 18 à 20.

II. *L'hypertrophie cardiaque de travail* (Corvisart) : le cœur chez les animaux de course, chez les gymnastes (Potain et Vaquez), chez les sportifs (Henschen), chez certains ouvriers faisant des travaux de force.

III. Diagnostic différentiel de la dilatation simple et de la dilatation avec hypertrophie.

IV. Causes de la *dilatation hypertrophique* : l'insuffisance aortique, la symphyse; *cœur de bière* ou dilatation hypertrophique d'origine pléthoro-alcoolique; cœur des gros mangeurs.

V. *La dilatation hypertrophique de surmenage*, chez les mineurs de Cornouailles, chez les bûcherons de Tubingen, chez les soldats en campagne, chez les terrassiers.

VI. Retentissement sur le cœur de l'athérome et de l'artériosclérose. Le malade est-il artérioscléreux?

VII. Sa polyurie est liée à l'état hyposystolique et au régime lacté partiel. Parallélisme habituel des éliminations aqueuse et chlorurée. Le régime déchloruré amène de l'hypochlorurie avec conservation de la polyurie. Les éliminations d'urée.

VIII. Thérapeutique : le repos; les bains et le massage précordial; la limitation et non l'interdiction du travail. Hygiène alimentaire et régime hypochloruré.

Messieurs,

I. Je vous présente un terrassier, qui, comme vous le voyez, porte aisément ses soixante et un ans. C'est un homme grand, d'aspect robuste, à peine grisonnant. Depuis quatre ans, il a fait à maintes reprises des séjours plus ou moins prolongés à l'hôpital pour des troubles dyspnéiques. C'est ainsi que, l'hiver dernier, il y a passé, en trois fois, presque tous les mois d'hiver, et nous le voyons revenir cette année, avec l'arrivée des premiers froids.

Il montre cependant une énergie remarquable. Je l'ai vu, à chacun de ces séjours, à peine remis, quitter le service pour reprendre la pioche. Il a passé l'été dernier et celui qui l'a précédé, à creuser le Métropolitain.

Le voici de nouveau en pleine crise asystolique, avec de la dyspnée, de la congestion passive du foie et de l'œdème des membres inférieurs. Déjà, l'an dernier, ces symptômes étaient survenus vers la même époque, en janvier, après six jours d'un travail excessif, et surtout intempestif, étant donné le froid rigoureux qui régnait à ce moment.

Son histoire est intéressante. Fils de vignerons robustes et morts à un âge avancé, lui-même grand et bien charpenté, il a fourni depuis son enfance une somme de travail peu commune. Dès l'âge de onze ans, il va aux champs et aux vignes, pendant douze, quatorze heures par jour. De dix-huit à trente-cinq ans, il travaille dans les carrières à détacher des blocs de pierre, à les transporter sur des civières, à porter sur ses épaules des rails et des poutres. A partir de trente-cinq ans, il change plusieurs fois d'occupations, travaillant à la fondation des piles de ponts, revenant ensuite à ses carrières, puis faisant des terrassements pour la construction d'une ligne de chemin de fer. Dans ces dernières années, il est chef de chantier, d'abord à la construction de la gare du Champ-de-Mars, puis au Métropolitain. Mais, tout en surveillant, il continue à manier la pelle et la pioche pendant ses dix à douze heures par jour. Le travail manuel est devenu pour cet homme une habitude et presque un besoin.

Il y a suffi pendant de longues années, grâce à une véritable suralimentation, surtout en pain. Il lui en fallait quatre livres par jour. Il buvait relativement peu pour un terrassier : un litre et demi de vin par jour, et de temps en temps une goutte d'eau-de-vie de marc. Depuis qu'il est malade, il a d'ailleurs réduit sa ration de vin ; et il ne fume plus, alors qu'il dépensait chaque jour dix sous pour son tabac.

En résumé, il a toujours été un grand travailleur et un gros mangeur. Son cœur s'était naturellement développé en proportion du travail qu'il avait à fournir, mais il n'en devait pas moins subir, l'âge venant, les conséquences fâcheuses d'un surmenage prolongé.

Depuis une vingtaine d'années, il avait des palpitations, mais il n'y prêtait aucune attention. C'est il y a quatre ans qu'il dut interrompre pour la première fois ses occupations, quand l'insuffisance cardiaque se manifesta chez lui par de la dyspnée. Il eut d'abord une hémoptysie, puis une oppression progressive. A la simple dyspnée d'effort succéda au cours de l'hiver la dyspnée continue avec obligation de passer la nuit assis sur son lit. Il quitta alors son travail et fit un premier puis un deuxième séjour à l'hôpital. C'est dans mon service qu'il vint pour sa deuxième hospitalisation.

Il y fit un long séjour l'hiver dernier, au cours duquel nous eûmes le loisir de l'étudier complètement. Paraissant remis dans la limite du possible, il nous quitta en juillet dernier, et il put fournir cinq grands mois de travail toujours dur. Il n'avait jamais cessé cependant d'avoir de petits accès d'étouffements nocturnes, accès dont j'ai eu l'occasion à plusieurs reprises de vous montrer l'importance comme signes d'insuffisance cardiaque déjà prononcée. Depuis un mois il se sent plus oppressé et il a vu reparaître l'œdème malléolaire.

Lorsque je l'examinai pour la première fois, il avait un gros cœur, un gros foie, une aorte dilatée et athéromateuse, des artères radiales également dilatées et rigides, une légère hypertension artérielle, de la polyurie sans albuminurie ni signes d'insuffisance rénale.

Il avait de plus, chaque fois qu'il entra à l'hôpital, de l'œdème de la base des poumons et un peu d'œdème malléolaire qui disparurent toujours au bout de quelques jours de

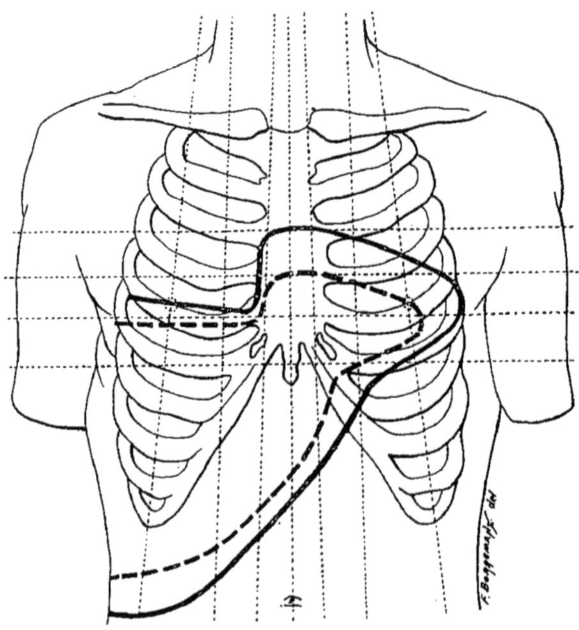

Fig. 22. — Dilatation hypertrophique et athérome par surmenage professionnel. Hyposystolie sans arythmie. Matité cardio-hépatique avant et après cinq minutes de massage par tapotements de la région précordiale.

repos. Ce qui n'a jamais beaucoup varié, c'est sa matité cardiaque qui, même dans les périodes où l'état fonctionnel est satisfaisant, ne descend jamais au-dessous de 17 centimètres comme diamètre transversal, de 12 à 13 comme diamètre vertical (fig. 22). Cette matité traduit une augmentation de volume qui porte à la fois sur les deux ventricules. Le choc de la pointe est exagéré comme intensité et comme étendue; il est perceptible à la vue et au palper vers l'aisselle, dans le sixième ou le septième espace, et à 6 centimètres environ du mamelon. La matité aortique déborde de 2 centimètres le bord droit du sternum.

L'auscultation ne révèle aucun bruit de souffle, mais quelques irrégularités, ou plutôt inégalités du rythme, sans accélération notable, et seulement quand le malade est fatigué; la seule particularité significative est l'éclat clangoreux du deuxième bruit aortique, dû à l'athérome de l'aorte et des valvules sigmoïdes. Le foie est toujours gros, sa matité mesurant 16 à 17 centimètres sur la ligne mamelonnaire pendant les périodes asystoliques. Sous l'influence de la thérapeutique, il rétrocède facilement à 14 et même à 13 centimètres. Au début il n'était pas douloureux, mais il l'est devenu depuis, à chaque nouvelle congestion passive, et surtout au lobe gauche.

La tension artérielle a longtemps oscillé de 18 à 20 au sphygmomanomètre de Potain, ce qui n'avait rien d'excessif pour un gros mangeur à artères dures et rigides, à cœur hypertrophié. A chaque séjour, sous l'influence du repos, la tension baissait à 17 environ. L'été dernier, lorsqu'il nous quitta très amélioré par une série de bains chlorurés et par un régime prolongé, sa tension s'était abaissée au chiffre de 15.

Tel est l'état du malade dans l'intervalle de ses crises. Vous le voyez aujourd'hui en plein accès dyspnéique, avec tous les signes d'une asystolie commençante. Il n'a quitté son travail qu'hier soir à six heures, déjà oppressé. En rentrant chez lui, saisi sans doute par le froid, il s'est senti plus souffrant, très dyspnéique, et il n'a presque pas uriné de toute la nuit. Cette coïncidence de l'orthopnée et de l'oligurie est significative; ce sont les signes précurseurs de l'asystolie. Et, en effet, la matité cardio-hépatique a de nouveau augmenté : le cœur mesure 18 centimètres dans le sens transversal, le foie 18 centimètres sur la ligne verticale mamelonnaire. Le pouls est accéléré à 120. L'auscultation révèle des râles aux deux bases, et le malade accuse une tension douloureuse du foie. Il présente enfin un léger œdème des membres inférieurs. Ces accidents, vous le verrez, vont rapidement céder à la thérapeutique, et dans peu de jours cet homme se retrouvera dans son état habituel, celui d'un athéromateux avec un gros cœur.

II. Le diagnostic qui vient tout d'abord à l'esprit est celui d'*athérome aortique et artériel* avec *hypertrophie secondaire du cœur*. Mais c'est là un diagnostic incomplet, et qui établirait à tort une relation de cause à effet entre l'athéromasie artérielle et le développement exagéré du myocarde. Nombreux sont en effet les athéromateux dont le cœur est à peine augmenté de volume; la perte de l'élasticité artérielle impose bien au cœur un petit surcroît de travail, mais l'hypertrophie qui en résulte est généralement modérée. Or il s'agit, chez notre malade, nous l'avons dit, d'un *très gros cœur*.

Ce volume exagéré ne tiendrait-il pas, au moins pour une part, à une *hypertrophie fonctionnelle*? Cela est possible, car, depuis son jeune âge, notre malade a fourni un travail musculaire considérable, travaillant douze et quatorze heures par jour du métier dur de carrier et de terrassier. Aujourd'hui encore, malgré les troubles fonctionnels auxquels il est sujet, malgré son état hyposystolique permanent depuis trois ans, il produit une somme de labeur peu commune, comme terrassier et comme chef de chantier, tenant la pique et la pelle pendant douze heures par jour sans en éprouver de fatigue notable. Cette remarquable capacité fonctionnelle d'un cœur malade ne se peut comprendre que par la persistance, au moins partielle, des effets compensateurs d'un myocarde physiologiquement hypertrophié, de ce que l'on désigne sous le nom d'*hypertrophie cardiaque de travail*.

L'hypertrophie de travail a été simplement et parfaitement définie par Corvisart : « Le cœur, ainsi que tous les autres muscles du corps humain, est susceptible de prendre un accroissement plus marqué, une consistance plus solide, une force plus considérable, par la continuité et surtout par l'énergie plus grande de son action ». L'hyperactivité du myocarde amène son hypernutrition qui se traduit, macroscopiquement, par l'épaisseur plus grande des parois cardiaques, et au microscope, par un diamètre plus grand des faisceaux musculaires primitifs lesquels peuvent atteindre le double de leur diamètre normal (25 à 30 μ au lieu de 15 à 24 μ). Il va sans dire que cette hypernutrition n'est possible que si la santé générale est bonne, l'alimentation régulière et suffisante. De plus, elle ne se produit que sous l'influence d'exercices physiques progressivement augmentés et non après un surmenage accidentel qui dilate le cœur sans faciliter son hypertrophie. En un mot, *elle est la conséquence de l'entraînement*, c'est-à-dire de l'*adaption du muscle cardiaque aux besoins circulatoires d'un appareil moteur particulièrement actif.*

Quelques exemples vous montreront tout l'intérêt qui s'attache à l'étude de l'hypertrophie cardiaque de travail.

L'examen du *cœur dans la série animale* en démontre la réalité et le rôle. D'après les recherches de Bergmann, faites à l'instigation de Bollinger, les animaux sédentaires, comme le cochon ou la vache, ont un cœur relativement plus petit que ceux qui se livrent à la course, comme le cheval, le chien, le lièvre, le cerf et le chamois. Le poids relatif du cœur du cerf est deux fois plus élevé que celui de l'homme, deux fois et demi plus que celui du cochon. Les oiseaux à vol rapide ont le cœur quatre à cinq fois plus gros que celui de l'homme, relativement à la masse du corps.

Chez l'homme même, le volume et la puissance du myocarde sont manifestement augmentés par son fonctionnement. La *gymnastique* entraîne progressivement le développement hypertrophique du cœur, ainsi que Potain et Vaquez l'ont établi en mesurant la matité cardiaque des soldats faisant de la gymnastique, les uns avec modération, les autres, comme dans certaines écoles spéciales, avec entraînement. Ils ont pu constater ainsi que le volume du cœur était d'autant plus grand que les hommes s'étaient soumis à un exercice plus considérable et plus répété, et que ce volume croissait en proportion de l'ancienneté de cette pratique.

Le cœur se développe de même sous l'influence des *exercices sportifs*, toujours sous la réserve d'un entraînement progressif. Henschen (d'Upsala) l'a constaté en examinant les hommes de divers âges qui, en Suède, prennent part aux courses en patins de neige (*skidlauf*). Chez les sujets qui s'y livrent avec excès ou sans entraînement préalable, on peut observer une dilatation aiguë du cœur; mais les vieux coureurs, ceux notamment qui arrivent les premiers dans les courses, ont normalement de gros cœurs, des cœurs physiologiquement hypertrophiés.

Si les coureurs, les gymnastes, ont de gros cœurs, il n'est pas surprenant qu'il en soit de même chez les ouvriers dont la profession exige des efforts musculaires répétés. Ainsi en est-il des bateliers, des charpentiers, des boulangers. J'ai deux fois observé chez des bouchers une hypertrophie cardiaque considérable, en l'absence de tout trouble morbide. Les terrassiers ont aussi de gros cœurs. Notre malade en est un exemple, mais je m'empresse d'ajouter qu'il n'a pas seulement de l'hypertrophie, mais qu'un certain degré de dilatation s'est associé, depuis plusieurs années déjà, à l'hypertrophie cardiaque de travail.

III. L'adjonction à l'hypertrophie, de la dilatation cardiaque par surmenage, réalise un état mixte et complexe que l'on désigne sous le nom de *dilatation hypertrophique* et qu'on peut arriver en clinique à distinguer assez aisément de l'hypertrophie pure.

Celle-ci n'est pas une maladie : c'est seulement une manière d'être, qui se traduit uniquement par une augmentation de la matité du cœur et par sa plus grande capacité fonctionnelle. Sans que l'on puisse établir à cet égard aucun chiffre précis, la matité cardiaque n'est augmentée dans l'hypertrophie pure que dans des limites modérées; elle n'est ni doublée, ni surtout triplée. Le choc de la pointe n'est ni dévié, ni exagéré comme étendue et comme intensité. D'autre part, l'hypertrophie pure, loin de donner lieu à de la dyspnée d'effort, et à plus forte raison à de l'oppression nocturne, permet au contraire de faire, sans malaise, des efforts ou des travaux musculaires irréalisables pour des sujets non entraînés.

La dilatation augmente les dimensions du cœur beaucoup plus que l'hypertrophie, particulièrement les dimensions transversales. Or les décalques de la matité cardiaque chez notre malade montrent d'eux seuls que son cœur est dilaté. D'autre part, la dyspnée d'effort, les râles d'œdème pulmonaire, la congestion permanente du foie indiquent un certain degré de stase veineuse, et partant une dilatation déjà assez prononcée.

Par contre, l'exagération du choc de la pointe et la force des battements du cœur plaident en faveur de l'existence simultanée d'une notable hypertrophie. S'il y avait, d'ailleurs, dilatation sans hypertrophie, le malade serait dans l'impossibilité absolue de travailler, et surtout de faire, comme ici, des journées de travail de douze heures. Aussi est-il légitime de considérer que l'augmentation de volume du cœur est liée chez notre terrassier à la fois à l'hypertrophie et à la dilatation.

IV. La dilatation hypertrophique du cœur s'observe dans divers cas à titre de lésion concomitante. L'insuffisance aortique en est une cause, mais la dilatation hypertrophique est alors limitée au ventricule gauche. Elle occupe, par contre, les deux ventricules dans la symphyse cardiaque. Notre malade ne présentant aucun des signes de ces affections, l'on peut penser au type clinique décrit par les auteurs allemands sous le nom impropre d'*hypertrophie idiopathique du cœur*, type qui comprend des cas assez dissemblables.

C'est tout d'abord le gros cœur des buveurs et des gros mangeurs que les médecins de Munich, Bollinger et Bauer, ont appelé *cœur de bière*, parce qu'ils l'ont surtout observé chez les grands buveurs de bière. Notre malade a-t-il un cœur de bière, ou, pour être moins exclusif, une *dilatation hypertrophique du cœur d'origine pléthoro-alcoolique?* On observe, en effet, cette affection chez les grands buveurs de bière de Munich, qui absorbent jusqu'à 12 litres par jour, mais on l'observe aussi chez les grands buveurs de vin et chez les gros mangeurs à profession sédentaire.

Deux éléments interviennent pour produire la dilatation et l'hypertrophie du cœur : l'ingestion continue et immodérée de boissons et d'aliments qui détermine un état de pléthore habituel de l'appareil circulatoire, et, d'autre part, l'action de l'alcool et des poisons alimentaires sur le myocarde et les vaisseaux. Cette action est double : hypertensive et parésiante. Maximovitsch et Rieder ont constaté que si l'ingestion de tout liquide augmente momentanément la pression artérielle et la fréquence du pouls, cette augmentation ne dure qu'une demi-heure quand il s'agit d'un litre d'eau, tandis qu'elle disparaît seulement au bout de deux heures quand c'est un litre de bière ou un mélange à parties égales d'eau et de vin. Huchard considère que les toxines alimentaires ont la même influence nocive. Les grands buveurs de bière, les grands buveurs de vin et les gros mangeurs sont donc en état presque permanent de pléthore et d'hypertension artérielle : d'où pour le cœur une surchage et un surcroît de travail.

Mais, de plus, l'alcool agit directement sur le myocarde, dont il diminue la tonicité et facilite la dilatation asthénique. Le cœur des grands buveurs se dilate donc facilement sous cette double influence; mais, en même temps, il s'hypertrophie pour lutter contre l'obstacle artériel, du moins autant que le lui permet l'état de nutrition de son myocarde. Les choses se passent ainsi pendant des années, dilatation et hypertrophie augmentant parallèlement jusqu'au jour où, la nutrition s'altérant, le cœur et les artères subissant quelque dégénérescence, la surcharge devenant trop grande ou les poisons trop asthénisants, la dilatation l'emporte, entraînant à sa suite les stases veineuses pulmonaire et générale, c'est-à-dire l'hyposystolie et l'asystolie.

Il est possible que, pour une certaine part, notre malade ait de la dilatation hypertrophique par pléthore. Gros mangeur, il l'a été et il le reste, mais surtout gros mangeur de pain, ce qui était une nécessité pour un terrassier travaillant douze et quatorze heures par jour. Or, si l'ingestion immodérée d'aliments est nocive pour le sédentaire, elle ne l'est pas pour l'ouvrier. Par contre, il buvait 1 litre 1/2 de vin par jour, et quelquefois une goutte d'eau-de-vie de marc, ce qui était moins inoffensif pour son appareil circulatoire. Enfin il fumait beaucoup, ce qui pouvait contribuer à affaiblir son myocarde, le tabac étant un poison à la fois hypertenseur et parésiant du cœur. Toutefois, ces influences ne semblent avoir été qu'accessoires et je crois bien que si *la cause principale de son hypertrophie cardiaque a été le travail professionel, la raison de sa dilatation doit être avant tout recherchée dans le surmenage.*

V. J'ai déjà eu l'occasion, au début de ces leçons, de m'étendre devant vous sur le rôle du surmenage, comme facteur de dilatation cardiaque et d'asystolie. Nous avons vu que le surmenage du cœur pouvait être violent et accidentel, produisant une dilatation aiguë, une asystolie aiguë, syndrome que l'on désigne habituellement sous le nom de *cœur forcé*. Nous avons vu aussi que le surmenage prolongé, par exemple chez l'ouvrier qui se livre à des travaux pénibles, finit par épuiser les forces de réserve du myocarde. Les effets du surmenage se combinant avec ceux des intoxications, des maladies et de l'âge, déterminent à la longue la dilatation, l'insuffisance cardiaque, puis l'asystolie à répétition ou même l'asystolie chronique.

Ainsi se produit la *dilatation hypertrophique du cœur par surmenage* professionel, type clinique qui vient se placer nosographiquement à côté de la dilatation hypertrophique d'origine pléthoro-alcoolique, et qui même a été connue antérieurement à ce dernier type. Corvisart l'avait décrit sous le nom d'*anévrysme actif du cœur* ou *avec épaississement de ses parois*, et il en avait indiqué l'étiologie : « L'anévrysme actif est ordinairement la suite d'une lésion aiguë ou insensiblement née de l'organe central de la circulation, causée par un effort violent, un exercice immodéré longtemps continué, la course, la lutte, l'acte vénérien, l'équitation, le port des fardeaux, l'usage des instruments à vent,... la danse forcée, une contusion extérieure, les affections morales vives, les aliments succulents, l'usage et l'abus du vin, des liqueurs, etc. ».

Les travaux de Bouillaud, le rôle prédominant qu'il attribuait aux lésions valvulaires comme causes des maladies du cœur, firent momentanément oublier ce facteur étiologique non moins important, le surmenage. Il fut remis en évidence par des observateurs qui vivaient au milieu d'ouvriers particulièrement exposés à en subir les effets et les conséquences. Peacock, dès 1865, avait décrit, sous le nom d'*hypertrophie du cœur des mineurs de Cornouailles*, la dilatation hypertrophique observée chez des mineurs fatigués par l'ascension ininterrompue d'échelles pendant plusieurs heures par jour, et sujets à des troubles dyspnéiques vulgairement dénommés asthme des mineurs. Plus tard Münzinger (1877) signala la dilatation *hypertrophique du cœur des bûcherons de Tübingue* (das Tübinger Herz) développée sous la triple influence de l'hérédité, du surmenage physique, et d'une hygiène alimentaire défectueuse. Plusieurs observateurs, da Costa, Myers, Fræntzel, avaient déjà étudié la dilatation simple ou hypertrophique *du cœur par marche forcée en temps de guerre* caractérisée par des troubles plus ou moins accusés d'insuffisance cardiaque, qui surviennent chez les soldats débiles ou épuisés sous l'influence de marches prolongées.

Ces divers types cliniques ont été synthétisés par Seitz, sous la dénomination commune de *surmenage cardiaque* (Ueberanstrengung des Herzens).

On pourrait décrire, à côté du cœur des mineurs et des bûcherons, *le cœur des terrassiers*. C'est toujours la même affection, la même combinaison d'hypertrophie de travail et de dilatation de fatigue. Notre terrassier a le gros cœur des surmenés avec ses inconvénients, mais aussi sa tolérance et ses immunités. Son cas n'est d'ailleurs pas exceptionnel. J'ai vu d'autres terrassiers également atteints de dilatation hypertrophique du cœur par surmenage, venant de temps en temps se reposer à l'hôpital parce que leur dyspnée devenait trop gênante ou qu'ils avaient un peu d'œdème des jambes, et se remettant après quelques semaines ou quelques mois, pour reprendre leur dur métier. Ce ne sont que de demi-malades, des infirmes intermittents, dont la survie est souvent longue, tant que quelque complication rénale, artérielle ou pulmonaire ne vient pas aggraver leur situation. Cela, ils le doivent à l'hypertrophie cardiaque de travail qui, dans une certaine mesure, compense leur dilatation de surmenage. Mais ils en perdent progressivement le bénéfice quand le myocarde et les artères s'altèrent. Or, ces altérations sont la conséquence presque fatale de leur surmenage cardio-artériel et de leur genre de vie.

VI. Notre terrassier présente, avec les signes de la dilatation hypertrophique, les stigmates d'un athérome artériel évident. Son aorte est dilatée; ses valvules sigmoïdes aortiques, probablement infiltrées de sels calcaires, déterminent, quand elles s'abaissent, le deuxième bruit clangoreux propre à l'athérome aortique; les artères radiales sont dilatées et dures, rappelant la comparaison classique avec des tuyaux de pipe.

Cet athérome artériel peut être envisagé à la fois comme effet et comme cause. *Parmi les facteurs étiologiques de l'athérome, le surmenage physique tient une des premières places.* C'est une loi de pathologie générale que les dégénérescences et les inflammations chroniques se portent avec prédilection sur les organes en état de constante hyperactivité. Or la première conséquence du surmenage est l'hyperactivité circulatoire, et il n'est pas surprenant que les localisations de l'athérome se fassent sur les vaisseaux qui président à l'irrigation des muscles ou des organes soumis à l'hyperfonctionnement : pour le manouvrier, ce sont l'aorte et les artères des membres, particulièrement des membres du côté droit.

Il va sans dire que l'hyperactivité fonctionnelle n'est pas suffisante à elle seule pour déterminer l'athérome; mais elle favorise l'action des poisons hétérochtones ou autochtones toujours charriés par le sang. Parmi les poisons hétérochtones, les plus nocifs sont l'alcool, le tabac, les toxines alimentaires. Les poisons autochtones sont les déchets de dénutrition dus aux maladies accidentelles, à l'arthritisme, à la sénilité, aux fatigues répétées. En éviter absolument la présence dans le sang est chose impossible; c'est tout au plus si nous pouvons en réduire la quantité, en faciliter l'élimination, en prévenir les injures.

Il est à croire que l'usage prolongé du tabac et peut-être aussi les atteintes paludiques qui l'ont frappé à plusieurs reprises ne sont pas étrangères à la dégénérescence artérielle de notre malade. Il ne faut pas oublier enfin qu'il a soixante ans, ce qui est un âge relativement avancé pour un terrassier. Son athérome n'a donc rien qui doive surprendre.

Mais si cet athérome est, dans une certaine mesure, la conséquence de son surmenage cardioartériel, il en est devenu aussi une cause. A ce degré, l'athéromasie artérielle impose au cœur un surcroît de travail. La physiologie nous enseigne, en effet, que l'élasticité artérielle facilite son fonctionnement, tandis que la rigidité des artères le contrarie. Il en résulte donc une cause nouvelle d'affaiblissement du cœur, qui intervient, quoique secondairement, pour diminuer progressivement le bénéfice de l'hypertrophie.

Vous attendiez peut-être que je prononce, à propos de ce malade, le nom si communément employé aujourd'hui d'artériosclérose? C'est à dessein que je m'en suis abstenu, et je dois vous en dire la raison. Le terme artériosclérose a une signification anatomique et une signification clinique. En anatomie pathologique, c'est une expression générale qui s'applique à toutes les inflammations chroniques des artères, qu'elles soient partielles ou généralisées, localisées aux grosses ou aux petites artères. En clinique, il faut entendre sous la dénomination d'artériosclérose l'altération sténosante ou oblitérante des petites artères qui, d'une part, entravant le libre cours du sang, entraîne souvent une augmentation considérable de la pression dans les grosses artères et qui, d'autre part, peut déterminer des dégénérescences viscérales d'origine dystrophique. Il en résulte particulièrement, du côté du cœur, une sclérose myocardique plus ou moins diffuse qui s'associe à l'hypertrophie fonctionnelle pour former ce que MM. Rigal et Juhel-Rénoy ont décrit sous le nom de *myocardite chronique hypertrophique*. Du côté du rein, l'artériosclérose provoque des phénomènes d'insuffisance rénale précoce avec albuminurie légère, imperméabilité aux diverses substances excrémentitielles, et elle retentit sur l'état cardiaque par l'intermédiaire de l'hypertension artérielle.

Le gros cœur de l'artérioscléreux est un cœur qui ne permet pas les efforts physiques. Il est souvent le siège d'un bruit de galop, signe physique de première importance qui se constate aux diverses périodes de l'artériosclérose, non seulement lorsqu'il existe de l'hypertension, mais encore même lorsque celle-ci a cédé tardivement la place à l'hypotension. Comme l'a montré M. Huchard, c'est un signe qui s'exagère sous l'influence de quelques pas rapides qui augmentent la dilatation cardiaque. Aussi doit-il être considéré, avant tout, comme traduisant la faiblesse et la dilatabilité cardiaques secondaires à l'imperméabilité rénale. Or nous n'avons jamais pu mettre en évidence chez notre malade le bruit de galop, à quelque moment que nous l'ayions examiné. Reste donc à étudier l'état de son élimination urinaire pour nous faire une opinion à ce sujet.

VII. Cette étude de l'élimination urinaire a été des plus intéressantes chez ce malade. Il a été longtemps polyurique, aux environs de 2 litres 1/2 à 3 litres par vingt-quatre heures,

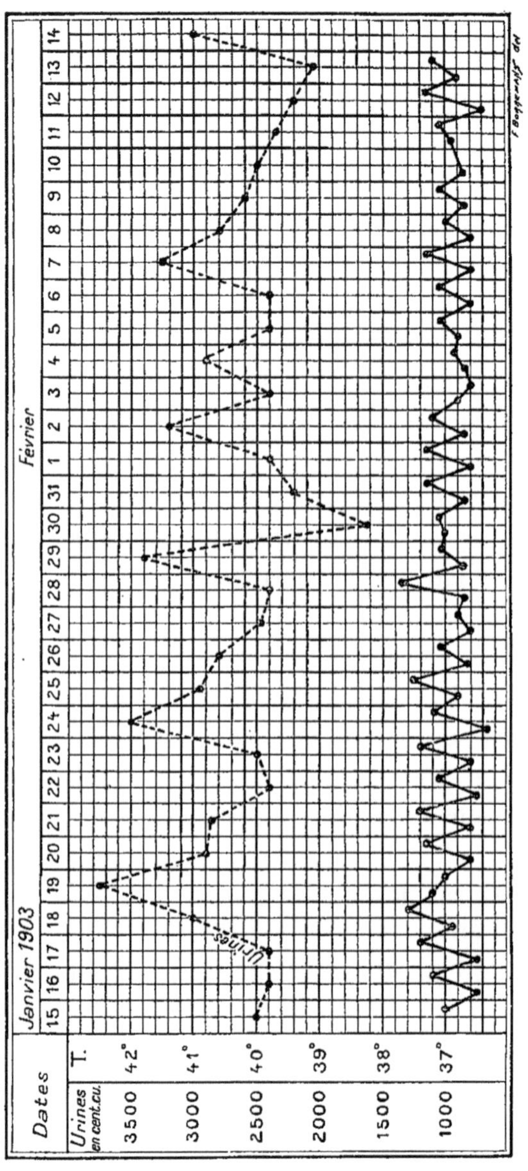

Fig. 23. — Courbe urinaire du terrassier faisant l'objet de cette clinique, et montrant les décharges aqueuses se succédant tous les 4 à 6 jours; (pendant cette période, le malade était au régime chloruré ordinaire, plus un litre de lait).

et la courbe d'urine que je vous montre (fig. 23), et qui a été dressée lors de son séjour dans mon service pendant l'hiver dernier, est remarquable par les alternatives presque régulières de grande polyurie à 3 500 et de diurèse moins abondante à 2 000 et même moins. J'ajoute que le malade était à cette époque au régime ordinaire des malades à l'hôpital, le vin était remplacé par un litre de lait. Cette polyurie s'explique aisément, comme j'ai eu l'occasion de vous le dire dans la quatrième de ces leçons, à la fois par l'ingestion du lait et aussi par l'augmentation constante chez les malades hyposystoliques (et ce malade en est un type caractérisé), de la masse totale du sang. Je vous ai montré comment, chez ces malades, grâce à la distension lente des cavités cardiaques, des veines pulmonaires et sus-hépatiques, le liquide contenu dans l'ensemble de l'appareil circulatoire est augmenté pour le moins de 3 à 4 litres. Le rein se trouvant donc traversé en vingt-quatre heures par une quantité de liquide augmentée de moitié, la sécrétion urinaire se trouve également augmentée dans la même proportion.

Quant à l'irrégularité de cette polyurie, qui se fait par décharges successives, nous savons maintenant qu'il faut en chercher la raison dans l'irrégularité de l'élimination des chlorures. Chez ces malades, l'élimination aqueuse suit en effet exactement les variations de l'élimination chlorurée. Les preuves en abondent : Voici par exemple cette courbe, établie par mon interne M. Harley, et rapportant les analyses en série des urines d'une malade asystolique du service. La crise polyurique, provoquée par la digitale et le régime lacté absolu, s'est montrée accompagnée d'une décharge tout à fait parallèle de chlorures (fig. 24). On pourrait même dire que la décharge d'eau a accompagné la décharge chlorurée, ce qui correspondrait mieux aux lois physiques qui régissent les mouvements des humeurs de l'organisme. Vous pouvez noter par contre que les courbes de l'urée et de l'acide phosphorique ne sont pas du tout parallèles à celles des chlorures et de l'eau.

Je ne me trouve pas en situation de vous montrer, à propos de notre terrassier, une courbe établie pendant une crise diurétique. Mais voici (fig. 25) une courbe qui se rapporte à son dernier séjour à l'hôpital. Vous pouvez y voir que, du 11 au 19 juillet 1903, tant que le malade se trouvait soumis à l'alimentation ordinaire, les éliminations de l'eau et des chlorures se sont poursuivies avec un parallélisme rigoureux. Avant et après cette période, l'écart entre l'élimination aqueuse et l'élimination chlorurée provient de ce que le malade se trouvait alors soumis à un régime alimentaire hypochloruré.

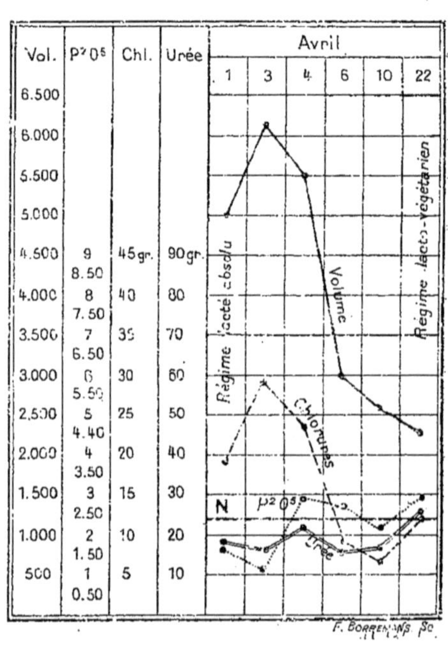

Fig. 24. — Courbe des analyses en série des urines d'une femme asystolique, montrant la parallélisme des décharges de l'eau et des chlorures, au moment de la crise diurétique (avril 1903).

Or, pendant la période qui s'étend du 15 janvier au 15 février 1903 (fig. 23), le malade, comme je vous le disais tout à l'heure, mangeait le régime salé ordinaire, et il est à penser qu'il faisait à cette époque, tous les 4 à 6 jours, des décharges chlorurées parallèles aux décharges aqueuses. Or les unes et les autres sont certainement en rapport avec un degré assez prononcé de faiblesse du myocarde. On les retrouve, en effet, chez tous les cardiopathes décompensés et soumis au régime chloruré ordinaire.

Lorsque plus tard notre malade a été mis au régime déchloruré, ses urines, tout en restant abondantes, se sont montrées aussitôt pauvres en chlorures. On peut en déduire que la rétention chlorurée n'a jamais été très prononcée chez lui, et je crois que nous pouvons considérer ce fait comme une preuve de l'intégrité de son rein. Chez les cardiaques à rein plus ou moins envahi par la sclérose et que l'on met au régime déchloruré, l'équilibre entre les entrées et les sorties en chlorures ne s'établit qu'au bout de quelques jours, parfois même de quelques

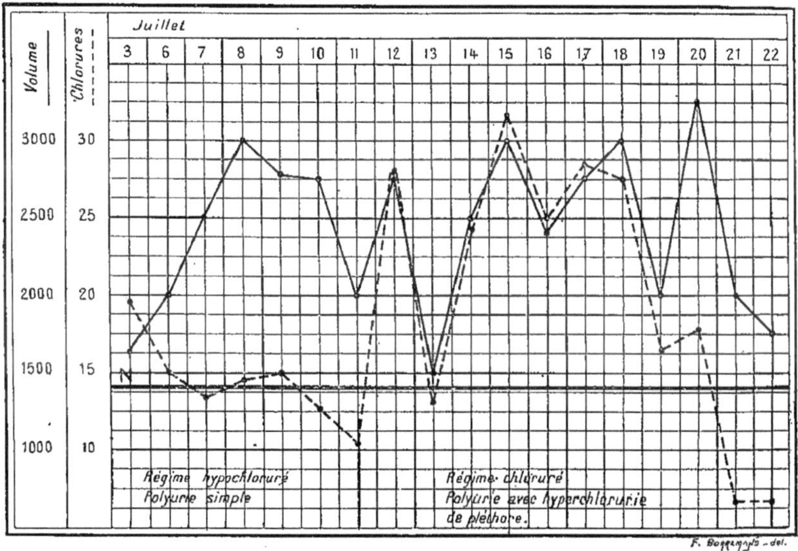

Fig. 25. — Courbe comparative de la quantité des urines et du taux des chlorures éliminés ; la première moitié de la courbe, du 3 au 10, montre une polyurie simple, avec un chiffre bas de chlorures, pendant une période de régime hypochloruré. La seconde moitié montre l'hyperchlorurie avec polyurie lorsque le malade a été remis au régime commun ; puis, à partir du 18 juillet, nouvelle période d'hypochlorurie sous l'influence de la réduction des chlorures alimentaires.

semaines, et non comme chez notre terrassier en moins de quarante-huit heures.

Notons, d'autre part, que notre malade n'a jamais présenté d'albumine, même à l'état de traces légères, et que la densité des urines est normale. Quant aux chiffres d'urée, ils se sont toujours montrés élevés, atteignant dans une série d'analyses les chiffres de 29, 32 et même 35 grammes par vingt-quatre heures. Nous sommes évidemment loin des chiffres bas d'urée que l'on rencontre chez les insuffisants du rein; ces chiffres sont même plutôt supérieurs à la moyenne, ce qui résulte sans doute des habitudes de suralimentation du malade. Ils indiquent en tout cas une perméabilité rénale normale.

Cet état de l'élimination urinaire, et l'absence du bruit de galop, rapprochés de la capacité fonctionnelle encore considérable de son cœur, du chiffre peu élevé de la tension artérielle, constituent à mes yeux autant de preuves que, si ce malade est certainement athéromateux, il n'est pas artério-scléreux, ou s'il l'est, qu'il ne l'est que fort peu.

Cette absence d'artériosclérose proprement dite atténue le pronostic. Elle n'empêche pas le malade de se nourrir, ni même de travailler. Elle lui permettra même une survie peut-être longue, si quelque complication accidentelle ou la répétition trop fréquente de ses crises asystoliques ne vient pas aggraver son état cardiaque. C'est à les prévenir que doit donc s'appliquer la thérapeutique.

VIII. Il y a peu à dire du traitement de la crise asystolique qui vient de débuter ces jours derniers. Lors de ses premiers séjours, la crise de polyurie libératrice se produisait sous la simple influence du repos. Il continuait même à manger, remplaçant seulement le vin par du lait. La dyspnée disparaissait, les urines augmentaient, et au bout de quelques jours de séjour à l'hôpital, notre terrassier se trouvait en état de reprendre son travail au chantier. Il en fut du moins ainsi pendant deux ou trois ans, mais cependant, l'année dernière déjà, il devint évident qu'un repos plus prolongé serait nécessaire pour rendre au cœur une réserve de forces suffisantes. Reparti au travail après un court séjour, il se représentait de nouveau dans nos salles vers le milieu de janvier, et cette fois la sédation se montra moins prompte, la diurèse fut insuffisante, le foie resta douloureux au palper. Il fallut quelques jours de régime lacté absolu et l'administration d'un milligramme de digitaline pour soulager le malade. Il est vrai qu'il avait voulu continuer un travail dur par une température très rigoureuse, et la saison froide, j'ai déjà eu l'occasion de vous le dire, est mauvaise pour les hyposystoliques.

Aussi m'efforçai-je d'obtenir du malade qu'il prolongeât son séjour à l'hôpital jusque vers la fin d'avril, et c'est durant cette période que je le soumis au traitement dont je vous ai déjà parlé, c'est-à-dire à une série de bains chlorurés (pris à raison de 2 à 3 par semaine), et aux séances quotidiennes de massage de la région précordiale. Ces dernières déterminaient chaque fois une notable réduction de la matité cardiaque et aussi des dimensions hépatiques (fig. 22). Les mêmes résultats ont pu être constatés sous l'influence des bains et ces derniers semblèrent agir d'une manière particulièrement utile, en diminuant la dyspnée, la dilatation cardiaque et en amenant une sensation d'euphorie générale. A la suite de cette cure la tension artérielle était à 15. Les dimensions cardiaques étaient de 15 sur 11, le foie mesurait seulement 14.

En juillet dernier, le malade fit encore dans nos salles un séjour d'un mois pendant lequel nous avons essayé sur lui le régime déchloruré qui donna d'excellents résultats. Il put ensuite travailler pendant plus de cinq mois jusqu'à ces derniers temps où le retour des froids rappela chez lui les phénomènes asystoliques. Aura-t-il encore la même capacité de travail au retour de la belle saison? Je ne saurais le dire, mais cela ne me paraît pas impossible, quoique, d'autre part, il ne faille pas oublier qu'il a dépassé la soixantaine et que la capacité fonctionnelle de son myocarde semble décroître peu à peu depuis quelques années.

Le traitement préventif à instituer dans un cas de ce genre consiste en simples prescriptions d'hygiène alimentaire et professionnelle. A vrai dire, un surmené à gros cœur et à artères athéromateuses aurait tous les droits à la retraite, et il s'assurerait ainsi une survie prolongée dans un état physique très acceptable. Mais notre homme a charge de famille et il aime le travail. Nous n'avons pas le droit de le lui défendre, et nous devons au contraire le lui rendre possible. C'est une question de mesure qui peut se résoudre en exigeant, d'une part, le renoncement aux travaux de force et une stricte limitation des heures de présence au chantier, d'autre part deux journées de repos par semaine.

Le malade s'étant bien trouvé de la ceinture cardiaque de Deschamps que nous lui avions fait porter dès l'hiver dernier, devra continuer à s'en munir pour travailler : il a constaté qu'elle prévient ses palpitations et sa dyspnée d'effort, et qu'elle lui aide à faire sa tâche. Ce résultat n'a rien pour nous surprendre, et je vous ai déjà dit qu'elle trouve surtout son utile application dans la dilatation hypertrophique du cœur.

S'il importe à ce malade d'éviter tout nouveau surmenage du cœur et des artères, il lui faut aussi renoncer aux écarts alimentaires qui pourraient augmenter leurs altérations. Le malade a déjà abandonné le tabac et l'eau-de-vie, et diminué sa ration de vin. Quant à l'alimentation proprement dite, ma principale recommandation a été, depuis l'été dernier, étant donnés les très bons résultats obtenus chez lui par le régime déchloruré, de restreindre au minimum la quantité du sel de sa nourriture, de manière à réduire dans la mesure du possible le trop plein circulatoire et le travail du cœur. Je l'ai laissé, à part cela, choisir lui-même ses menus qui sont ceux d'un ouvrier, plus végétariens que carnés, particulièrement riches en pain. Cette alimentation reste abondante, comme l'exigent et l'habitude devenue besoin de ce gros mangeur, et ses dépenses physiques. Ce serait peine perdue que d'en demander la diminution, et peut-être serait-ce au détriment de la santé générale qui est des plus vaillantes.

LEÇON XI

ASYSTOLIE PAR ÉMOTION. — ASYSTOLIE CONSÉCUTIVE A L'ŒDÈME PULMONAIRE AIGU

I. L'asystolie peut survenir à la suite d'une *émotion*, comme d'un *effort violent* ou d'un *coup de froid*. Elle est ordinairement préparée par des lésions antérieures du myocarde. Observation d'une femme de trente-huit ans, devenue asystolique en quarante-huit heures après avoir appris que sa fille avait été mordue par un chien. Double lésion mitrale ancienne; alcoolisme habituel.

II. Le rôle de l'émotion est connu depuis Corvisart. Peter a montré son action sur le cœur malade. Hypothèses de l'épuisement momentané du système nerveux cardiaque; de la dilatation du cœur devant l'hypertension par spasme des vaisseaux périphériques (Huchard).

III. Asystolie par *obstacle sur la petite circulation*. Elle peut succéder aux *crises d'œdème pulmonaire aigu*.

IV. Histoire d'un homme de soixante-deux ans, ayant eu avant son entrée à l'hôpital trois crises d'œdème pulmonaire aigu, les deux dernières suivies d'asystolie. Insuffisance cardiaque d'origine rénale. Péricardite brightique; œdème pulmonaire chronique.

V. Mécanisme de cette asystolie. L'état rénal déjà sérieux s'aggrave par la stase cardiaque.

VI. *Asystolie prolongée* et *asystolie irréductible*. Une guérison relative est possible, même après des mois, parfois après évacuation de l'œdème par des mouchetures.

La sclérose pulmonaire consécutive, l'œdème pulmonaire chronique.

La myocardite interstitielle subaiguë des urémiques, consécutive à l'œdème intracardiaque.

VII. La thérapeutique se résume en un régime sévère, en une bonne hygiène de vie, en l'usage de la théobromine et de la digitale; au besoin dans l'emploi des mouchetures.

MESSIEURS,

Nous avons étudié ensemble dans les précédentes leçons les différents aspects de l'insuffisance cardiaque, et nous avons vu comment cette dernière pouvait aboutir à l'hyposystolie et à l'asystolie. Dans les leçons qui vont suivre, je vais faire passer maintenant en revue devant vous les différentes formes cliniques que peut revêtir l'asystolie. Je m'efforcerai, dans la mesure du possible, de rattacher ces formes cliniques aux causes transitoires ou permanentes qui en ont provoqué l'apparition.

I. Parmi les causes provocatrices de l'asystolie, il en est qui agissent sur le myocarde d'une façon rapide et transitoire. Elles semblent alors épuiser ses forces de réserve en le plaçant pour un temps plus ou moins long, quelquefois pour toujours, dans un état de capacité fonctionnelle diminuée, inférieure à la tâche qui lui incombe. C'est ainsi que les choses se passent dans le cœur forcé lorsque, sous l'influence d'un *effort trop violent* ou répété à intervalles trop rapprochés, le cœur vient à faiblir subitement. Je vous en ai donné des exemples évidents dans une des précédentes leçons. L'action subite du *froid intense* peut agir de la même manière : nous l'avons vu en particulier chez le terrassier athéromateux de la dernière leçon.

Les *émotions* ont une influence du même ordre : tous les cliniciens savent que l'inquiétude, les chagrins, les préoccupations prolongées favorisent le développement des cardiopathies. Mais il est plus, et un choc moral brusque, une frayeur vive, une peur pourront suffire à faire apparaître une attaque asystolique. Est-ce à dire que l'asystolie peut apparaître de toutes pièces, sous l'influence d'une émotion, chez un sujet à myocarde antérieurement intact? Certes non! L'émotion, pas plus que l'effort ou que l'action du froid, ne peut provoquer, si le cœur est normal, plus qu'une dilatation légère qui disparaîtra rapidement. Elle ne peut provoquer une asystolie véritable que chez un sujet porteur d'altérations latentes du cœur.

C'est ce que montre bien l'observation d'une malade que nous avons eue dans le service il y a plusieurs années et que je vais vous rappeler sommairement. C'était une femme obèse de trente-huit ans, qui nous était arrivée en état d'asystolie généralisée. A l'en croire, elle n'était malade que depuis huit jours, et les accidents graves qui l'amenaient à l'hôpital avaient éclaté brusquement à l'occasion d'une émotion vive qui l'avait surprise un soir, en pleine période menstruelle. Apprenant que sa fille venait d'être mordue par un chien, elle avait été prise d'une dyspnée vive qui persista toute la nuit et la journée du lendemain, pour se compliquer bientôt de paroxysmes nocturnes et d'œdème des membres inférieurs.

Un simple interrogatoire devait nous montrer que cette femme était atteinte depuis longtemps d'une cardiopathie, latente, mais en voie d'aggravation progressive. A l'âge de onze ans, elle avait eu la chorée, puis à quinze ans, une crise de rhumatisme articulaire, suivie de six nouvelles crises de seize à dix-neuf; et la double lésion valvulaire mitrale (sténose et insuffisance) que montrait l'examen direct, devait évidemment remonter à cette époque. Cette lésion avait été compensée au début puisqu'elle avait permis une grossesse et un accouchement à terme sans accidents. Mais depuis quelques années, l'enquête nous l'a montré, la malade faisait un usage abusif des boissons alcooliques. Cette intoxication, trouvant un cœur déjà altéré du côté des valvules, peut-être touché dans son myocarde par le rhumatisme, avait dû diminuer peu à peu l'énergie de réserve de ce cœur et rapprocher chaque jour le moment où sa capacité de travail deviendrait insuffisante.

Au moment de son admission à l'hôpital, la patiente était en orthopnée, avec œdème notable des bases pulmonaires et des membres inférieurs. Ses urines étaient rares et chargées. Le cœur était très dilaté dans tous les sens (20 centimètres de matité transversale sur 14 verticale). Le foie mesurait 23 sur la ligne mamelonnaire. La tension artérielle était à 19. L'auscultation révélait, avec une tachycardie arythmique des plus prononcées, un souffle systolique mitral, un roulement diastolique, peut-être aussi un souffle systolique tricuspidien. Le pouls était incomptable ; mais le nombre des battements cardiaques était d'environ 160.

Les ventouses scarifiées sur le foie, le lait et un milligramme de digitaline, produisirent un rapide soulagement. La dyspnée diminua, les dimensions cardiaques revinrent à 14 sur 13, mais 1300 grammes seulement d'urine avaient été rendus, et la matité du foie était encore de 22 centimètres. Grâce à 1 gr. 50 de théobromine, elle tombait vingt-quatre heures après à 12 centimètres, en même temps que la débâcle urinaire devenait franche. L'œdème disparaissant, le cœur revenait progressivement à des dimensions moindres (8 1/2 sur 8,) et le foie se réduisait lui-même à 10 cent. 1/2. Toutefois, la tachyarythmie persistait, le nombre des battements cardiaques, augmenté d'ailleurs par l'émotion de chaque examen, étant encore de 140.

L'amendement fut de courte durée. Cinq jours plus tard, mon interne M. A. Martin constatait une nouvelle crise asystolique, provoquée par l'arrivée d'une personne du dehors qui venait donner à la malade des nouvelles de sa fille. L'idée de la morsure du chien s'était immédiatement réveillée dans l'esprit de cette femme, occasionnant une émotion presque aussi vive que le jour de l'accident. Cela s'était traduit par une tension douloureuse dans l'hypocondre droit, avec une tuméfaction du foie qui débordait de trois travers de doigt le rebord des fausses côtes, sans d'ailleurs que la matité cardiaque fût à nouveau augmentée, et aussi sans dyspnée ni recrudescence de stase pulmonaire. Cette hépatomégalie devait persister malgré toutes nos tentatives thérapeutiques. Le foie est depuis resté en permanence douloureux, dur, se distendant plus à certains jours, puis revenant sur lui-même, mais sans que ses dimensions se soient jamais réduites au-dessous de 17 centimètres. A certains jours, on a pu constater à son niveau des battements, mais en général d'une façon assez peu nette. La situation se compliqua simultanément de troubles gastro-intestinaux (vomissements, ballonnement du ventre, diarrhée continuelle). Le teint était terreux avec un léger subictère. En un mot, le tableau clinique était devenu rapidement celui d'une *asystolie hépatique* définitive, évolution qu'expliquent facilement les habitudes alcooliques anciennes de la malade.

II. Nous aurons l'occasion de revenir sur la symptomatologie si intéressante de l'asystolie hépatique, et je ne veux retenir aujourd'hui de cette observation que ce qui a trait à la cause occasionnelle des accidents asystoliques. Nous avons pu observer à plusieurs reprises des faits analogues. Une de nos malades de la salle Claude-Bernard, après une rémission prolongée de son affection cardiaque, nous est revenue récemment en pleine asystolie à la suite d'une émotion. Il m'est arrivé de voir des malades cardiaques, en traitement dans les salles, allant mieux ou tout au moins se maintenant, qui sont morts en quelques jours pour avoir vu succomber leur voisin de lit d'une manière plus ou moins aiguë.

Le cas que je viens de vous rapporter est en apparence plus curieux, les accidents asystoliques ayant apparu aussitôt après l'émotion alors que la capacité fonctionnelle de cœur paraissait jusqu'alors à peu près normale. A une époque où les maladies du cœur n'étaient connues que par leurs conséquences graves et tardives, c'est-à-dire par les stases viscérales et l'hydropisie, on n'eût pas manqué d'invoquer comme cause unique ou principale le choc nerveux. Corvisart[1] a consacré à l'influence des affections morales sur la production des maladies organiques du cœur une page éloquente qui est restée classique.

1. Corvisart, *Essai sur les maladies et les lésions organiques du cœur et des gros vaisseaux*, 3ᵉ éd., p. 383, Paris, 1818.

« Aucune affection morale, écrivait-il, ne peut être éprouvée sans que le mouvement du cœur ne soit renforcé, accéléré, ralenti, affaibli ou troublé, que ses forces, en effet, ne soient exaltées, affaiblies ou presque anéanties : le plaisir, la peine, la frayeur, la colère, toutes les affections vives enfin, le font palpiter, battre plus ou moins fréquemment, plus ou moins fortement, plus ou moins régulièrement, suspendre son action momentanément, quelquefois même mortellement. »

Ces différentes causes interviennent en effet, nous le savons aujourd'hui, pour favoriser le développement de l'artériosclérose, quand elles durent ou se répètent; ou encore, lorsqu'il s'agit d'impressions violentes et subites, pour déterminer l'insuffisance d'un cœur préablement altéré. « Le cœur, comme l'a dit Peter[1], est l'aboutissant de toutes les émotions : le cœur physique est doublé d'un cœur moral, et la fatigue immodérée de celui-ci produit la dégradation rapide de celui-là... Aussi l'existence risque-t-elle d'être brusquement écourtée si, *le cœur étant malade*, la vie est continuellement agitée par les passions de l'amour ou les excitations tumultueuses d'une politique sans merci. »

Le fait est bien établi, mais son interprétation est discutable. La diversité même des troubles fonctionnels provoqués du côté du cœur et de la circulation par l'émotion s'oppose à ce que l'on leur prête une interprétation pathogénique uniforme. Il semble que le choc moral agisse parfois d'une manière immédiate et prédominante sur les centres d'innervation cardiaque, déterminant soit leur suractivité, soit leur inhibition; ainsi s'expliquent assez facilement les palpitations ou les syncopes consécutives à l'émotion. L'asystolie, dans les mêmes conditions, est plus difficile à comprendre : on peut, certes, invoquer un épuisement nerveux momentané qui diminue la tonicité et la contractilité d'un myocarde altéré, d'où insuffisance subite et dila-

1. Peter, *Leçons de clinique médicale*, 2e éd., t. I, p. 501. Paris, 1877.

tation du cœur. Mais c'est une simple hypothèse, sans autre base que quelques faits expérimentaux, comme ceux qu'a relatés Balint[1] qui, produisant chez des animaux des arrachements valvulaires, n'observait de troubles de la compensation (dyspnée, arythmie, palpitations) qu'à la condition de sectionner simultanément un nerf pneumogastrique.

Au lieu d'agir sur le système nerveux cardiaque, on peut admettre que l'émotion détermine, par l'intermédiaire des vasomoteurs, un spasme artériel périphérique et une hypertension qui force le myocarde. M. Huchard semble admettre ce mécanisme pathogénique. « Voyez un homme sous le coup d'une triste et violente émotion : la face pâlit et se couvre de sueur, les extrémités se refroidissent, le pouls est petit, faible et misérable, une angoisse indicible étreint le cœur dont les battements précipités et tumultueux d'abord peuvent se suspendre au milieu d'un état lipothymique ou syncopal. Niera-t-on, dans ce cas, l'existence d'un spasme vasculaire[2] ? »

L'émotion agirait donc suivant un mécanisme analogue à celui de l'effort. Que le myocarde préalablement altéré se laisse dilater brusquement, sous l'influence de l'accroissement brusque de la tension artérielle, au point de ne pouvoir revenir sur lui-même, et l'asystolie sera constituée. Il se produirait quelque chose de comparable aux crises de dilatation angiospastique du cœur observées par Jacob[3] chez certaines femmes nerveuses, à l'occasion d'efforts, du contact de l'eau froide ou d'émotions, crises qui consistent en angoisse, dyspnée, palpitations, vertiges, pouls fréquent, petit et dur, etc. Elles s'accompagnent d'une augmentation de la matité transversale du cœur et durent une heure ou plus. Jacob les attribue à un spasme vasculaire dont le rôle paraît démontré par l'action favorable de la morphine.

1. R. Balint, Experimentelle Untersuchungen über die Ursachen der Incompensation bei Herzklappenfehlern (*Deutsch. med. Wochensch.*, 6 et 13 janvier 1898).
2. Huchard, *Traité clinique des maladies du cœur*, p. 130. Paris, 1893.
3. J. Jacob, Einige Ursachen der Herzerweiterung, der Brady- und Tachycardie, der Pulsformation, des Angiospasmus und die Beilâge für ein neues Krankheitsbild : die angiospastische Herzerweiterung (*Zeitsch. f. klin. Med.*, XXVIII, 3 et 4).

Est-ce par épuisement de l'innervation myocardique ou par dilatation cardiaque devant une hypertension angiospastique que notre malade a passé brusquement d'une santé parfaite, en apparence, à l'asystolie? Rien ne permet d'opter pour l'une ou l'autre hypothèse. Cette discussion pathogénique n'a d'autre intérêt d'ailleurs que de démontrer la sincérité des impressions de cette femme, lorsqu'elle attribue sa maladie de cœur à la frayeur que lui a causée l'accident survenu à sa fille. L'émotion a provoqué l'asystolie, cela est certain, mais elle n'aurait produit qu'une dilatation cardiaque passagère, si le myocarde n'avait été altéré au préalable. Il est intéressant de relever, non seulement que le choc nerveux a interrompu la période dite de compensation, mais qu'il a encore ouvert une série d'accidents qui n'ont plus rétrocédé. Ce fait est loin d'être isolé et j'ai récemment observé en ville deux cas analogues. En provoquant une crise d'asystolie, l'émotion détermine de la stase veineuse et de l'œdème du myocarde qui réveillent et aggravent des altérations jusque-là latentes. La lésion existait avant l'émotion; la maladie de cœur commence avec elle.

III. J'ai tenu à vous rapporter succinctement l'histoire de cette malade pour vous montrer que l'émotion peut, chez les sujets à myocarde déjà altéré, provoquer l'asystolie au même titre qu'un violent effort, comme chez le blanchisseur de la leçon III, ou qu'un coup de froid, comme chez le terrassier que je vous ai présenté la semaine dernière. Ces différentes causes ont ceci de commun qu'elles agissent en entravant l'action du cœur d'une manière transitoire, en quelque sorte paroxystique.

Toute une autre série d'influences provoquent au contraire l'asystolie, en établissant sur la petite circulation un barrage permanent ou tout au moins durable qui élève considérablement la pression dans l'artère pulmonaire et par suite dans le ventricule droit. Il en résulte la dilatation de cette cavité, la constitution d'une insuffisance tricuspidienne, et par l'intermédiaire de cette dernière, une stase veineuse rapidement généralisée.

Telle est la manière d'agir de toutes les altérations aiguës ou chroniques des poumons. Mais les premières s'accompagnent rarement d'asystolie, à moins que le myocarde ne soit déjà altéré profondément. Quant aux altérations chroniques, elles sont capables de produire, par leur seule action, la dilatation du cœur après une période plus ou moins longue d'hypertrophie. Mais il est à peine besoin de faire remarquer combien facilement ces altérations pulmonaires chroniques pourront provoquer l'asystolie lorsqu'elles se développent chez des malades à cœur déjà insuffisant. Cette asystolie aura alors toutes chances de rester irréductible, la lésion pulmonaire provocatrice n'ayant pas de tendance à disparaître, et se trouvant même parfois aggravée par la stase consécutive à la faiblesse cardiaque.

C'est ainsi que les choses se sont passées chez un malade qui est couché depuis plusieurs mois au n° 18 de la salle La Rochefoucault. A son entrée à l'hôpital, ce malade se trouvait pour la seconde fois en pleine asystolie. Cet état était survenu, chaque fois, dans des conditions identiques, à la suite d'une crise de dyspnée paroxystique avec toux quinteuse que l'enquête nous a démontré devoir être qualifiée *crise d'œdème aigu pulmonaire*. L'asystolie et l'œdème pulmonaire, chacun de ces troubles entretenant l'autre, persistent encore à l'heure actuelle.

IV. Ce malade est âgé de soixante-deux ans. A son entrée dans le service, il se trouvait en état d'asystolie depuis près de trois mois, sans que les traitements jusque-là employés aient eu de prise sur son hydropisie et sa dyspnée. L'œdème était considérable, mou et blanc, surtout développé au niveau de la face interne des cuisses et du fourreau de la verge ; la face était un peu bouffie en même temps que cyanosée. C'était un œdème non seulement périphérique mais viscéral, avec une *localisation prédominante aux poumons* que l'auscultation révélait infiltrés, le gauche dans sa moitié, le droit dans ses deux tiers inférieurs. Il en résultait une dyspnée continue avec forte orthopnée nocturne. On eût dit un brightique si l'examen de l'appareil circulatoire n'avait révélé les signes caractéristiques de l'asystolie, c'est-à-dire la dilatation du cœur, la congestion du foie, la stase des jugulaires et la cyanose. Cette asystolie était-elle primitivement cardiaque ou secondaire à une affection rénale? C'est ce qui ne pouvait être décidé que par une enquête approfondie portant sur le mode de début, sur les antécédents, sur l'état organique et fonctionnel du cœur et des reins.

Je vous ai dit que le malade avait eu auparavant une autre crise d'hydropisie. Cette première crise était survenue six mois auparavant, à la suite d'un violent accès de suffocation qui l'avait surpris par un jour de grand froid. Il se trouva forcé de s'asseoir en pleine rue pendant plus d'une heure. Ce n'était pas un simple accès d'asthme, car les mouvements respiratoires étaient libres, et l'oppression avait été accompagnée d'une toux incessante avec expectoration spumeuse, ainsi qu'il arrive dans l'œdème pulmonaire aigu. Le même accident s'était déjà manifesté une première fois, peu auparavant, pendant son travail. Il se répéta une troisième fois, comme prélude de la crise asystolique actuelle. Ajoutons que, dans l'intervalle de ces accès d'œdème pulmonaire aigu, la santé n'était pas parfaite, et que le malade éprouvait une dyspnée d'effort qu'il n'avait pas connue jusqu'alors.

L'examen du cœur montrait de la dilatation associée à un certain degré d'hypertrophie cardiaque. La matité cardiaque était augmentée surtout aux dépens du cœur droit, comme portait à le croire la prédominance du diamètre transversal. Cette matité était d'ailleurs à peu près irréductible par le massage de la région précordiale (fig 26). Elle se réduisait de même très incomplètement sous l'influence de la digitale. L'auscultation nous a fait entendre, à certains moments, un souffle d'insuffisance mitrale que l'on devait considérer comme relative ou par dilatation, puisque ce souffle était transitoire, et, d'autres fois, un bruit de galop des plus nets. Le pouls a toujours été parfaitement régulier et plutôt lent. Quant à la tension artérielle, elle s est montrée légèrement augmentée entre 18 et 21 au début, pour tomber plus tard à 15, 14 et 13.

L'enquête rénale était délicate parce qu'elle fournissait des résultats inconstants et variables. L'albuminurie ne pouvait entrer en ligne de compte : elle était légère à l'entrée, et ne se retrouva plus dans la suite. Le volume des urines oscillait, selon les moments, entre 250 grammes et plus de 3 000. Ces modifications se produisaient non seulement sous l'influence du traitement, mais encore apparaissaient par sauts subits et imprévus : de plus de 3 litres, nous avons vu les urines tomber à 1 000 grammes, en pleine action des diurétiques et des cardio-toniques, et cela malgré la persistance de l'œdème, c'est-à-dire d'un état qui aurait dû leur permettre d'agir avec un maximum d'efficacité. Cette variabilité de l'élimination aqueuse s'accompagnait de variations plus ou moins régulièrement parallèles de l'élimination des différents principes solides. C'est ainsi que le chiffre d'urée a passé en quelques jours de 9 grammes à 33 grammes, sans intervention médicamenteuse, et alors que le malade restait d'une manière constante au régime lacté intégral. Quant à la densité urinaire, elle est toujours restée faible entre 1 010 et 1 012. Enfin l'épreuve du bleu a montré une élimination prolongée. Toutes ces données sont suffisantes pour nous permettre d'affirmer que le rein chez ce malade était au-dessous de sa tâche, inégalement et seulement temporairement perméable.

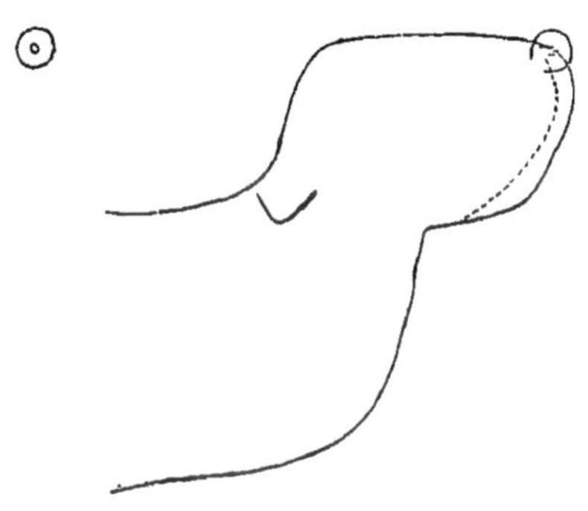

Fig. 26. — Asystolie irréductible par coronarite et sclérose diffuse des deux ventricules. Matité absolue à peine réductible par le massage de la région précordiale (absence du réflexe cardiaque).

Des renseignements fournis par le fonctionnement du cœur et du rein résultait donc l'impression qu'il y avait défaut de part et d'autre, et l'évolution de la maladie a depuis confirmé cette conclusion préliminaire.

L'hydropisie a à peu près disparu sous l'influence du lait, de la théobromine et surtout de la digitaline, qui, sauf pendant une courte période, s'est toujours montrée diurétique, mais les décharges d'urine et d'urée, parfois obtenues, ont toujours été trop courtes et insuffisantes pour assurer la guérison. Aussi la tendance asystolique n'a-t-elle jamais complètement cédé : il a toujours persisté une notable exagération de la matité cardiohépatique, de la dyspnée continue, et de l'œdème malléolaire, enfin des râles d'œdème pulmonaire aux bases. Ces derniers ont été variables mais toujours abondants, prédominant à droite où simultanément existait de la submatité et parfois de la respiration soufflante.

Chaque essai d'alimentation a d'ailleurs été suivi aussitôt d'une recrudescence de dyspnée et d'œdème. Bien plus, la moindre infraction au régime lacté absolu contrariait aussitôt l'efficacité des médicaments et les rendait impuissants. C'est ainsi que, le malade ayant pris à notre issu un œuf à la coque et des potages, c'est-à-dire, nous nous en rendons compte maintenant, une dose supplémentaire, quoique minime, de chlorures, s'est trouvé soudainement en urémie, avec de la céphalée, des lipothymies, de la respiration de Cheyne-Stokes, et une dyspnée des plus angoissantes qui n'a cédé qu'à une émission sanguine. En même temps nous constations des frottements péricardiaques qui se prolongèrent pendant plusieurs jours.

V. Les crises d'œdème pulmonaire aigu peuvent s'observer d'une manière soudaine au cours de beaucoup de maladies du cœur. Elles doivent être mises sur le compte d'une congestion aiguë de la petite circulation consécutive à une faiblesse subite du cœur gauche, congestion qui se complique rapidement d'une transsudation séreuse plus ou moins abondante dans les voies respiratoires. Cette fluxion œdémateuse peut tuer en quelques heures; elle peut aussi rétrocéder sans laisser de traces apparentes. Dans quelques cas, comme chez le malade actuel, elle peut devenir le point de départ de l'asystolie.

Nous ne nous étendrons pas aujourd'hui sur les caractères cliniques ni sur la pathogénie de l'œdème pulmonaire aigu, réservant cette étude si intéressante pour une leçon ultérieure. Disons seulement ici que cet accident survient de préférence chez les cardiaques porteurs de lésions rénales, et l'observation que je viens de vous lire montre bien que notre malade ne faisait pas, sur ce point, exception à la règle. J'ai voulu seulement, à propos de cette observation, attirer votre attention sur les relations qui peuvent exister entre les crises d'œdème pulmonaire aigu et l'asystolie qui leur est secondaire, ainsi que sur les conditions qui provoquent l'apparition de cette dernière.

L'asystolie, le plus habituellement, chez les cardiaques, apparaît lentement et par étapes, l'hydropisie généralisée qui la caractérise succédant à une période plus ou moins longue de stase veineuse simplement hépatique. Lorsque l'asystolie se produit à la suite d'une crise d'œdème pulmonaire aigu, elle réalise au contraire son tableau clinique en quelques heures, comme cela se produit chez les ouvriers qui forcent leur cœur par l'effort, ou chez les sujets qui deviennent asystoliques à la suite d'une vive émotion.

Le barrage placé sur la petite circulation par l'œdème pulmonaire empêche en effet simultanément l'arrivée de l'air dans les alvéoles et le passage du sang à travers les capillaires. Il en résulte une hypertension considérable de l'artère pulmonaire, et la dilatation du ventricule droit avec stase veineuse généralisée. Mais l'asystolie n'est pas une conséquence fatale de l'œdème pulmonaire, et l'intensité même de la crise fluxionnaire ne saurait être considérée comme une cause d'asystolie, car la dilatation du cœur et l'hydropisie surviennent aussi bien à la suite d'un accès de moyenne intensité qu'après un accès violent.

Il faut admettre, comme cause préparante ou favorisante, un affaiblissement préalable du cœur droit. Il semble en effet que la stase veineuse générale avec hydropisie survienne plus volontiers à la suite d'un deuxième ou troisième accès d'œdème pulmonaire que d'un premier, surtout quand, dans l'intervalle, l'insuffisance cardiaque s'est manifestée par une dyspnée d'effort de plus en plus marquée. C'était bien le cas de notre malade. L'excès du travail, le surmenage si néfaste pour un myocarde déjà touché, les abus d'alcool, le tabac, toutes ces causes réunies chez lui comme chez tant d'autres ouvriers parisiens, étaient venues affaiblir chaque jour un peu plus le myocarde et faciliter par suite l'apparition de l'asystolie. Ajoutons que, selon toute vraisemblance, il existe aussi chez lui des altérations des coronaires qui réduisent l'irrigation et préparent les infractus et la dégénérescence du myocarde. Je n'hésite pas à admettre ici l'existence de la coronarite, malgré l'absence des douleurs angineuses, car, d'après les résultats de plusieurs autopsies, je me suis fait la conviction que les lésions du tronc et des branches des coronaires existent d'une façon à peu près constante, chaque fois qu'il y a coexistence de crise d'œdème pulmonaire et d'un degré prononcé d'insuffisance cardiaque. Dans ces conditions, les deux crises d'œdème préasystolique n'ont été que la goutte d'eau qui a fait déborder le vase.

Quand déjà le cœur est faible, il suffit, j'aurai à plusieurs reprises l'occasion de vous le montrer, d'une lésion pulmonaire ou pleurale quelconque pour produire la dilatation de ses cavités droites et leurs conséquences. Ce peut être une apoplexie pulmonaire compliquée de congestion et de pneumonie. C'est plus souvent un épanchement pleurétique qui réduit l'aspiration thoracique et le champ de la circulation pulmonaire. L'accès d'œdème pulmonaire n'agit pas autrement. Voilà comment les choses se passent le plus souvent : Un malade est depuis quelque temps dyspnéique. Il a eu, à plusieurs reprises, des accès d'œdème pulmonaire aigu, quand, soudainement, au cours d'un dernier accès, la maladie prend une nouvelle allure, la dyspnée diminue, devient moins angoissante, et simultanément les jambes s'infiltrent. C'est que, depuis plusieurs semaines ou plusieurs mois, le cœur droit luttait contre une stase pulmonaire modérée mais habituelle, et qu'à d'autres reprises il avait déjà épuisé son énergie de réserve.

L'asystolie consécutive à l'œdème pulmonaire aigu a donc une pathogénie complexe. L'œdème pulmonaire qui se produit le plus souvent, sous la dépendance à la fois de l'aortocoronarite et d'une néphrite chronique latente, crée un obstacle pulmonaire, qui, agissant sur un cœur droit peu résistant, en amènera la dilatation et engendrera la stase veineuse. Mais le rein, déjà insuffisant, le devient davantage encore sous l'influence de la stase veineuse. L'engouement veineux s'unit à ses altérations antérieures pour diminuer sa sécrétion aqueuse autant que l'élimination des principes excrémentitiels. La rétention des chlorures et de l'eau ne tarde pas, suivant le mécanisme que nous a indiqué M. Achard, à faire apparaître l'œdème d'abord viscéral, puis sous-cutané. Est-ce une hydropisie d'origine cardiaque ou rénale? C'est l'une et l'autre. L'hydropisie cardiaque ne saurait se comprendre sans la participation du rein qui peut, selon les cas, être simplement atteint de stase veineuse ou d'altérations mixtes de stase et de phlegmasie.

VI. L'asystolie consécutive à l'œdème pulmonaire aigu s'explique donc par cette triade pathogénique, l'insuffisance rénale, l'obstacle pulmonaire, l'insuffisance cardiaque. C'est assez dire qu'il s'agit d'une asystolie grave, dont les facteurs réagissent les uns sur les autres, aggravant les lésions préexistantes et s'opposant souvent à une thérapeutique efficace.

Notre malade a eu une première crise d'asystolie de quinze jours de durée à la suite de son deuxième accès d'œdème pulmonaire. Cela montre que l'asystolie consécutive à l'œdème pulmonaire aigu peut être *transitoire et réductible*. Il a eu une deuxième crise de même genre qui n'a cédé qu'imparfaitement au bout de plusieurs mois. C'est un exemple d'*asystolie prolongée*, et je crains bien que tout cela aboutisse à une *asystolie irréductible*.

Dans l'*asystolie prolongée et momentanément irréductible* les médications diurétique et cardiotonique peuvent se montrer inefficaces pendant plusieurs mois, et l'hydropisie prend souvent alors des proportions telles, que l'œdème, devenant sous-épidermique dans les régions déclives, donne naissance à des phlyctènes ou à de véritables bulles qui se rompent et qui forment autant de portes de sortie pour la sérosité. Parfois aussi la peau distendue par l'infiltration s'enflamme, se sphacèle, et la chute de l'eschare laisse une place suintante d'où le liquide œdémateux peut s'écouler pendant des mois, et même, comme j'en ai connu un exemple, pendant plus d'un an. Sinon, le médecin est amené à faire aux membres inférieurs des mouchetures ou des incisions pour diminuer l'oppression et la gêne croissante dont se plaignent les malades infiltrés.

A vrai dire ces éventualités se rencontrent plus souvent dans l'asystolie irréductible que dans la simple asystolie prolongée. Toutefois la disparition de l'hydropisie n'est pas chose impossible chez des malades soumis pendant des mois à des mouchetures répétées. Je l'ai vue se produire au bout de six mois. Bien plus il peut quelquefois suffire de mouchetures ou d'incisions libératrices pour faire cesser une asystolie d'une année de durée, j'en connais également un exemple démonstratif. D'ailleurs l'hydropisie peut spontanément disparaître, après avoir été longtemps rebelle. Mais l'état fonctionnel du cœur ne redevient jamais entièrement normal, et l'asystolie laisse toujours à sa suite de l'hyposystolie avec gros cœur et gros foie.

Les raisons de ces irréductibilités momentanées ne sont pas toujours faciles à préciser. Chez notre malade elles tiennent à la fois à l'état des reins, du cœur et des poumons.

Tant que persiste en effet *le barrage pulmonaire*, l'asystolie ne peut céder, que ce soit un épanchement pleurétique récidivant malgré des ponctions répétées, ou comme ici, un œdème pulmonaire subaigu qui tend à passer à la chronicité. Il ne peut guère d'ailleurs en être ainsi sans que cet œdème détermine à la longue des foyers scléreux du poumon et, ce qui est plus fâcheux encore, de l'endartérite et de la périartérite des petits vaisseaux, lésions qui entraînent leur rétrécissement ou leur oblitération. Ainsi en est-il particulièrement dans les œdèmes des brightiques qui ont une tendance générale à provoquer des réactions interstitielles (Bard, Piéry [1]). C'est alors une cause surajoutée de gêne circulatoire et de dilatation du cœur droit qui contribue à rendre l'asystolie irréductible.

Le *cœur* lui-même peut avoir subi du fait de l'état asystolique des altérations secondaires qui momentanément ou définitivement le rendent inapte à subir l'action de la digitale.

Le myocarde est souvent atteint d'œdème interstitiel par suite de la stase qui se produit dans la grande veine coronaire. Chez trois malades ayant succombé à des accidents cardiaques survenus au cours de l'urémie, nous avons trouvé, M. Rabé et moi [2], des lésions de myocardite interstitielle subaiguës dont l'importance est loin d'être négligeable.

L'altération dominante était une hypergenèse conjonctive jeune, à sa phase mucoïde, caractérisée par du tissu réticulé à fibrilles très ténues, et dans les mailles desquelles se trouvaient des cellules étoilées, des leucocytes mono- ou polynucléaires. Ces derniers éléments, tassés en nodules au voisinage des petites artérioles, traduisaient bien le caractère inflammatoire de la lésion et son origine récente.

En d'autres points, les fibrilles conjonctives, plus nombreuses, se réunissaient en faisceaux, présentant l'aspect du tissu con-

1. Piéry, *De l'œdème et de la congestion dans leurs rapports avec la production de la sclérose*, Thèse Lyon, 1889.

2. P. Merklen et Rabé, Des lésions du myocarde dans l'urémie. Myocardite interstitielle subaiguë d'origine urémique (*Presse médicale*, 4 décembre 1902).

jonctif adulte : c'était déjà la lésion à une phase plus avancée. Les artères ne semblaient prendre qu'une part très relative à ces lésions interstitielles du myocarde. Ces foyers étaient limités par des fibres musculaires d'aspect fragmenté, dont les extrémités irrégulières et effilochées semblaient se perdre dans le

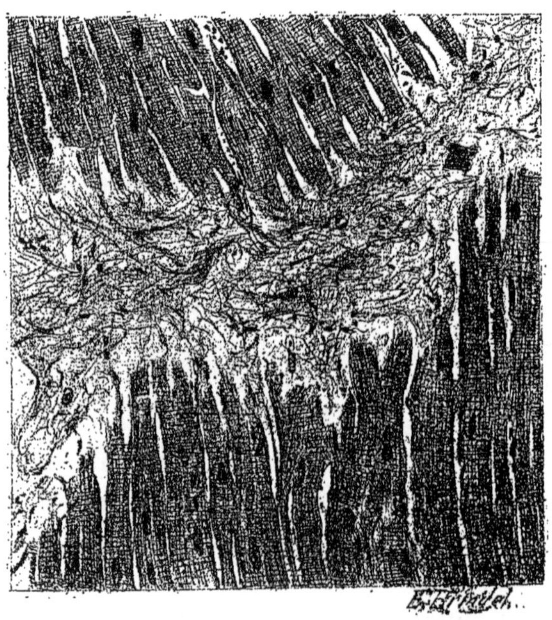

Fig. 27. — Coupe de la paroi ventriculaire gauche d'un cœur hypertrophié, provenant d'un malade néphritique ayant présenté des crises d'œdème pulmonaire aigu. On peut y voir un foyer d'hypergénèse conjonctive subaiguë, interposé entre des fibres musculaires d'aspect fragmenté ; ces fibres présentent un léger degré de dégénérescence granuleuse (P. Merklen et Rabé).

tissu néoformé. Ce dernier présentait parfois à son centre de petits fragments de cellules musculaires. Quant aux fibres musculaires elles-mêmes, elles étaient partiellement altérées, comme il arrive dans la plupart des myocardites inflammatoires (fig. 27 et 28).

Ces foyers de myocardite, d'âge et d'importance divers selon les cas, paraissent constants chez les cardiaques urémiques, et doivent être considérés comme des déterminations de la toxémie rénale au même titre que les crises d'œdème pulmonaire, ou encore que les lésions inflammatoires des séreuses, pleurésie ou péricardite, si communes chez les brightiques. Notre malade, en raison même de la prolongation de son insuffisance cardio-

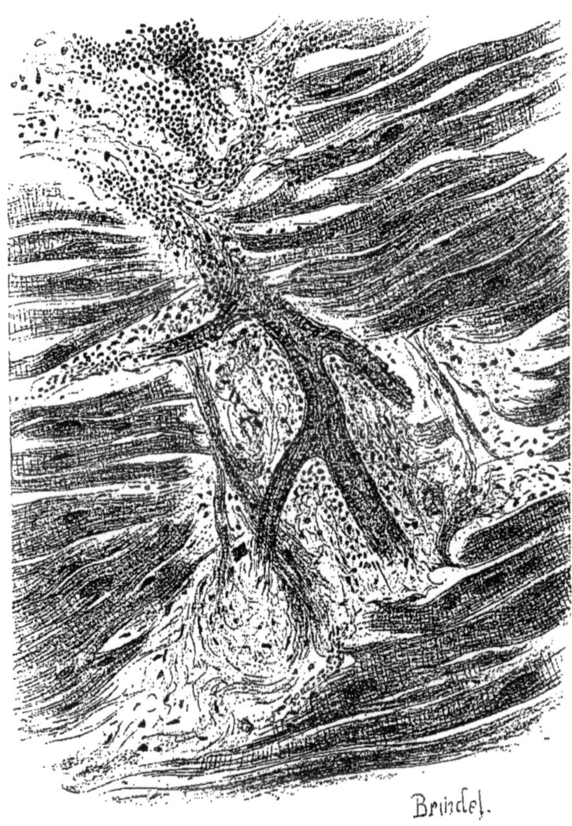

Fig. 28. — Coupe de la paroi du ventricule gauche d'un malade ayant succombé à une néphrite mixte : hypertrophie cardiaque sans dilatation notable. Les fibres musculaires sont hypertrophiées, mais en état de dégénérescence granuleuse avec disparition de la striation. On distingue des foyers d'hypergénèse conjonctive subaiguë avec amas leucocytiques périvasculaires (P. Merklen et Rabé).

rénale, doit avoir un myocarde ainsi altéré et cela est d'autant plus vraisemblable que son péricarde a été touché à un certain moment.

Mais l'irréductibilité tient surtout aux *altérations du rein*. A.

partir du moment où le cœur a cédé, sa perméabilité déjà amoindrie s'est trouvée de plus en plus réduite. La stase veineuse a dû gêner et supprimer la circulation dans les glomérules et autour des tubuli. On ne peut comprendre autrement les constantes récidives de l'asystolie, dès la moindre infraction au régime lacté. L'insuffisance cardio-rénale devient un véritable cercle vicieux qu'il est difficile de rompre : la dilatation du cœur, en maintenant la stase veineuse, empêche la sécrétion urinaire de se rétablir, et, d'autre part, surmonter la barrière des lésions rénales est au-dessus des forces d'un ventricule gauche lui-même insuffisant.

VII. En raison même de sa gravité, de sa tendance aux récidives et à l'irréductibilité, l'asystolie consécutive à l'œdème pulmonaire aigu exige une direction thérapeutique des plus sûres. Les erreurs de traitement peuvent devenir, en effet, des conditions d'aggravation et d'incurabilité.

La première indication est celle d'un régime sévère. Je ne m'étendrai pas sur la nécessité du régime lacté ou du régime déchloruré. Les avantages de l'un et de l'autre vous ont déjà été exposés longuement. Disons seulement que, pendant des siècles, le régime lacté intégral a été le seul traitement connu comme ayant une action sur la perméabilité rénale. Vous connaissez le propos de Guy Patin, apprenant l'état de Mazarin : « Enfin, nous le tenons : il est hydropique, il prend du lait et il ne guérit pas ». Actuellement nous obtenons en pareil cas d'aussi bons effets avec le régime sans sel, mais il faut avoir soin de le composer presque exclusivement d'hydrocarbures et de graisses en évitant les albumines productrices d'urée et de corps azotés dont le rein arrive difficilement à débarrasser l'économie.

L'un et l'autre de ces régimes ne sont d'ailleurs efficaces qu'à la condition d'être aidés par la cure de repos. Celui-ci est nécessaire pour ménager le cœur et aider à la restauration de son énergie de réserve. Les agents physiques sont en pareil cas sans efficacité et peuvent même être très nuisibles.

Il faut aussi de la chaleur : Le froid est mauvais pour un cœur faible et il est surtout dangereux pour un rein insuffisant. Or les hydropiques ont facilement froid, en raison de la quantité énorme du liquide qu'ils doivent maintenir à la température du corps par un véritable réchauffement. L'asystolique hydropique doit donc être tenu dans une pièce chaude, au repos dans son lit, ou quand l'œdème et la gêne dyspnéique sont trop considérables, sur un fauteuil approprié.

Il ne faut pas se priver des ressources de la théobromine, dont vous connaissez les merveilleuses propriétés diurétiques, non plus que de la digitale. L'une et l'autre sont à la fois déchlorurantes et tonicardiaques, et leur usage combiné, la première d'une manière continue, la seconde par petites doses répétées toutes les trois semaines, peuvent maintenir longtemps un équilibre suffisant des entrées et des sorties d'eau et de chlorures.

Malheureusement, il est des cas où leur action est insuffisante, où les récidives sont incessantes; elles le sont surtout chez les malades qui se lassent du lait ou du régime sans sel. Le médecin doit savoir résister à leurs supplications, et si des essais prudents et timides ont déterminé une recrudescence de dyspnée ou d'œdème, il faut obtenir du malade le retour à un régime sévère. Ce n'est qu'à ce prix qu'on peut obtenir une guérison relative ou tout au moins une rémission prolongée.

Il arrive souvent un moment où les diurétiques et les cardiotoniques n'ont plus de prise, où l'œdème prend de telles proportions qu'il en faut arriver aux mouchetures ou aux incisions. Quand elles sont bien faites, c'est pour les malades un grand soulagement. Bien plus, c'est, à leur grande satisfaction, la possibilité de s'alimenter, du moins tant que dure l'écoulement. C'est le cas de rappeler ce mot profondément vrai autant que pittoresque : « l'hydropique pisse dans son tissu cellulaire ». Quand ses jambes infiltrées sont ouvertes, on pourrait ajouter qu'il pisse par ses jambes. Si ses reins ne fonctionnent pas, c'est par là qu'il élimine ses déchets. Je connais un malheureux malade qui, depuis près de dix-huit mois, a une plaie coulante d'une jambe survenue à la suite d'une grande hydropisie elle-même consécutive à des attaques répétées d'œdème pulmonaire.

Dans quelque cas cependant, cette dernière ressource est devenue impossible. C'est lorsque, en raison sans doute de sa toxicité, l'œdème a provoqué une réaction phlegmasique du tissu conjonctif qui a abouti lentement à la sclérose. Il en résulte alors un œdème scléreux, éléphantiasique, incurable, irréductible.

Add. — Trois mois ne s'étaient pas écoulés que le malade, transitoirement amélioré par les mouchetures, mourait subitement.

L'autopsie montra un léger épanchement dans la cavité pleurale droite, et de la pleurésie chronique gauche avec symphyse. Les bases pulmonaires étaient œdématiées sur une grande étendue et semées de petits infarctus.

Le *cœur* pesait 510 grammes. Il existait de la péricardite chronique sur la face antérieure du ventricule droit. Toutes les cavités étaient dilatées, sans lésions orificielles. Le ventricule gauche était hypertrophié et dilaté d'une manière moyenne, et il existait dans sa paroi externe une grande plaque de sclérose, qui en occupait toute la moitié inférieure. C'était sans doute la cicatrice d'un ancien infarctus. Le ventricule droit était légèrement hypertrophié, l'oreillette droite fortement dilatée.

Les deux *artères coronaires étaient très altérées*, particulièrement l'artère droite, sténosée sur une grande partie de sa longueur, ainsi que la branche antérieure de l'artère gauche, infiltrée de plaques calcaires très dures et dont la lumière avait presque disparu en plusieurs points. Il est bon de rappeler à ce sujet que le malade n'avait jamais accusé de douleurs angineuses.

Le *foie* pesait 1500 grammes, il était violacé, lisse quoiqu'un peu chagriné sur les bords, ferme et gorgé de sang à la coupe.

Les *reins* pesaient chacun 125 grammes. Ils paraissaient réduits de volume, avec de profondes dépressions de la face externe, et en état d'induration cyanotique. Sur coupes, le parenchyme était violacé, surtout au niveau des pyramides, de consistance dure, presque cartilagineuse; la substance corticale était diminuée de hauteur, sans adhérences capsulaires. Les artères principales en étaient athéromateuses.

L'examen histologique de ces organes a été pratiqué par M. Rabé, qui a noté :

Du côté du cœur, de l'endoartérite sténosante surtout prononcée au niveau du ventricule gauche, avec de larges espaces conjonctifs périartériels. Au niveau de la grande plaque de sclérose, les fibres musculaires, entièrement détruites, étaient remplacées par du tissu fibreux ancien et dense, d'où se détachaient des tractus morcelant les parties myocardiques voisines et aboutissant aux espaces périvasculaires déjà signalés. Myocardite interstitielle subaiguë en foyers, diffuse à la face profonde de l'endocarde.

Mêmes lésions diffuses et moins prononcées, au niveau du ventricule droit, légères dans les parois de l'oreillette droite.

Du côté du foie, simples lésions de congestion passive avec début d'élargissement des espaces portes.

Du côté des reins, il existait une congestion passive intense et de l'endoartérite diffuse, avec îlots conjonctifs périvasculaires.

LEÇON XII

ASYSTOLIE PAR ÉPANCHEMENT PLEURAL
ASYSTOLIE PAR APOPLEXIE PULMONAIRE

I. L'épanchement intrapleural agit sur l'état fonctionnel du cœur comme tout obstacle qui siégerait sur la petite circulation.

Histoire d'un homme de soixante et un ans, artérioscléreux, ayant subi plusieurs crises asystoliques facilement curables. Une dernière crise reste irréductible par suite de la présence d'un épanchement pleural droit.

II. *La pleurésie préasystolique* (Bucquoy); *la pleurésie survenant au cours de l'asystolie*, particulièrement chez les artérioscléreux (Huchard, Labadie-Lagrave et Deguy).

Leur siège à droite, leur enkystement entre le diaphragme et la base pulmonaire; leur caractère latent; difficulté de leur diagnostic différentiel avec la congestion hépatique d'origine cardiaque.

III. La pleurésie agit en faisant obstacle à la circulation pulmonaire et en réduisant l'action adjuvante de la respiration (Pitres, Thuvien). La digitale reste impuissante aussi longtemps que la thoracentèse n'a pas été pratiquée, et cette dernière doit parfois être renouvelée à intervalles rapprochés.

IV. *Asystolie par apoplexie pulmonaire.* Histoire d'un asystolique pris d'accidents cardiaques mortels à la suite d'une apoplexie pulmonaire droite compliquée d'épanchement pleural.

V. L'infarctus par embolie pulmonaire, ses dimensions, son siège habituel à droite. L'infarctus par thrombose oblitérante d'une branche de l'artère pulmonaire.

VI. Symptomatologie et pronostic de l'apoplexie pulmonaire lorsque la cardiopathie est encore latente et bien tolérée. Gravité du pronostic lorsqu'elle survient chez un malade déjà asystolique.

Messieurs,

Nous avons vu, dans la leçon précédente, que la plupart des affections du poumon, par la gêne qu'elles impriment dans le domaine de la petite circulation, peuvent devenir, pour peu que le cœur soit déjà affaibli, des causes provocatrices de l'asystolie. Il en est de même des épanchements pleuraux qui, en comprimant le poumon, entravent, au même titre qu'une lésion intrapulmonaire, le cours du sang dans la petite circulation, provoquant ainsi la dilatation du cœur droit et la stase veineuse généralisée.

Cette notion n'a pas seulement un intérêt pathogénique : elle est essentielle pour le traitement de ces formes d'asystolie qui ne cèdent que lorsqu'on a levé l'obstacle pleural. Vous le comprendrez en suivant l'évolution des accidents qui se sont succédé chez un de nos malades de la salle Larochefoucault, qui, après une série de crises d'asystolie facilement réductibles par la digitale, était tombé dans un état d'asystolie irréductible liée au développement d'un épanchement pleural de la base droite. Vous verrez par là tout l'intérêt qui s'attache au diagnostic précoce de la pleurésie chez les cardiaques et à son traitement.

I. C'était un tonnelier âgé de soixante et un ans, depuis dix ans atteint de bronchite. Il s'était aperçu, quelques années auparavant, d'une dyspnée d'effort progressive, surtout accentuée le soir, après la fatigue du travail. A plusieurs reprises, il avait été pris de vertiges, d'éblouissements et d'engourdissements dans les doigts; il accusait enfin de la polyurie et de la pollakiurie habituelles, tous symptômes en rapport avec une artériosclérose disséminée. Six mois avant son entrée à l'hôpital, la dyspnée, jusqu'alors intermittente et seulement provoquée par les mouvements, était devenue continue, l'obligeant à rester assis la nuit; en même temps, ses urines diminuaient, ses jambes s'œdématiaient, sa face se cyanosait.

Il entra une première fois dans le service avec tous les signes de l'asystolie complète, moins cependant le gros foie, sans doute en raison d'une périhépatite antérieure. Le sphygmomanomètre marquait de 26 à 30, ce qui n'empêchait pas le cœur d'être rapide et irrégulier. L'auscultation révélait, de plus, un souffle systolique mitral qui persiste encore. Les urines étaient rares (500 grammes en vingt-quatre heures), ne contenant que peu d'urée (10 grammes) et légèrement albumineuses (0,50); d'ailleurs, l'épreuve d'Achard et Castaigne, faite quelques jours après, en pleine polyurie digitalique, indiquait un retard et un ralentissement de l'élimination du bleu de méthylène.

Le diagnostic se formulait donc ainsi : *artériosclérose avec myocardite chronique*, *insuffisance mitrale*, *sclérose rénale* et peut-être hépatique. Le traitement mit rapidement fin à la crise asystolique, et le malade quitta l'hôpital le 21 septembre avec un cœur à 80, et une matité cardiaque très diminuée.

Quelques jours de travail suffirent pour ramener cet homme dans le service, plus malade que la première fois. Il lui fallut six semaines pour se remettre en état. Lorsqu'il nous revint une troisième fois, trois mois après sa première entrée, plus œdématié et cyanosé que jamais, il présentait cette fois les signes d'une grande insuffisance tricuspidienne : souffle systolique xyphoïdien, foie pulsatile, pouls jugulaire. Le pouls était régulier à 104, la tension artérielle n'était qu'à 21, et pour la première fois, la matité hépatique paraissait augmentée. Elle atteignait 18 centimètres sur la ligne mamelonnaire. Mais il nous fut facile de reconnaître que cette matité anormale était due à un *épanchement pleurétique limité de la base droite* : il existait, en effet, du côté droit en arrière, une zone de matité occupant tout le tiers inférieur; l'expansion thoracique inspiratoire était nulle à la base, alors qu'elle était supplémentairement exagérée à la partie supérieure; enfin, le niveau supérieur de la matité en avant se déplaçait selon les positions, montant à la 4e côte dans la position assise, redescendant à la 5e dans le décubitus dorsal. Une ponction, exploratrice d'abord, évacuatrice ensuite, confirma le diagnostic, en évacuant 700 grammes de liquide citrin.

Cette ponction fut suivie d'un soulagement manifeste, alors

que le lait, l'eau-de-vie allemande, les ventouses scarifiées, employés les deux jours précédents n'avaient amené aucun résultat; la digitaline administrée le lendemain accentua le bien-être, grâce à une polyurie abondante. Et néanmoins, les accidents n'ont pas complètement rétrocédé, comme ils le faisaient jusqu'à présent. Malgré une seconde ponction évacuatrice de 500 grammes, malgré l'emploi réitéré de la digitaline, de la théobromine et de la teinture de strophantus, l'œdème induré des membres inférieurs persiste. D'ailleurs les signes de l'insuffisance tricuspidienne n'ont que peu varié, et la persistance de la dilatation du cœur droit s'explique par la reproduction incessante de l'épanchement pleurétique de la base, peut-être aussi par des adhérences qui se sont faites en d'autres points.

II. L'apparition d'une pleurésie est une complication assez commune des cardiopathies. Elle peut survenir soit à une période peu avancée de ces maladies, comme l'a signalé M. Bucquoy[1], soit au contraire tardivement, dans le cours ou à la suite de crises d'asystolie, ainsi que cela s'est passé chez le malade dont je viens de vous parler, et chez deux autres malades du service que vous avez actuellement sous vos yeux. La cause de cette complication est souvent obscure. Elle peut succéder à un infarctus par embolie pulmonaire, et nous verrons qu'alors sa symptomatologie est un peu spéciale. Elle paraît souvent favorisée par la stase pulmonaire d'origine cardiaque, et qui forme appel aux infections microbiennes secondaires.

Elle est assez rare dans les affections mitrales d'origine endocarditique, ne survenant guère qu'à l'occasion d'une poussée rhumatismale qui intéresse les séreuses, ou sous l'influence d'une néphrite associée. Elle est beaucoup plus souvent observée comme complication des cardiopathies d'origine arté-

1. Bucquoy, La pleurésie dans les maladies du cœur (*France médicale*, n°s 61, 63, 1882).

rioscléreuse (Bucquoy, Huchard) et elle doit être alors considérée comme une détermination de cette tendance générale à l'inflammation des séreuses, qui semble être surtout dépendante de l'autointoxication d'origine rénale (périviscérites de Labadie-Lagrave et Deguy)[1].

Il s'agit presque toujours d'une pleurésie droite, comme l'ont observé Huchard et son élève Robert[2]. J'ai noté cette même localisation 7 fois sur 8, sans qu'il soit possible de l'expliquer autrement que par la plus grande fréquence de l'embolie pulmonaire droite, ou par les rapports de la pleurite avec la périhépatite. C'est le plus souvent une pleurésie limitée, suivant l'expression de M. Bucquoy; une pleurésie sus-diaphragmatique, avec épanchement interposé entre le diaphragme et la base du poumon.

Cette pleurésie droite, limitée, sus-diaphragmatique des cardiaques, demande à être cherchée. Elle est ordinairement latente, ne s'annonçant ni par la toux, ni par le point de côté, ni même, au début, par la dyspnée, et ne déterminant qu'un mouvement fébrile minime, si fièvre il y a. Elle a une symptomatologie physique peu évidente, et sa détermination est délicate, quoique cependant assez précise lorsqu'on en connaît les éléments.

L'auscultation ne donne rien ou peu de chose, et c'est à peine si l'on s'aperçoit de la faiblesse du murmure respiratoire à la base droite, Les meilleurs signes sont fournis par *la percussion* qui, en arrière, révèle une matité anormale du quart ou du tiers inférieur, avec abolition des vibrations thoraciques; en avant c'est une augmentation apparente de la matité du foie, qui non seulement paraît très abaissé, mais dont la limite supérieure se trouve au-dessus du mamelon, au niveau de la 5e côte, ou plus haut. Si, au lieu de faire seulement la percussion antérieure, le

1. Labadie-Lagrave et Deguy, Les périviscérites (*Arch. gén. de méd.*, 1898).
2. J. Robert, *Contribution à l'étude des manifestations pleurales au cours des maladies du cœur et de l'aorte*, Thèse Paris, 1898.

malade étant couché, on la répète dans la position assise, on constate une élévation du niveau supérieur de la matité dans cette dernière attitude. C'est là, comme l'a montré M. Arnozan, un des meilleurs signes différentiels des épanchements pleurétiques et des affections qui peuvent être confondues avec eux; et, suivant les indications de M. Pitres, il permet même d'apprécier approximativement la quantité de liquide accumulé dans la plèvre. Une élévation de niveau d'un espace intercostal correspond à environ 500 grammes de liquide; une matité qui, dans la position assise, s'élève de la 5e à la 4e côte indique environ 1 500 grammes d'épanchement; de la 5e à la 3e côte, 2 000 grammes. Chez notre malade, la limite supérieure de la matité hépatique et sus-hépatique atteignait la 5e côte dans le décubitus dorsal, la 4e côte dans la station assise : nous avons retiré 700 et 1 200 grammes, mais peut-être s'agissait-il d'une pleurésie cloisonnée. L'augmentation de volume du foie peut aussi contribuer à modifier les règles posées par M. Pitres.

Il faut tenir compte également pour ce diagnostic de la suppression de l'expansion inspiratoire de la base, laquelle contraste avec l'exagération de la respiration costale supérieure.

De toutes manières, le diagnostic de la pleurésie des cardiaques est aisément confirmé par la ponction exploratrice qui doit être faite avec une longue aiguille, l'épanchement, comme dans une observation de M. Deguy, pouvant être enkysté sous le poumon et profondément placé.

Ajoutons que la pleurésie des cardiaques n'est pas toujours une pleurésie limitée de la base; c'est quelquefois une pleurésie à grand épanchement et dont le diagnostic ne présente aucune difficulté. C'est quelquefois un hydrothorax, c'est-à-dire un épanchement abondant, bilatéral, qui se reproduit, après ponction, avec une grande rapidité. Le liquide retiré ne présente pas d'éléments figurés et ne se coagule pas spontanément. Après la ponction enfin, l'auscultation ne révèle pas de frottements, comme cela arrive presque toujours lorsqu'il s'agit d'un épanchement pleurétique. Dans ce dernier cas, le liquide renferme des éléments figurés et il se coagule spontanément. Mais le caractère principal de l'épanchement pleurétique est de se reproduire beaucoup moins rapidement, et d'être susceptible de curabilité après une seule ponction.

III. De toutes manières, l'influence des épanchements pleurétiques sur la circulation, peu appréciable chez les sujets à cœur normal quand la quantité du liquide ne dépasse pas 1 500 ou 2 000 grammes, est grande, au contraire, chez les cardiaques. La compression du poumon par un épanchement pleurétique supprime en effet la circulation dans une partie de cet organe, et constitue par suite un obstacle, le plus souvent sans effet chez un sujet sain, mais qui est au-dessus des forces d'un cœur déjà dilaté et insuffisant.

A cela ne se borne pas le rôle perturbateur de la pleurésie. Elle gêne ou annhilile les mouvements respiratoires qui sont une des causes adjuvantes les plus efficaces de la circulation dans les veines pulmonaires et dans les veines caves. Aussi leur diminution, quand elle atteint un certain degré, aboutit-elle à la stase dans le cœur droit et dans les veines caves. La gêne circulatoire qui résulte des pleurésies est, d'ailleurs, connue depuis longtemps. Sénac l'avait signalée d'une manière formelle : « Les pleurésies grossissent le volume du cœur, surtout lorsqu'elles sont accompagnées de palpitations ; j'ai surtout observé que l'oreillette droite et son ventricule s'agrandissent beaucoup après de telles maladies ».

Les pleurésies sont encore fâcheuses par leurs conséquences éloignées, c'est-à-dire par les adhérences qu'elles laissent à leur suite. Telle est, en effet, l'influence des adhérences pleurétiques quand elles sont multiples et étendues, qu'elles suffisent peut-être à elles seules pour déterminer une asystolie irréductible, en l'absence même de lésion primitive du cœur ou de ses orifices. C'est alors une *asystolie d'origine exclusivement pleurétique.*

M. Pitres[1] a consacré quelques pages à cette dernière catégorie de cas, rappelant les observations de Stokes, de Potain, et les mémoires faits à ce sujet par Bäumler[2] et par Brudi[3]. M. Thuvien[4], dans une importante étude sur les adhérences pleurales, s'est également occupé des troubles circulatoires qui en résultent, avec nouveaux faits à l'appui. Il s'agit, le plus souvent, de double symphyse pleurale immobilisant les deux poumons, réduisant au minimum l'inspiration thoracique et le dégorgement des veines caves, comme aussi l'expiration avec son influence accélératrice sur la circulation pulmonaire. La cyanose et l'œdème sont la conséquence inévitable de ces entraves, surtout quand, suivant la juste remarque de M. Thuvien, les adhérences, même partielles, occupent la base des poumons, c'est-à-dire leur partie la plus large, la plus riche en vaisseaux, celle aussi qui, à l'état normal, subit en premier lieu l'expansion inspiratoire. Cette asystolie par double symphyse pleurale se produit surtout chez les tuberculeux. C'est une asystolie avec grande hydropisie et cyanose, qui résiste, cela va de soi, à tous les médicaments tonicardiaques.

L'asystolie favorisée ou entretenue par la pleurésie dans les cardiopathies chroniques constitue un deuxième type d'asystolie d'origine pleurétique. Le mécanisme pathogénique n'est pas tout à fait le même que celui de l'asystolie d'origine exclusivement pleurétique. Il s'agit, comme je vous le disais tout à l'heure, de pleurésie avec épanchement limité, occupant le plus souvent la base du côté droit et refoulant le poumon de manière à supprimer le tiers ou la moitié de son fonctionnement. Le cœur est déjà faible, luttant avec peine contre la sclérose du

1. Pitres, *Des hypertrophies et des dilatations cardiaques indépendantes des lésions valvulaires*, Thèse d'agrég., 1878, p. 44.

2. Bäumler, Ueber obliteration der Pleuralsoeck und verlust der Lungen elasticitaet als Ursache der Herzhypertrophie (*Deutsch Arch. f. klin. Med.*, t. XIX, 1877, p. 471).

3. Brudi, Ueber einen Fall von Herzhypertrophie. Cyanose und Hypertrophie als Folge von ausgedehuten Pleuraverwachsunger (*Id.*, p. 498).

4. Thuvien, *Contribution à l'étude clinique des adhérences pleurales*, Thèse de doct., Paris, 1884.

rein et contre les obstacles périphériques de l'artériosclérose : le nouveau barrage qui vient réduire la circulation pulmonaire le trouve donc sans résistance, et ses cavités droites se laissent dilater passivement, tandis que l'orifice tricuspidien s'ouvre largement. Alors survient l'œdème, l'hydropisie générale progressive, la cyanose.

La conclusion qui découle de ce mécanisme, conclusion qu'a vérifiée l'expérience clinique, c'est que l'asystolie ainsi survenue ne peut rétrocéder qu'avec la suppression de l'obstacle pleuropulmonaire, c'est-à-dire de l'épanchement. La digitale et les diurétiques restent impuissants tant que la thoracentèse n'a pas enlevé les 1 200 ou 1 500 gr. de sérosité qui encombrent la cavité pleurale; et, comme le remarque M. Huchard, elle contient toujours plus de liquide que ne semblent l'indiquer les signes physiques. Le soulagement est ordinairement prompt après la ponction, et la diurèse se produit activement sous l'influence de la digitaline. J'ai eu l'occasion de vous montrer ces résultats bien souvent au lit du malade,

Malheureusement ils sont trop souvent incomplets et de courte durée. Ils sont incomplets chez les artérioscléreux avancés, quand le myocarde profondément dégénéré ne peut plus revenir sur lui-même. Ils sont incomplets quand la pleurésie laisse à sa suite des adhérences étendues. Ils sont souvent transitoires et insuffisants comme c'était le cas chez le malade dont je vous ai rappelé l'histoire, en raison de l'incessante récidive de l'épanchement.

Il importe de distinguer à cet égard deux catégories de cas. La pleurésie avec épanchement, *a frigore*, souvent tuberculeuse, celle qui survient avant l'asystolie ou qui la provoque pour la première fois, guérit après une ou deux ponctions sans laisser de traces notables, et les troubles circulatoires cessent avec elle. C'est ce premier type que semble avoir observé M. Bucquoy, quand il signale la facile guérison par l'évacuation complète du liquide. Mais il n'en est pas toujours ainsi.

La pleurésie survient d'autres fois dans le cours d'une asystolie à répétition chez un artérioscléreux atteint de lésions avancées du myocarde, souvent d'un foie cardiaque permanent avec cirrhose et périhépatite. Elle devient le signal d'une asystolie complète, avec grande hydropisie, qui ne cède qu'imparfaitement après la thoracentèse, parce que l'épanchement se reproduit presque immédiatement, entraînant toujours les mêmes désordres circulatoires. Ainsi en était-il dans plusieurs cas observés par M. Besson. Cet auteur a consacré un intéressant mémoire à l'influence des épanchements pleuraux sur la circulation intracardiaque, particulièrement dans les affections chroniques du cœur. Deux des malades dont il a rapporté l'histoire ont été ponctionnés 40 et 80 fois, se trouvant chaque fois améliorés par la thoracentèse, et devant à cette intervention la prolongation de leur existence. A la vérité, il s'agit en pareil cas d'hydrothorax et non de véritable pleurésie, mais il n'en est pas moins vrai que l'épanchement, « accident secondaire de l'asystolie, va devenir maintenant générateur d'asystolie » (Besson).

La récidive incessante de l'épanchement n'est pas une contre-indication de la thoracentèse. Celle-ci devient au contraire une nécessité. Elle est l'équivalent des mouchetures qui, chez les asystoliques avec hydropisie rebelle, prolongent l'existence et permettent quelquefois d'arriver à la guérison ; elle n'en présente d'ailleurs pas les inconvénients, puisqu'elle détermine des déperditions moindres et qu'elle n'expose pas les malades au danger de l'infection secondaire si fréquente dans les mouchetures de la peau.

La thoracentèse doit donc être faite toutes les fois que l'on constate, dans le cours d'une maladie du cœur, les signes d'un épanchement intrapleural, quelle qu'en soit la nature, quelque minime que paraisse être la quantité du liquide : elle permet de prévenir, de guérir l'asystolie, ou, dans les cas moins favorables, de la maintenir pendant de longs mois dans des limites compatibles avec l'existence.

IV. Permettez-moi de vous dire encore quelques mots de l'asystolie qui peut être provoquée chez les cardiaques par l'apoplexie, c'est-à-dire par l'hémorragie, du parenchyme pulmonaire. Cette lésion, vous le comprenez, agit sur l'état fonctionnel du cœur exactement comme le fait l'œdème pulmonaire, comme le fait la pleurésie, c'est-à-dire en établissant un obstacle sur la petite circulation. Ajoutons d'ailleurs que bien souvent le foyer apoplectique qui siège directement sous la plèvre détermine l'inflammation de cette séreuse, avec production d'épanchement.

Plusieurs de vous se souviennent sans doute de ce vieillard atteint d'asystolie avec sclérose rénale et pleurésie gauche qui succomba récemment dans le service à des accidents cardiaques graves et à l'autopsie duquel nous trouvâmes, comme cause de cette terminaison subite, un gros infarctus hémorragique du poumon? Il était dans nos salles depuis plus de trois mois, gêné surtout par un gros foie cardiaque douloureux, modérément oppressé, quand un matin il accusa, avec quelque insistance, une dyspnée plus vive. L'examen ne nous apprit d'abord rien de nouveau; du côté de la base du côté gauche l'épanchement ne paraissait pas avoir augmenté, et d'ailleurs la dernière thoracentèse nous avait révélé plus de sclérose et d'épaississement de la plèvre que de liquide accumulé. La base droite présentait seulement les signes habituels de la stase cardiaque, c'est-à-dire de la faiblesse respiratoire et des râles sous-crépitants. Le cœur restait dilaté, arythmique, mais pas plus que les jours précédents. Seul l'œdème des membres inférieurs s'était accru, et, devant l'impuissance des cardiotoniques et des diurétiques, je me décidai, le lendemain ou le surlendemain, à pratiquer une série de mouchetures. L'écoulement de sérosité fut abondant, mais le soulagement nul. Surpris du complet insuccès d'une pratique qui n'est que rarement inefficace, j'examinai de nouveau le malade, et je constatai une tachycardie des plus prononcées : les battements du cœur, qui jusqu'alors avaient oscillé entre 90 et 100, s'étaient brusquement élevés à 160 et plus. Ils étaient facilement comptables au cœur qui soulevait avec une énergie apparente le plastron sternocostal, mais à peine appréciables au pouls radial, qui, extrêmement petit et dépressible, ne traduisait que 90 ou 96 des systoles cardiaques. Cette tachycardie, l'exagération de la dyspnée, l'angoisse précordiale, la pâleur extrême du visage et son expression de détresse m'amenèrent dès lors à envisager l'hypothèse d'une thrombose cardiaque. J'ignorais que le malade avait eu des crachats légèrement sanguinolents, et ce renseignement ne me fut donné qu'après la mort; il avait son importance, ainsi que vous le verrez tout à l'heure.

La situation empira les jours suivants. A plusieurs reprises le patient eut des crises lipothymiques et il s'éteignit dix jours environ après le début de cette dernière phase de sa maladie.

L'autopsie nous fit voir qu'il s'agissait d'artériosclérose rénale et pulmonaire avec grande dilatation hypertrophique de toutes les parties du cœur; plus une double pleurésie, symphyse partielle et épanchement ancien à gauche, épanchement récent à droite d'environ 2 litres. Le cœur droit renfermait trois espèces de caillots : des caillots cadavériques sous forme d'une gelée noire; un thrombus agonique, blanchâtre et rubanné, qui, du ventricule droit, se prolongeait dans l'artère pulmonaire et ses branches; enfin un thrombus ancien, adhérent à la paroi postérieure de l'oreillette droite et composé de couches grisâtres stratifiées. Quant au poumon droit, son lobe inférieur était occupé en grande partie par un gros infarctus noir de la grosseur du poing, qui présentait des bords nets et la forme classique d'une pyramide à base périphérique. Tout autour de lui, le tissu pulmonaire était congestionné, œdématié et la plèvre était enflammée, d'où l'épanchement récent de ce côté.

V. On sait que l'apoplexie pulmonaire se produit chez les cardiaques dans deux circonstances principales. Elle peut être consécutive à l'excès de tension et à la rupture des capillaires lorsque la stase atteint un haut degré, par exemple dans le rétrécissement mitral. Il s'agit alors d'une hémorragie diffuse qui ne peut avoir sur le fonctionnement du cœur aucune influence fâcheuse.

Dans toute une autre série de cas, l'apoplexie pulmonaire est due à l'oblitération, le plus souvent par embolie partie du cœur droit, d'une branche plus ou moins importante de l'artère pulmonaire. Les embolies peuvent survenir dans les cardiopathies les plus diverses, lorsque sous l'influence de la dilatation de l'oreillette droite, une thrombose s'est développée dans quelque point de sa cavité. C'est chose commune non seulement dans le rétrécissement mitral, mais aussi dans les périodes de dilatation de la myocardite scléreuse. Le caillot fait corps avec l'une des parois de l'oreillette; mais à la longue il s'effrite, de petits fragments s'en détachent qui sont entraînés dans le ventricule droit, puis dans l'artère pulmonaire, pour s'arrêter, suivant leur volume, dans une branche plus ou moins large de ce vaisseau.

Les conséquences de cet accident dépendent de l'importance de la branche artérielle oblitérée. Si l'embolus obstrue le tronc ou l'une des principales branches de division de l'artère pulmonaire, il détermine la mort subite ou rapide. Quand son volume moindre lui permet de s'engager dans une ramification de deuxième ou de troisième ordre, il produit un infarctus hémoptoïque. Les branches de division de l'artère pulmonaire appartiennent en effet à la catégorie des artères terminales : elles ne s'anastomosent pas entres elles. Leur oblitération supprime donc d'une manière absolue la circulation artérielle dans une étendue plus ou moins grande du poumon; il en résulte une anémie locale, un vide que contribue à maintenir l'aspiration thoracique dans les grosses veines. C'est ce vide qui progressivement appelle le sang des veinules et des capillaires voisins; les globules sanguins issus de ces vaisseaux, par rupture ou par diapédèse, vont remplir le territoire anémié, suivant l'expression classique, le farcissent. Ce farcissement est strictement limité à la région anémiée, ce qui explique les limites nettes de l'infarctus, et sa forme régulière, ovalaire ou plus souvent pyramidale.

On distingue l'infarctus lobaire et l'infarctus lobulaire. Dans le premier cas, un lobe entier du poumon est transformé en une masse dure et noire dont l'aspect a été comparé à celui de la truffe; dans le second, on observe, sur la coupe du poumon, une ou souvent plusieurs taches semblables, si l'embolie a été multiple, taches qui occupent habituellement la surface et qui se présentent sous forme d'un coin à base corticale. Le poumon droit, et plus encore son lobe inférieur, en sont le lieu d'élection, l'artère pulmonaire droite et sa branche lobaire inférieure ayant un gros calibre et se prêtant aisément à la migration des corps étrangers qui viennent du cœur droit.

Nous avons vu qu'il existait, chez notre malade, un infarctus du lobe inférieur du poumon droit, de la grosseur du poing. C'était donc un infarctus lobaire. L'artère lobaire ou l'une de ses branches principales était d'ailleurs oblitérée par un caillot adhérent, déjà en voie d'organisation. Or, l'examen du cœur droit nous avait révélé une thrombose ancienne de la paroi auriculaire. Nous pourrions en conclure, sans plus de discussion, à l'origine embolique de l'infarctus, s'il n'y avait une autre cause possible sur laquelle je dois attirer votre attention.

Sous l'influence des travaux de Virchow, auxquels est due la connaissance du mécanisme embolique de l'hémorragie pulmonaire, on a trop généralisé et on a voulu voir l'embolie partout. Il n'est pas certain cependant que l'apoplexie pulmonaire ne puisse succéder à une simple rupture vasculaire, due à la stase cardiaque : J. Renault a décrit, sous le nom d'infarctus diffus festonné, des foyers hémorragiques par simple rupture, qui ne diffèrent de l'infarctus vrai que par leur limitation moins nette. Mais il y a plus, l'oblitération artérielle ne résulte pas toujours d'une embolie; elle peut être due à une trombose, elle-même favorisée dans son développement par des lésions d'endartérite pulmonaire. Le fait a été observé par M. Lancereaux, et cette pathogénie a été proposée, pour certains cas, par M. Bucquoy et par M. Périvier[1].

L'origine thrombosique possible de l'infarctus est utile à connaître, car, l'observation clinique l'a démontré, un artérioscléreux peut être atteint des signes de l'apoplexie pulmonaire avant de devenir un cardiaque. Pour en revenir à notre malade, l'origine embolique de son infarctus pourrait être discutée. Il avait, vous vous en souvenez, une endartérite pulmonaire généralisée et des plus prononcées : l'examen histologique nous a montré cette lésion à un haut degré, avec un caillot déjà envahi par du tissu fibreux, au niveau d'une des artères principales du lobe inférieur du poumon droit. Cela peut faire penser à une thromboartérite. Mais rien n'empêche d'admettre que cette exagération du processus endartéritique ait été la conséquence d'une embolie, hypothèse que confirmerait l'existence de la thrombose auriculaire droite. Toutefois, nous n'avons pas le droit d'être affirmatif, parce que cette thrombose ne présentait pas, du moins d'une manière appréciable, l'état de ramollissement et d'effritement qui permet le détachement d'un caillot embolisant.

VI. L'apoplexie pulmonaire peut apparaître chez des *malades porteurs d'une cardiopathie jusque-là tolérée ou atteints seulement d'insuffisance cardiaque légère*. Un point de côté subit avec dyspnée en indique alors l'apparition. Le malade n'a pas de fièvre, ou si la température s'élève, ce n'est que secondairement. Tout d'abord l'auscultation ni la percussion ne révèlent rien, et lorsque l'infarctus est central et de petit volume, il en est ainsi jusqu'à la fin. Mais le plus souvent, au bout de quelques heures, ou mieux de 2 à 3 jours, on peut constater, en un

1. Périvier, *De l'apoplexie pulmonaire dans l'artériosclérose et les cardiopathies artérielles*, Thèse Paris, 1891.

point limité et le plus souvent à la base droite, un petit foyer de râles, puis un souffle tubaire avec matité et exagération des vibrations vocales. S'il s'agit d'un gros infractus, les râles et le souffle manquent souvent, et l'on ne trouve que de la matité et du silence respiratoire; cela tient à ce que le farcissement n'est pas limité aux alvéoles du poumon et qu'il occupe aussi les bronches dont l'imperméabilité supprime tout bruit, normal ou anormal.

A vrai dire, il n'existe qu'un seul signe positif de cet accident, c'est le crachement de sang; celui-ci ne saurait être immédiat, l'envahissement du foyer ischémié par le sang ne se faisant que progressivement. Ce n'est donc qu'au bout de quelques jours que le malade expectore tout d'abord du sang rouge, pur ou mêlé à des mucosités, puis du sang altéré par son séjour prolongé dans le foyer hémorragique, de couleur foncée et noirâtre. L'apparition de ce symptôme est souvent la signature d'un état jusque-là obscur, il permet ou confirme le diagnostic d'apoplexie pulmonaire, et il en est souvent le seul indice chez les asystoliques déjà dyspnéiques et depuis longtemps atteints de congestion œdémateuse des bases.

L'infarctus pulmonaire, quand il est de petit volume, est susceptible de guérir sans laisser de trace, sans altérer la santé générale ni provoquer de troubles fonctionnels notables. Ainsi en est-il chez les cardiaques à lésions encore tolérées. Mais lorsque l'infarctus, volumineux, entraîne l'imperméabilité d'une grande étendue du poumon ou qu'il se complique d'épanchement pleurétique, la dyspnée s'accentue, le foie se tuméfie, les veines cervicales se distendent, la face se cyanose, enfin survient l'asystolie complète.

Je soignais un vieillard artérioscléreux, encore vaillant et actif, malgré un cœur gros et arythmique, de la polyurie avec légère albuminurie, de la dyspnée d'effort. Quelques mois après mon dernier examen, il fut pris à la campagne d'un point de côté, et, au bout de peu de jours, d'expectoration sanglante. Une pleurésie avec épanchement se développa, rapidement suivie d'œdème considérable des membres inférieurs. Grâce à la thoracenthèse et à l'évacuation de l'œdème des jambes par les mouchetures, ces accidents cédèrent momentanément. Mais un nouvel infarctus, quelques semaines plus tard, devait cette fois entraîner la mort.

C'est là un exemple d'asystolie provoquée par l'apoplexie pulmonaire. L'observation que je vous résumais tout à l'heure vous montre *ce que devient l'asystolie lorsqu'elle se complique d'apoplexie pulmonaire.* Le début de cet infarctus, comme il arrive toujours en pareil cas, avait passé inaperçu. Mon attention n'avait été attirée que par l'exagération de la dyspnée et de l'œdème. Le diagnostic n'aurait pu être fait que par l'examen des crachats, et ce n'est que trop tard que j'appris que ces derniers avaient été pendant un jour ou deux teintés de sang. La conclusion pratique qui se dégage de cette histoire est qu'il faut, chez les asystoliques en recrudescense de dyspnée, toujours rechercher l'expectoration sanglante, signe d'infarctus, et aussi les signes d'épanchement pleurétique qui, comme nous l'a appris Charcot, manquent rarement de se produire à quelques jours de distance. Cet épanchement n'existait pas chez notre malade les premiers jours et, dominé par l'idée de thrombose cardiaque, j'ai cessé ensuite de pratiquer l'auscultation des voies respiratoires.

L'apoplexie pulmonaire de la base droite et l'épanchement pleural consécutif ont entraîné la mort de ce malade en faisant d'une asystolie déjà irréductible une asystolie incompatible avec le fonctionnement des organes essentiels. C'est ainsi que finissent souvent les cardiaques : ils peuvent guérir d'une première attaque d'asystolie provoquée par un infarctus pulmonaire; ils succombent fatalement à l'asystolie aggravée par cet accident et par l'épanchement pleurétique qui le complique presque inévitablement.

LEÇON XIII

ASYSTOLIE DU CŒUR DROIT CHEZ UN EMPHYSÉMATEUX, AGGRAVÉE PAR UNE NÉPHRITE CHRONIQUE

I. Histoire d'un malade devenu emphysémateux à la suite de crises d'asthme. Depuis deux ans, œdème intermittent des membres inférieurs, attaques de goutte. En dernier lieu, asystolie complète avec pouls lent à 66, albuminurie abondante.

II. L'emphysème a pour double effet de gêner progressivement la circulation intrapulmonaire, et de déterminer l'hypertension dans les veines caves par manque d'aspiration thoracique.

La dilatation hypertrophique du ventricule droit des emphysémateux.

III. Conditions qui facilitent la dilatation ventriculaire droite dans l'emphysème : le surmenage, l'artériosclérose ; dans le cas présent le retentissement sur le cœur d'une affection rénale.

Les urines de ce malade n'ont les caractères, ni de celles du rein cardiaque (trop faible densité), ni de celles de la néphrite interstitielle (trop riches en albumine). Elles correspondent à un état de *néphrite chronique d'origine cardiaque ou associé à la stase cardiaque.*

IV. La lenteur relative du pouls pendant la crise asystolique paraît liée pour une part à l'état asphyxique du sang.

V. Le pronostic apparaît chez ce malade comme plus sérieux du côté du rein, que du côté du cœur ou du poumon.

VI. La digitale reste indiquée chez ces malades malgré la lenteur du pouls. Souvent même elle l'accélère légèrement.

MESSIEURS,

Le malade qui vient de faire un séjour d'un mois au n° 10 de la salle La Rochefoucauld était atteint d'accidents asystoliques imputables à un emphysème pulmonaire chronique, lui-même consécutif à des crises répétées d'asthme. Il va mieux, mais un examen complet et répété nous a permis de constater que le poumon n'a pas été le seul facteur pathogénique de sa crise cardiaque, et que le rein atteint de néphrite chronique constitue, pour son cœur comme pour sa santé générale, une menace plus directe peut-être que l'affection pulmonaire.

I. C'est un ancien peintre en bâtiment, seulement âgé de quarante-neuf ans, et qui, depuis dix ans, en raison de son oppression permanente et de ses bronchites répétées, vit en infirme, des quelques ressources qu'il tire de la vente au panier.

C'est à l'âge de vingt-cinq ans qu'il a commencé à avoir de l'asthme, sous forme de crises nocturnes typiques. Il ne semble pas que la grande névrose respiratoire l'ait quitté depuis. Peu à peu elle s'est compliquée d'une dyspnée habituelle en rapport avec le développement d'un emphysème pulmonaire progressif. Puis vint la série des bronchites à répétition et des congestions pulmonaires avec hémoptysies qui le tenaient à la chambre tout l'hiver et qui firent de lui un valétudinaire.

Il y a deux ans se déclara une nouvelle phase de sa maladie. Il fut pris de temps en temps d'œdème des membres inférieurs rapidement réductible par le repos au lit. Mais dans ces derniers temps les phénomènes de stase se sont exagérés et sont devenus permanents. Lorsque le malade est venu nous voir, il présentait un œdème et une cyanose considérables qui duraient depuis quinze jours et qui, cette fois, ont persisté malgré le séjour au lit.

Le malade présentait de l'orthopnée, des urines rares, pauvres en chlorure et fortement albumineuses, de la cyanose de la face et de la distension des jugulaires, un œdème mou et blanc des membres inférieurs et du scrotum, un cœur que la percussion montrait dilaté jusqu'à 20 centimètres dans le sens transversal, un foie douloureusement tuméfié, et malgré tout, un *pouls lent* à 66. La dilatation cardiaque paraissait être la conséquence d'un emphysème pulmonaire ancien ainsi qu'en témoignait la poitrine bombée du malade, son cou court, sa respiration faible et humée, la forte cyanose et les varicosités de sa face, enfin la chronologie de ses accidents.

Mais n'y avait-il pas plus? L'albuminurie était plus abondante qu'elle ne l'est d'habitude chez les cardiaques : *elle atteignait environ 5 grammes par litre*, ce qui ne laissait aucun doute sur l'existence d'une néphrite concomitante. Celle-ci pouvait être mise sur le compte du saturnisme qui s'était manifesté une seule fois par des coliques de plomb, ou de l'alcoolisme avéré, peut-être aussi d'une syphilis méconnue : le malade avait eu, à l'âge de 30 ans, un chancre non suivi d'accidents secondaires.

Le traitement par le lait, la théobromine et la digitaline eut raison en peu de jours de la crise asystolique. Mais il ne fit disparaître ni la cyanose, ni l'albuminurie. Le malade est resté un emphysémateux en état permanent de stase veineuse, et un néphritique avec une albuminurie oscillant entre 3 et 5 grammes, des cylindres hyalins, une densité faible. Malgré le régime lacté, il n'est pas polyurique, mais il reste oligurique aux environs d'un litre. Le pouls est remonté à 76; la tension artérielle qui, en pleine crise asystolique, était de 18, est tombée à 12. Enfin le cœur, diminué de moitié sur les dimensions de l'entrée, reste gros encore et l'auscultation y décèle un bruit de galop.

Le régime lacté, la théobromine et le lit étaient donc toujours nécessaires. Grâce à ce traitement, le malade quoique cyanosé et fortement albuminurique n'accusait plus aucun malaise, quand un matin, quinze jours environ après son entrée, il se plaignit d'une tuméfaction douloureuse du genou droit. C'était une crise légère de goutte articulaire, dont la signature était donnée par un tophus de l'oreille gauche. Saturnin, alcoolique, rénal, notre homme a tout ce qu'il faut pour être un goutteux. Il y a un an il avait eu une première atteinte de douleurs articulaires. Son récent accès fut d'ailleurs de courte durée, et, malgré mes conseils, il nous a quitté le 15 novembre, sans doute pour se soustraire à la rigueur du régime lacté. Son état pulmonaire, cardiaque et rénal étaient stationnaires.

II. Quoique banale en apparence, l'histoire de ce malade n'en est pas moins des plus instructives. C'est celle d'un asthmatique devenu emphysémateux, puis simultanément rénal et cardiaque. Il n'est pas sans intérêt de chercher à établir l'enchaînement de ces divers états qui constituent autant d'étapes dans l'évolution de l'asthme et de l'emphysème chronique.

Que l'asthmatique devienne emphysémateux quand ses crises se répètent pendant des mois et des années, cela n'a rien qui puisse surprendre. L'asthmatique en crise est en état d'emphysème pulmonaire aigu. En raison du spasme des muscles inspirateurs qui va jusqu'à la contracture, l'expiration est rendue des plus difficiles tandis que l'inspiration se fait encore dans une certaine mesure, grâce à la mise en jeu de muscles accessoires : aussi l'air résiduel augmente-t-il sans cesse, s'accumulant dans les alvéoles pulmonaires distendues.

Il en résulte que la poitrine se dilate progressivement, devenant saillante et globuleuse; les espaces intercostaux s'élargissent pendant que le diaphragme contracturé, reste abaissé et immobile. La percussion dénote une sonorité tympanique générale, due au gonflement des poumons. Elle montre aussi que leur limite inférieure descend plus bas que normalement. A l'auscultation le murmure respiratoire est affaibli et quelquefois absent, et l'on n'entend que des râles ronflants et sibilants.

Cet emphysème aigu cesse après l'accès pour ne laisser aucune trace, mais si les crises d'asthme se répètent, l'élasticité pulmonaire trop souvent mise à l'épreuve finit par céder : la distension d'un certain nombre d'alvéoles leur survit, et l'emphysème pulmonaire chronique se crée peu à peu, entraînant à sa suite les poussées congestives et catarrhales. Le malade qui, dans l'intervalle de ses accès, jouissait d'une santé parfaite, est alors incommodé par une dyspnée habituelle qui se manifeste au moindre effort; il ne sort pas des rhumes et des bronchites pendant la mauvaise saison, et il est tourmenté par des toux spasmodiques qui contribuent encore à augmenter son emphysème.

L'emphysème pulmonaire ne consiste pas seulement dans la destruction du tissu élastique des alvéoles et des infundibula, dans leurs perforations et dans la disparition de leurs cloisons. La vascularisation du poumon subit de son côté des altérations notables. Les capillaires des alvéoles se rétrécissent, s'oblitèrent et s'atrophient, des anastomoses s'établissent entre les rameaux artériels des territoires privés de vascularisation et les veines broncho-pulmonaires; la muqueuse des bronches s'hypervascularise fâcheusement au détriment des territoires alvéolaires altérés. La distension sanguine qui en résulte favorise la congestion bronchique et les hémoptysies, en l'absence même de tuberculose. L'asthmatique emphysémateux est d'ailleurs par essence un congestif, à réactions vasomotrices facilement provoquées par le froid, les émotions, la fatigue, et naturellement ces poussées fluxionnaires se portent sur les régions déjà en état de dilatation vasculaire, c'est-à-dire sur la muqueuse bronchique. Elles favorisent les ruptures vasculaires et les crachements de sang; elles préparent le terrain aux inflammations catarrhales.

Aussi l'emphysémateux est-il presque toujours un bronchitique. S'il ne passe son hiver à la chambre ou dans un climat doux, il fait bronchite sur bronchite, et c'est à peine si la belle saison met fin à ces réveils inflammatoires. Bientôt, d'ailleurs, le catarrhe s'établit à demeure; la muqueuse des bronches s'épaissit et se vascularise de plus en plus. Le malade n'est plus seulement un poussif mais un tousseur et ses quintes spasmodiques augmentent progressivement son emphysème. Il se débat dans un cercle vicieux, catarrheux parce qu'il est emphysémateux, de plus en plus emphysémateux parce qu'il a du catarrhe et qu'il tousse.

Il est inévitable que la circulation générale se ressente de la gêne progressive de la respiration et de la circulation pulmonaire. Le premier effet apparent de l'emphysème et de la bronchite à répétition est la stase des jugulaires et la cyanose qu'exagèrent les quintes de toux. L'aspiration thoracique est en effet normalement nécessaire pour faciliter l'appel du sang veineux vers l'oreillette droite et pour dégager les veines caves, notamment la veine cave supérieure. Lorsque cette aspiration diminue en proportion de l'emphysème, les rameaux d'origine de la veine cave supérieure restent en état de surcharge plus ou moins marquée. Cette tendance à la turgescence veineuse se caractérise par les varicosités du nez, des joues, des oreilles, par le gonflement habituel des veines jugulaires, enfin par la cyanose facile. Elle est encore augmentée par les quintes de toux qui sont de véritables efforts expiratoires. L'emphysémateux en vient à se cyanoser dès qu'il tousse, dès qu'il fait un effort, ou simplement quand il passe de la position verticale à la position horizontale. Le teinte cyanique s'accentue quand il dort, à cause du ralentissement circulatoire que détermine le sommeil. Elle s'exagérera plus encore quand le cœur droit faiblira, quand viendra l'asystolie.

Ajoutons que la stase veineuse n'existe pas seulement dans le domaine de la veine cave supérieure, mais qu'elle se manifeste encore par des varices en d'autres régions, particulièrement par des hémorrhoïdes.

Cette hypertension veineuse, quelque fâcheuse qu'elle puisse être pour l'hématose et pour le fonctionnement des viscères tels que le foie ou les reins, ne semble pas tout d'abord, à part un certain degré d'apathie physique et même parfois psychique, troubler la santé générale.

Mais le cœur droit ne tarde pas à souffrir pour sa part de l'existence de l'emphysème. Au point de vue de son action sur la circulation, l'emphysème équivaut à un véritable rétrécissement de l'artère pulmonaire, rétrécissement siégeant, non pas à son orifice ou sur son tronc, mais au niveau du vaste réseau capillaire qui en est l'expansion. Quand le cours du sang est entravé dans ce réseau, il y a stase et hypertension dans les branches et dans le tronc de l'artère pulmonaire, secondairement dans le cœur droit. C'est un barrage permanent qui impose au ventricule droit un surcroît considérable de travail, d'où résulte, lorsque la santé générale est bonne, *son hypertrophie compensatrice.*

On constate difficilement cette dernière par la percussion, en raison du gonflement des poumons, mais elle se manifeste par des battements souvent apparents à la vue au niveau du creux épigastrique. La paume de la main appliquée sur l'épigastre et légèrement enfoncée sous le diaphragme de manière à embrasser en quelque sorte le ventricule droit, permet de percevoir nettement le soulèvement systolique caractéristique de sa dilatation hypertrophique.

Le ventricule droit lutte longtemps contre l'obstacle pulmonaire, parfois jusqu'à la vieillesse quand n'intervient pas quelque autre cause de faiblesse cardiaque. Mais il arrive un moment où il cède, et où la dilatation l'emporte sur l'hypertrophie. Alors les veines caves déjà en état de stase, s'engorgent de plus en plus, les reins se congestionnent, les urines diminuent et deviennent albumineuses. Sous l'influence de l'insuffisance rénale l'œdème des membres inférieurs apparaît : bref l'asystolie s'installe lentement avec des rémissions et des recrudescences, jusqu'au moment où elle devient irréductible.

III. Le malade dont je vous ai résumé l'histoire a passé par ces diverses phases : asthme d'abord, puis emphysème et bronchite à répétition qui l'ont condamné au repos; depuis deux ans atteintes successives et de plus en plus intenses d'asystolie. Or cet homme n'a que quarante-neuf ans, et c'est là un âge peu avancé pour un emphysémateux déjà cardiaque.

L'asystolie ne vient généralement chez l'emphysémateux qu'avec la vieillesse et avec la déchéance physique qu'elle entraîne. Laënnec avait déjà remarqué que l'emphysème, malgré sa constante progression, n'empêche pas d'arriver à un âge avancé.

Quand le cœur faiblit de bonne heure, cela tient à quelque désordre ou à quelque maladie surajoutés. Ce peut être le surmenage physique sous quelqu'une de ses formes. Un de mes malades atteint d'emphysème et de bronchites à répétition a succombé à une crise d'asystolie aiguë, à l'âge de quarante-deux ans : les accidents avaient éclaté après une course rapide pour ne pas manquer un train, et avaient été préparés par des excès génitaux.

L'artériosclérose est une cause plus commune de l'asystolie précoce des emphysémateux. Une dame asthmatique et emphysémateuse à laquelle j'ai donné des soins pendant plusieurs années pour des bronchites hivernales, fut prise, à l'âge de la ménopause, de crises d'angine de poitrine et simultanément d'œdème et d'albuminurie progressives, premières manifestations d'une artériosclérose à laquelle elle succomba au bout de deux ans, en état d'asystolie cardiorénale. L'asthmatique a souvent en effet une double hérédité névrosique et cardioartérielle, et s'il ne se soumet à une hygiène préventive rigoureuse, ou s'il survient d'une manière intercurrente quelque maladie génératrice d'artériosclérose, il devient cardiaque à un âge où il ne devrait être qu'emphysémateux et bronchitique.

Notre malade a été alcoolique, saturnin, peut-être syphilitique. C'est dire qu'il a réuni les causes morbides qui le plus facilement conduisent aux dégénérescences scléreuses. Et, de fait, il est légitime de le considérer comme atteint de néphrite chronique, peut-être d'origine artérioscléreuse, si nous tenons compte de son albuminurie persistante, de sa faible élimination urinaire, de son hypertrophie ventriculaire gauche et du bruit de galop parfois perceptible à l'auscultation.

Dès le premier examen, nous avions été frappés de l'abondance de l'albuminurie qui atteignait 5 grammes par litre, et cette quantité ne s'est que peu abaissée depuis la disparition des accidents asystoliques. De plus, malgré le régime lacté maintenu intégralement, leur densité reste faible et elles ne contiennent que peu d'urée, ce qui traduit une imperméabilité rénale peu en rapport avec cette forte albuminurie.

Mais ne s'agirait-il pas simplement d'accidents imputables à la *stase veineuse du rein*, au rein cardiaque? Nous savons en effet que la conséquence habituelle de l'engouement veineux du rein, expérimental ou pathologique, est l'oligurie avec albuminurie. Mais *c'est une oligurie avec hyperdensité* et non hypodensité, *augmentation relative* et non diminution *de l'urée.* Quoique peu abondantes, ces urines de stase sont concentrées, rougeâtres, laissant déposer un sédiment uratique, et non claires comme l'étaient celles de notre malade en pleine asystolie. Enfin l'albuminurie de l'asystolie est généralement modérée, atteignant 0,50 centigrammes par litre, exceptionnellement 1 à 2 grammes.

Si l'urologie de notre malade n'est pas celle d'un cardiaque, est-elle celle d'un scléreux rénal? La diurèse, au cours de la néphrite interstitielle chronique, est abondante; elle atteint facilement 3 litres par jour, tombant à 1 litre 1/2 ou 1 litre quand vient la faiblesse cardiaque et l'asystolie. Déjà pendant la période polyurique, la densité et la teneur en urée sont diminuées. Par contre l'albumine est toujours en petite quantité, sauf pendant les périodes asystoliques où elle s'élève à 3, 4 grammes et davantage, pour revenir à son chiffre ordinaire dès la disparition des stases veineuses.

Or les urines que nous avons examinées à bien des reprises chez notre malade, pendant la grande phase asystolique et à sa suite, sont bien celles d'un scléreux en état de stase rénale. Elles ont toujours été claires, de faible densité, peu riches en urée. Mais elles sont très chargées d'albumine. Au moment de sa sortie, soumis toujours au régime lacté absolu, notre malade avait encore 5 gr. 15 d'albumine par litre. D'ailleurs ces urines restaient peu abondantes, aux environs d'un litre, avec des chiffres faibles d'urée et de chlorures. Or si elles restent telles après la disparition de l'hydropisie, c'est que ses reins se trouvent toujours en état de stase veineuse.

Il s'agit là en somme d'un état mixte de rein cardiaque et de néphrite chronique, de ce qu'on a appelé anatomiquement la *néphrite chronique d'origine cardiaque* et qui, à son plus haut degré, devient l'*atrophie cyanotique des reins*. Quand la stase rénale est simple, quand, cliniquement, elle ne se révèle que par l'oligurie albumineuse avec concentration des urines, les reins sont tuméfiés, d'un rouge sombre surtout accusé au niveau des pyramides, les glomérules eux-mêmes se détachant sur la coupe sous forme d'un pointillé rouge vif. Au microscope, ce rein cardiaque ou cyanotique présente deux ordres d'altérations, d'une part la distension sanguine de son appareil vasculaire allant jusqu'à la rupture avec hémorragie, d'autre part la dégénérescence des épithéliums sécréteurs, d'où l'albuminurie. Mais quand la stase se répète ou se prolonge, quand surtout elle se produit chez un sujet manifestement intoxiqué ou infecté, elle aboutit à une inflammation chronique de l'organe qui, à bien des points de vue, se rapproche de la sclérose rénale vulgaire. C'est que la stase rénale entraîne l'œdème interstitiel et que ce dernier, quand il est de nature toxique, entraîne la transformation fibreuse et l'atrophie partielle du rein.

Cette néphrite chronique cardiaque avait été parfaitement indiquée par Rayer qui la disait à peu près certaine quand, dans une affection du cœur, l'urine devient pâle, citrine, fortement coagulable, et de faible pesanteur spécifique. Elle a été décrite par Frerichs, Bamberger, et plus récemment par Cornil, Brault, Cuffer. Ses caractères macroscopiques et microscopiques sont ainsi résumés par Chauffard : reins diminués de volume, rétractés, mamelonnés irrégulièrement plutôt que finement grenus; capsule moins adhérente que dans le petit rein rouge granuleux; substance corticale ferme, légèrement atrophiée, parfois bigarrée de taches jaunâtres dues à des foyers de stéatose épithéliale. Au microscope, lésions très complexes de stase vasculaire, de périphlébite, de périartérite, de capillarite interstitielle; nappes de sclérose diffuse, prononcées surtout dans la substance médullaire; stéatose, collapsus atrophique d'un certain nombre de tubuli; glomérules fibreux ou en voie d'oblitération scléreuse; exsudats albuminoïdes ou hyalins dans les glomérules ou les tubuli.

Ce sont là tous les caractères de la néphrite chronique diffuse, avec la stase en plus, et l'on peut se demander quelle est la première en date, de l'inflammation chronique ou de la stase veineuse. La question est d'autant plus difficile à résoudre que ce complexus anatomique et symptomatique s'observe surtout chez des malades que leur âge, leur genre de vie, leurs maladies antérieures exposent aux inflammations sclérosantes, c'est-à-dire chez des vieillards, des goutteux, des saturnins, des syphilitiques. Mais c'est surtout chez les alcooliques que l'on observe communément la néphrite chronique cardiaque, et elle paraît commune en particulier chez les grands buveurs de bière de Munich.

Il serait difficile de dire si notre malade est un artérioscléreux du rein devenu asystolique sous la double influence de son emphysème et de son insuffisance rénale, ou s'il est atteint de néphrite chronique cardiaque secondaire. Il a un gros cœur gauche et un bruit de galop comme un artérioscléreux rénal, mais ces mêmes signes cardiaques peuvent s'observer au cours des néphrites chroniques de diverses origines et en particulier de la néphrite chronique par stase.

L'absence d'hypertension artérielle plaiderait même contre l'hypothèse d'artériosclérose. Sa pression sanguine est en effet seulement de 12 à l'heure actuelle. Il est vrai que nous avions constaté pendant la crise 17 à 18, et que nous ignorons s'il n'a pas présenté antérieurement des chiffres plus élevés. De toutes manières cette anomalie pourrait, j'aurai l'occasion de vous le montrer une autre fois, s'expliquer par les conditions de sa circulation pulmonaire.

Peu importe d'ailleurs qu'il s'agisse de *néphrite chronique d'origine cardiaque* ou de *néphrite chronique avec stase cardiaque.* Les conséquences cliniques en sont les mêmes, ce sont celles de l'insuffisance rénale associées à celles de l'insuffisance pulmonaire. *Notre malade est un pneumo-cardio-rénal, en état permanent de cyanose asphyxique, de stase veineuse généralisée, et d'imparfaite élimination rénale.*

IV. Deux particularités méritent encore d'être relevées dans l'histoire de ce malade. J'attirerai tout d'abord votre attention sur ce fait que le pouls est toujours resté relativement lent, même en pleine asystolie. Or la physiologie expérimentale se rencontre avec la clinique pour nous montrer que ce ralentissement du pouls était pour une grande part d'origine asphyxique.

Dastre et Morat[1], puis Charles Richet[2], ont établi que le sang asphyxique, c'est-à-dire surchargé d'acide carbonique, ralentissait les contractions cardiaques en exerçant une action excitante sur les centres bulbaires du pneumogastrique. Si nous acceptons l'explication qu'en ont proposée ces savants, le nerf pneumogastrique interviendrait comme un protecteur : il maintiendrait la lenteur des battements cardiaques, de manière à réduire au minimum la consommation de cet oxygène qui n'existe plus dans le sang qu'en faible proportion. Le cœur se règle donc par voie réflexe pour une petite dépense, et la durée de la survie en dépend, car la mort survient très rapidement dès que le cœur n'est plus ralenti.

L'observation clinique m'a permis de vérifier plusieurs fois

1. Dastre et Morat, Influence du sang asphyxique sur la circulation (*Arch. de physiologie*, 1884).
2. Charles Richet, La mort du cœur dans l'asphyxie chez le chien (*Arch. de physiologie*, 1894, p. 653).

cette donnée expérimentale, et de constater un pouls lent chez des asystoliques à sang asphyxique. Tel était le cas chez une dame de trente-huit ans, atteinte de rétrécissement mitral, et que j'ai soignée à plusieurs reprises pour des crises asystoliques où l'hydropysie s'associait à la cyanose et à un pouls lent à 72. De même la cyanose était excessive chez notre malade au moment de sa crise asystolique, et son pouls était alors à 66. Rappelons-nous donc que la lenteur paradoxale du pouls dans l'asystolie peut être due à la mauvaise hématose du sang, c'est-à-dire à la cyanose et à l'asphyxie.

Une autre particularité présentée par notre malade pendant son séjour à l'hôpital a été son *arthrite goutteuse du genou*. Nos anciens n'eussent pas manqué d'y voir une signature de l'affection cardiaque, de faire de celle-ci une goutte remontée ou rétrocédée, d'espérer du retour offensif de la goutte articulaire une amélioration des troubles circulatoires, d'en conclure même à l'abstention de tout traitement antigoutteux. Autant de déductions que l'expérience clinique a maintes fois renversées. Notre malade est bien goutteux, puisqu'il a un tophus ancien de l'oreille, mais il l'est probablement parce qu'il est ancien saturnin. Or la goutte saturnine est le plus souvent liée à l'uricémie qui résulte de l'insuffisance rénale. Telle est de même l'origine des accès de goutte qui parfois surviennent chez certains cardiaques en état de mauvais fonctionnement du rein. Loin d'être un dérivatif, leur goutte articulaire traduit l'insuffisance rénale et souvent annonce une aggravation des troubles asystoliques ou urémiques.

V. Notre malade est donc un asthmatique emphysémateux devenu cardiaque et rénal, et je crois bien que c'est l'état de son rein qui a hâté la faiblesse du cœur et que c'est de l'état du rein que dépend le pronostic.

Des trois organes malades, le poumon, le rein, le cœur, c'est, somme toute, ce dernier qui paraît le moins intéressé, qui seul répond encore à l'action thérapeutique. Il est hypertrophié en même temps que dilaté, et il peut tenir bon encore, à condition d'être ménagé et surveillé.

Le poumon, de son côté, peut suffire à la faible tâche qui lui est imposée, à la condition que ne surviennent pas de nouvelles bronchites.

Le rein est malheureusement plus irréparablement compromis et ses altérations sont plus susceptibles de progresser que de régresser. Sa circulation veineuse est en effet constamment et depuis longtemps imparfaite, par suite de la stase des veines caves due à l'emphysème, et cette stase rénale entretient et augmente sans cesse, à la fois la dégénérescence de l'épithélium secréteur, et l'œdème interstitiel sclérosant. Si, de plus, comme il est trop probable, le malade ne renonce pas tout à fait à ses habitudes d'intempérance, l'atrophie progressive de son parenchyme rénal s'en trouvera encore activée.

Cet homme, qui était à l'origine un asystolique d'origine pulmonaire, se rapproche donc progressivement de l'asystolie d'origine néphritique, et l'aboutissant de ces étapes morbides sera vraisemblablement cet état mixte de stase par insuffisance cardiaque et de toxémie par insuffisance rénale qui se résume dans le terme de cachexie cardiorénale. Il y a même tout lieu de penser que, dans cette phase ultime, l'urémie tiendra plus de place que l'asystolie.

VI. L'histoire de ce malade montre une fois de plus l'importance majeure de l'hygiène prophylactique dans les maladies de cœur. Si, au lieu de son métier de peintre qui l'exposait au danger de l'intoxication saturnine et aux intempéries des mauvaises saisons, il avait choisi une profession sédentaire ou du moins lui permettant de travailler sainement et à couvert; si, d'autre part, il s'était abstenu d'alcool, il n'en serait certainement pas au point où il en est arrivé. Évitant les bronchites répétées, il eût enrayé le développement de son emphysème et de l'engouement veineux. Évitant les excès alcooliques, il eût reculé, jusqu'aux limites de la vieillesse, les dégénérescences viscérales qui menacent sa vie avant même la cinquantaine sonnée.

Aujourd'hui la thérapeutique n'est pas impuissante, mais ses moyens et son action sont limités. Elle conserve encore toute son efficacité contre l'asystolie ; elle est presque désarmée devant la dégénérescence et l'insuffisance du rein.

Le repos, le lait, la théobromine, et même le dégorgement du foie par les ventouses scarifiées n'ayant donné que peu de résultats, j'ai dû recourir à la digitale pour combattre les accidents asystoliques et ses effets diurétiques et cardiotoniques ont été immédiats. Cela était d'autant plus intéressant que, en raison de la lenteur relative du pouls, il pouvait paraître rationnel de s'abstenir d'un médicament dont l'une des actions est justement de ralentir le pouls.

Mais nous avons vu que la lenteur du pouls était, chez notre malade, au même titre que la cyanose, sous la dépendance d'une hématose insuffisante. Or l'expérience nous a montré dans le cas présent que la cyanose diminuait sous l'influence de la médication digitalique, et simultanément que le pouls s'accélérait d'une dizaine de pulsations. La digitale a donc eu, dans ce cas, une action en apparence paradoxale mais qui s'explique par l'amélioration simultanée de la faiblesse cardiaque et de l'asphyxie.

Cette simple et concluante observation prouve que les asystoliques cyanosés à pouls lent non seulement supportent la digitale, mais en bénéficient. Cela étant, il ne faut pas craindre de recourir à ce médicament, bien avant la phase des hydropisies. Quand chez un emphysémateux non atteint de recrudescence bronchique ou de congestion pulmonaire, la dyspnée devient continue même au repos, il y a tout lieu de penser que le cœur a faibli, et il est indiqué de donner la digitale, à doses fractionnées et avec la surveillance nécessaire. L'épreuve thérapeutique est alors le plus souvent positive, c'est-à-dire satisfaisante, et vient confirmer le diagnostic d'insuffisance cardiaque associée à l'insuffisance pulmonaire.

Notre malade aura besoin de prendre de la digitale de temps en temps, et je lui donnerais volontiers un quart de milligramme de digitaline cristallisée chaque semaine. Il sera nécessaire d'ailleurs d'associer à ce médicament cardiotonique la médication déplétive par les diurétiques et les laxatifs. Ce sera la seule manière de lutter efficacement contre la stase des veines caves, du foie et des reins. Le diurétique par excellence, dans un cas de ce genre, est, vous le savez, la théobromine. Quant aux laxatifs, ils pourront être variés, mais en raison de l'état des reins, le calomel ne devra jamais être employé.

Ce traitement médicamenteux sera malheureusement, je le crains, contrarié par les habitudes alimentaires du malade : le lait devrait être son aliment parfois exclusif, toujours principal; mais j'ai bien des raisons de penser que, rentré chez lui, il reprendra ses anciennes habitudes, mangera de tout et se remettra à boire du vin. L'échéance urémique ne pourra que s'en trouver hâtée.

LEÇON XIV

LES CARACTÈRES FONCTIONNELS DE L'ASYSTOLIE D'ORIGINE PULMONAIRE

I. Histoire d'un emphysémateux d'ancienne date, âgé de soixante-quatre ans, présentant des troubles cardiaques depuis deux ans, et entré à l'hôpital en état d'asphyxie, de délire et de cyanose.

Bronchite aiguë, congestion hépatique, grande matité cardiaque, hydropisie généralisée, coma. Amélioration remarquable à la suite de la saignée.

II. *L'asystolie des emphysémateux* et ses caractères d'origine; son échéance tardive.

III. Lorsque les accidents d'asystolie droite débutent d'une façon aiguë, ils se produisent sous la forme d'une crise d'asthme cardiaque avec cyanose.

IV. Les caractères fonctionnels : *La cyanose*, *l'œdème des membres supérieurs*, *les troubles cérébraux* (coma, délire), sous la dépendance d'une stase prédominante dans le territoire des veines caves supérieures.

V. *La faiblesse de la tension artérielle*; *la régularité et la lenteur relative du pouls.*

VI. La digitale reste inefficace tant que subsiste la bronchite qui par sa présence contribue à accroître l'obstacle pulmonaire.

La saignée diminue le trop-plein des veines caves et du cœur, mais elle facilite aussi le désencombrement pulmonaire. Elle est indiquée dans toute asystolie pulmonaire grave et prolongée, et l'amélioration produite par elle devra être soutenue par la digitale.

MESSIEURS,

Le malade couché au n° 6 de la salle La Rochefoucauld me fournit une nouvelle occasion d'étudier avec vous l'asystolie qui survient au cours des affections pulmonaires. Son histoire est instructive au point de vue clinique et surtout thérapeutique. La guérison, obtenue dans les conditions en apparence les plus défavorables, vous montrera une fois de plus que, mis en présence d'un état cardiaque grave et rebelle, le médecin ne doit ni désespérer ni cesser de lutter.

I. Il s'agit d'un serrurier, âgé de soixante-quatre ans, qui nous est arrivé le 13 novembre dernier, c'est-à-dire il y a deux mois et demi, asphyxiant et délirant. Il était atteint d'une bronchite et d'une bronchioalvéolite généralisée, caractérisée par des râles crépitants et sous-crépitants disséminés dans toute l'étendue des deux poumons. Ces bruits présentaient au sommet droit le timbre et les caractères des râles cavernuleux. La percussion révélait à ce même niveau de la submatité. En l'absence de renseignements précis, cette première constatation nous portait à penser que nous nous trouvions en présence d'un tuberculeux ancien, pris d'une poussée aiguë de bronchopneumonie, peut-être de granulie. Cette hypothèse se basait sur la coexistence d'un état subfébrile et surtout de troubles cérébraux. Le malade se plaignait de mal de tête, de troubles oculaires et il délirait; de plus il présentait cette vive hyperesthésie superficielle et profonde des parois abdominales, à laquelle mon maître M. Empis attachait une grande importance pour le diagnostic de la granulie à localisation simultanément thoracique et cérébro-spinale.

En tous cas, l'entrave à la circulation pulmonaire était considérable. Deux signes surtout en témoignaient : d'une part, la cyanose de la face et des mains qui atteignait un haut degré, d'autre part la congestion du foie qui était douloureux au palper et à la percussion, et qui débordait de plusieurs travers de doigt les fausses côtes. Il y avait donc tendance à l'asystolie d'origine pulmonaire, en tous cas stase dans les deux veines caves.

Le traitement antiasystolique (digitaline, théobromine, lait) atténua la dyspnée, et parut diminuer momentanément la stase hépatique. Mais il n'eut aucune influence sur les signes pulmonaires, ni sur les troubles cérébraux. Et d'ailleurs l'amélioration fut de courte durée et fort incomplète. Bientôt apparut l'œdème des membres inférieurs, puis l'œdème des membres supérieurs, en même temps que la cyanose s'accentuait. Le foie s'était de nouveau tuméfié d'une manière excessive, sa matité verticale atteignant 22 centimètres. La matité cardiaque était elle-même exagérée, 11 cent. 1/2 transversal sur 8 cent. 1/2 vertical. Le pouls était régulier à 84, la tension artérielle faible à 11 cent. 1/2. Les urines, difficiles à examiner, en raison du relâchement des sphincters, ne contenaient pas et ne présentèrent jamais d'albumine. Les troubles nerveux étaient toujours aussi accentués : ils consistaient en un état complexe de subdélire, de torpeur et d'hyperesthésie.

Somme toute, l'asystolie se mettait au premier plan. Devant la prédominance de la cyanose et de l'hydropisie, il était légitime d'imputer à la stase et à l'œdème du cerveau les phénomènes nerveux insolites que nous avions tout d'abord attribués à de la granulie méningée. D'ailleurs l'examen des crachats avait été négatif : ils ne contenaient pas le bacille de Koch. C'était une expectoration mucopurulente de catarrhe bronchique. Les signes de bronchioalvéolite persistant, le diagnostic nous parut devoir être posé de la manière suivante : *Asystolie d'origine pulmonaire chez un malade atteint antérieurement d'emphysème et de catarrhe chronique des bronches, en état de poussée broncho-pulmonaire subaiguë.*

La suite de la maladie et les renseignements que nous pûmes obtenir sur son début, confirmèrent ce diagnostic. J'essayai, pour lutter à la fois contre la stase et la faiblesse cardiaque, de recourir aux pilules de Lancereaux qui, se composant de digitale, de scille et de scammonée, sont à la fois cardiotoniques, diurétiques et laxatives. Données à la dose quotidienne de quatre pendant plusieurs jours, elles ne déterminèrent qu'un peu de diarrhée, sans changement notable. Une émission sanguine locale par des sangsues appliquées derrière les oreilles diminua la cyanose sans modifier l'état cérébral, ni l'état pulmonaire. Les applications de ventouses scarifiées sur la région du foie et à la base du thorax ne produisirent pas non plus grand effet.

Une saignée générale de 350 grammes, décidée et faite le 23 décembre par mon interne M. Pouliot, eut un résultat plus efficace et vraiment remarquable. Le lendemain, nous constations le retour de la lucidité d'esprit, la disparition de l'hyperesthésie abdominale, la suppression de la cyanose et la diminution de l'œdème. Pour la première fois, nous trouvions de l'urine dans le bocal mis au pied du lit ; le malade avait cessé d'uriner sous lui, ou du moins n'avait plus perdu qu'une partie de son urine. Le pouls était calme et régulier à 84 ; la tension artérielle était remontée à 14. La dyspnée, qui s'était amendée depuis quelque temps déjà, avait encore diminué, et les poumons étaient moins encombrés de râles. Il est bon d'ajouter que l'état subfébrile, qui avait duré plus d'un mois, avait lui-même cessé depuis quelques jours, que l'expectoration s'était réduite, que les phénomènes de bronchite étaient en voie de guérison.

Comme suite à la déplétion salutaire obtenue par la saignée, il était indiqué de revenir aux cardiotoniques et de relever, par la digitale, la force des parois cardiaques épuisée par une longue distension. L'effet favorable du médicament ne fut pas immédiat. Trois jours après l'émission sanguine, et malgré un demi-milligramme de digitaline cristallisée pris en deux fois, la situation était plutôt moins bonne : le relâchement des sphincters s'était reproduit et le malade était de nouveau plus obnubilé. Nous n'en continuâmes pas moins l'usage du médicament, en ne le donnant plus qu'à la dose de 1/10e de milligramme par jour, et nous y ajoutâmes une injection sous-cutanée quotidienne d'un centimètre cube de sérum hypertonique de Trunecek, afin de lutter contre l'asthénie. Le malade restait d'ailleurs à une diète relative, ne mangeant pas et ne prenant que de petites quantités de lait et de tisanes, ce qui était la manière la plus sûre et la plus simple d'assurer la déplétion commencée par la saignée.

L'amélioration fut alors progressive. Chaque jour marquait un progrès, et le 30 décembre, une semaine après la saignée, nous constations pour la première fois deux litres d'urine dans le bocal qui jusqu'alors n'en contenait guère que quelques centaines de grammes. Encore ces 2 litres ne représentaient-ils pas le volume total des urines rendues. C'était le commencement de la diurèse libératrice. La lucidité et la mémoire tendaient à revenir; l'œdème disparaissait à vue d'œil. Bientôt la cyanose n'exista plus; l'auscultation ne révélait plus que quelques râles sous-crépitants aux deux bases, et des bruits plus abondants au sommet droit qui restait submat. La matité cardiaque avait complètement disparu et le foie était rentré dans l'ordre. Le pouls était à 75, régulier sauf quelques faux pas. Bref la guérison pouvait être considérée comme assurée. Elle était complète le 8 janvier, après plus de deux mois d'un état asystolique grave, le malade ne conservant d'ailleurs de toute cette longue période et des troubles divers qui s'étaient succédé dans son état qu'un souvenir très vague.

Le diagnostic d'*asystolie d'origine pulmonaire* se trouvait d'ailleurs confirmé par les renseignements recueillis après coup. Nous apprenions que notre malade était depuis l'âge de trente-deux ans un emphysémateux sujet aux bronchites; que, depuis une première crise cardiaque sérieuse survenue il y a deux ans, il ne pouvait plus que péniblement et difficilement monter au fort du mont Valérien où l'appelaient ses occupations de serrurier, et qu'il avait dû alors cesser tout travail exigeant l'effort, pour se borner à graisser et à entretenir les armes. Nous pûmes également savoir que la crise, dont nous avions vu le dénouement favorable, avait débuté brusquement le 1er novembre pendant une violente quinte de toux, par de la dyspnée, de la cyanose et des troubles de la parole pour aboutir très rapidement au délire et au subcoma. Un premier accès d'asystolie qui s'était produit en 1902 avait déjà été marqué par des accidents très analogues.

II. L'histoire de cette crise d'asystolie d'origine pulmonaire n'est pas banale. Elle a été remarquable par son début brusque, par l'apparition simultanée des troubles cérébraux, de la cyanose et de la dyspnée, enfin par le développement d'une hydropisie qui a envahi autant les membres supérieurs que les membres inférieurs; elle l'a été surtout par sa guérison.

Les particularités symptomatiques et évolutives tiennent, pour une bonne part, à l'origine de cette crise. Quelle qu'en soit la cause, l'asystolie consiste en un état de dilatation et de réplétion du cœur et des gros troncs veineux viscéraux : dilatation et réplétion partielle ou totale, légère ou considérable, dont la dyspnée, la stase veineuse, l'oligurie et les œdèmes sont les conséquences générales. Mais le syndrome commun a ses variantes et celles-ci dépendent avant tout de son étiologie.

C'est ainsi que je vous ai montré que l'hyposystolie mitrale a pour caractéristique principale l'arythmie et que cette dernière présente même parfois des caractères qui ne se rencontrent pas dans d'autres hyposystolies.

Je vous ai montré chez les insuffisants aortiques décompensés la signification des palpitations et des douleurs à caractère angineux, comme phénomènes révélateurs de l'insuffisance ventriculaire gauche.

Nous avons vu que les rétrécissements, tant mitraux qu'aortiques, peuvent provoquer, en plus des troubles habituels de l'insuffisance cardiaque, l'asthénie générale, le ralentissement de toutes les fonctions organiques et même, si le sujet est jeune, l'arrêt du développement.

Il y a donc, dans les tableaux cliniques que présentent ces différentes catégories de malades, comme une marque d'origine liée à la cause première de la faiblesse cardiaque. Eh bien, les asystoliques, par suite de lésions pulmonaires et particulièrement d'emphysème, présentent également une série de troubles bien particuliers qui donnent à cette asystolie une physionomie très spéciale et c'est sur ces caractères spéciaux que je veux aujourd'hui insister devant vous. Je tiens à le faire à propos de ce malade parce qu'il est véritablement un asystolique du cœur droit contrairement au malade de la précédente leçon que l'analyse clinique nous avait montré être avant tout un rénal.

Nous avons déjà vu dans la précédente leçon qu'un des caractères de l'asystolie des emphysémateux est d'être une asystolie tardive, et il en est ainsi le plus souvent lorsqu'un accident tel que l'évolution d'une néphrite ne vient pas en hâter l'échéance. En général la dilatation du cœur droit ne vient compliquer son hypertrophie que sous l'influence de la veillesse.

Or notre malade a soixante-quatre ans; il est emphysémateux depuis l'âge de dix-huit ans, et c'est depuis deux ans seulement qu'il a de l'insuffisance cardiaque, assez prononcée d'ailleurs pour qu'il ait dû changer son mode d'existence. Cette modification de l'état fonctionnel du cœur a dû se produire vraisemblablement à la suite de quelqu'une de ces altérations myocardiques que la sénilité entraîne avec elle, sclérose diffuse, surcharge graisseuse, irrigation imparfaite par athérome des coronaires. Elle a pu résulter aussi de l'aggravation de son état pulmonaire par des bronchites ou des bronchioalvéolites diffuses semblables à celle que nous venons d'observer. Et ce dernier facteur est certainement prépondérant, puisque les accidents cardiaques ont cessé avec la disparition de la bronchite.

III. L'une des particularités les plus remarquables de l'histoire de cet emphysémateux, a été le début brusque de ses crises cardiaques. C'est tout d'un coup qu'il a été pris, au commencement du mois de novembre dernier, de dyspnée, de cyanose intense et de troubles cérébraux. Les renseignements que nous avons pu recueillir sur ce point sont succincts, mais précis.

L'asystolie du cœur droit peut donc être, au même titre que

celle du cœur gauche, une asystolie aiguë : son début est alors provoqué par une défaillance soudaine du myocarde sous l'influence, soit d'un exercice violent ou d'une fatigue inusitée, soit d'un écart de régime, soit d'un refroidissement ou d'une émotion, soit encore d'une maladie fébrile accidentelle. C'est cette dernière cause que nous pouvons invoquer pour notre malade, puisqu'il a été pris simultanément d'asystolie et d'une véritable bronchopneumonie.

Le début soudain de l'asystolie aiguë est toujours marquée par une violente dyspnée, qui souvent se manifeste sous forme d'une crise d'asthme cardiaque associée à des râles d'œdème pulmonaire disséminé. Le cœur faiblit et se dilate brusquement, la circulation pulmonaire se ralentit, les poumons s'encombrent. Quand le cœur droit n'est pas primitivement et spécialement intéressé, ces premiers accidents se produisent sans cyanose, malgré leur intensité, et c'est alors qu'on peut leur appliquer l'épithète d'asphyxie blanche. Quand, au contraire, la dilatation et la stase prédominent dans les cavités du cœur droit, la cyanose atteint d'emblée un haut degré, parce que la stase dans les veines caves se produit immédiate et considérable. *L'association d'asthme cardiaque et de cyanose* doit donc faire penser à une asystolie prédominante du côté du ventricule droit. La cyanose est la marque d'origine de l'asthme cardiaque des emphysémateux.

Or notre malade a eu le début brusque, presque apoplexique de l'asystolie aiguë des emphysémateux. Il a eu d'emblée une violente dyspnée, associée à de la cyanose, à du délire, à du subcoma. C'est dans cet état qu'il nous a été amené, au bout d'une dizaine de jours de maladie, avec une cyanose croissante, un cœur dilaté, un foie très congestionné.

IV. C'était une *asystolie avec cyanose*. J'insiste sur ce signe, parce qu'il est un des symptômes propres à l'asystolie d'origine pulmonaire, surtout à l'asystolie des emphysémateux.

On a beaucoup disserté sur les causes de cette cyanose. On s'est demandé si elle était la conséquence de la surcharge du sang en acide carbonique, ou si elle n'était pas surtout la conséquence de la stase veineuse.

La part de l'état asphyxique du sang n'est pas contestable, mais il y a fréquemment asphyxie sans cyanose. L'asthme cardiaque, qui n'est qu'une sorte d'asystolie aiguë du cœur, peut aboutir à la suffocation et à l'asphyxie sans cyanose, quand il s'agit d'une dilatation aiguë par défaillance du cœur gauche. Nombreux sont les asystoliques vulgaires, à gros foies et à grands œdèmes qui n'ont pas de cyanose. La cyanose dans l'asystolie est vraiment la caractéristique des emphysémateux, des bronchitiques, ou encore des cyphoscoliotiques à la circulation pulmonaire gênée, en un mot de tous les asystoliques du cœur droit.

Cette asystolie du cœur droit, lorsqu'elle se produit chez les vieux emphysémateux, semble de plus avoir une tendance à faire prédominer les manifestations de stase, au moins chez certains sujets, dans le domaine de la veine cave supérieure. La stase commence en effet, et se fait sentir surtout, au niveau de la face et des membres supérieurs; et la raison en semble devoir être cherchée dans ce fait que la veine cave supérieure et ses branches ont été maintenues en état de distension, déjà depuis de longues années, grâce à une aspiration thoracique insuffisante.

Chez notre malade, la cyanose prédominait au niveau de la face; de plus il a présenté d'une manière précoce une localisation de l'hydropisie qui n'est généralement que tardive ou même ultime. Je veux parler de l'*œdème des membres supérieurs*. Peu de jours après son entrée à l'hôpital, l'œdème, qui s'était montré d'abord aux membres inférieurs sous forme d'un gonflement blanc et mou, a très rapidement gagné les membres supérieurs, déterminant un gonflement très apparent du dos de la main, de l'avant-bras et du bras, gonflement surtout marqué à droite, parce que le malade était habituellement couché sur le côté droit.

L'œdème des membres supérieurs dans l'asystolie est généralement considéré comme un signe de mauvais augure. Il ne se produit guère qu'à cette période ultime qu'on appelle la cachexie cardiaque, et il coïncide alors avec la dépression générale des forces, et avec des troubles cérébraux qui sont les signes avant-coureurs du dénouement. L'histoire de notre malade prouve que cette signification n'a rien d'absolu. Il avait un œdème notable des membres supérieurs, et cela ne l'a pas empêché de guérir. C'est qu'il ne s'agissait pas d'un œdème cachectique et dyscrasique, dû à la dégénérescence de tous les organes importants, mais d'une localisation gouvernée à la fois par la déclivité, et par l'intensité de la stase dans le territoire de la veine cave supérieure.

N'oublions pas que l'asystolique est habituellement assis les jambes pendantes, ou au moins la tête et le tronc soulevés par des oreillers. La sérosité œdémateuse tendant à s'accumuler dans les parties déclives, il n'est pas étonnant que le gonflement commence par les membres inférieurs et la partie inférieure du tronc, et souvent qu'il s'y localise. Ces conditions de déclivité n'existaient pas chez notre malade, qui restait couché à plat et sur le côté droit. Aussi était-ce de ce côté droit surtout qu'il avait de l'œdème. Mais il en avait aussi du côté du membre supérieur gauche, sans que ce dernier fût déclive. Il est donc vraisemblable que l'œdème des membres supérieurs était chez ce malade, de même que la cyanose, sous la dépendance de la stase de la veine cave supérieure.

Un troisième ordre de signes vient souvent accompagner chez les asystoliques pulmonaires la cyanose et l'œdème des membres supérieurs : ce sont *les accidents cérébraux*. Le malade tombe facilement dans la torpeur et le coma; parfois il est pris de subdélire. Les accidents peuvent en rester là, et cesser au bout de quelques heures ou de quelques jours, sous l'influence d'un traitement rationne, ou même spontanément. Quelquefois, ils sont rapidement suivis de mort, quand surtout ils surviennent chez des malades déjà affaiblis ou après un violent surmenage. Dans une dernière catégorie de cas, ils diminuent d'intensité lorsque l'asystolie se complète et aboutit à l'hydropisie.

Ces troubles cérébraux, le coma surtout, ne sont pas chose inusitée dans les crises graves d'asystolie pulmonaire; j'en ai observé d'autres exemples. Ils s'expliquent, comme la cyanose et comme l'œdème des membres inférieurs, par la stase qui se produit non seulement dans les veines sous-clavières, mais aussi dans les jugulaires et jusque dans les veines du cerveau.

L'existence de ces troubles nerveux venait compléter la physionomie bien spéciale de notre malade, et le rôle de la stase cérébrale dans ces accidents ne pouvait être mis en doute en présence des résultats de l'application de sangsues derrière les oreilles, et surtout de la saignée qui détermina le retour immédiat de la lucidité. L'hyperesthésie abdominale elle-même disparut instantanément sous l'influence de la saignée, ce qui nous montra que c'était là encore un phénomène dû à la stase des centres nerveux.

V. L'asystolie d'origine pulmonaire, intéressante par la participation prédominante de la veine cave supérieure aux accidents stasiques, l'est encore par quelques particularités du côté de la circulation générale. C'est une asystolie caractérisée par une *tension artérielle particulièrement faible* et par un *pouls régulier, relativement peu fréquent.*

Notre malade a eu une tension artérielle très basse. Au moment du summum de ces accidents, cette tension était descendue à 11 1/2 au sphygmomanomètre de Potain. Elle est remontée maintenant à 14, c'est-à-dire qu'elle reste encore inférieure à la normale. Rappelons-nous que le malade emphysémateux et asystolique auquel j'ai consacré la leçon précédente, avait à son départ de l'hôpital, encore cyanosé, une tension à 12. Il est vrai que nous avions constaté pendant la crise asystolique 16 à 18, mais chez ce malade il existait simultanément une néphrite chronique déjà ancienne.

De bien d'autres cas de mon expérience, il résulte que l'emphysémateux a le plus souvent une tension faible, même en l'absence d'accidents cardiaques, et j'ai souvent attiré sur ce point l'attention des élèves qui suivent le service. L'emphysème pulmonaire, comme toutes les affections thoraciques qui entravent le libre cours du sang dans la petite circulation, est en effet par lui-même une cause d'hypotension. La faiblesse de la pression artérielle est due, en pareil cas, à la réduction de l'apport sanguin dans le cœur gauche et dans le système aortique. L'emphysème, quand il est considérable, peut être assimilé, au point de vue de ses effets circulatoires, à un rétrécissement de l'artère pulmonaire, dont il réduit ou supprime les réseaux terminaux. La double et inévitable conséquence de ce barrage de la petite circulation est l'hypertension par rétention dans l'artère pulmonaire et l'hypotension par apport insuffisant dans l'aorte, hypotension aortique d'autant plus marquée que l'hypertension pulmonaire est plus considérable. Il est bien entendu que les choses ne sont ainsi qu'autant que toutes les autres conditions de la circulation sont entièrement normales. Lorsque l'état cardiaque de l'emphysémateux vient comme chez le malade de la semaine dernière à se compliquer d'un état rénal, la tension artérielle est élevée, quoique peut-être moins que chez d'autres sujets porteurs de lésions analogues du côté du rein.

La lenteur relative du pouls est une autre conséquence de l'emphysème. On a souvent l'occasion de noter chez les emphysémateux ce fait quelque peu paradoxal d'une matité cardiaque très agrandie, et coexistant, comme chez le malade de la leçon précédente, avec des battements réguliers aux environs de 60. Nous avons vu que cette bradycardie relative pouvait être assimilée, pour une part, à la bradycardie asphyxique, telle que l'ont constatée expérimentalement Dastre et Morat, et Charles

Richet. Il est possible aussi qu'elle dépende, au même titre que la faiblesse de la pression qui lui est ordinairement associée, des conditions mécaniques de la circulation. Il est intéressant en tous cas de connaître sa signification clinique et de ne pas en exagérer la portée au point de vue thérapeutique. Je vous ai dit que ce ralentissement du pouls n'est pas une contre-indication à l'emploi de la digitale; il peut même arriver que, loin de se ralentir sous l'influence du médicament, le pouls s'accélère plutôt quand disparaissent les troubles de l'hématose et la gêne de la circulation pulmonaire.

A vrai dire, il n'y a pas eu, chez notre malade, de véritable ralentissement : mais son pouls s'est toujours maintenu aux environs de 80 pendant cette grave et longue crise. La fréquence des battements du cœur tient à des causes trop complexes pour qu'on en puisse rapporter toutes les variations à un facteur unique. La seule chose à retenir de ce qui précède est que, chez les asystoliques pulmonaires, la fréquence du pouls est habituellement modérée, sans irrégularités, et associée à une très faible tension artérielle.

VI. L'évolution d'une asystolie d'origine pulmonaire est subordonnée aux deux conditions génératrices de toute asystolie : à la nature et à la persistance de l'obstacle, au degré de la faiblesse cardiaque. Quand l'obstacle pulmonaire est considérable et durable, la thérapeutique est impuissante ou à peu près; et elle ne retrouve son efficacité que lorsque cet obstacle commence à diminuer.

Une *bronchite*, à plus forte raison une *bronchopneumonie*, survenant chez un emphysémateux à cœur faible, est une cause inévitable d'asystolie, parce qu'elle augmente la gêne de la circulation pulmonaire et qu'elle réduit encore davantage l'aspiration thoracique. Cette asystolie dure autant que l'encombrement pulmonaire; elle peut être atténuée par les médications déplétive et cardiotonique, mais non réduite complètement tant que persistent la fièvre et les signes physiques pulmonaires. Lorsque la température redevient normale, lorsque les râles diminuent, la médication antiasystolique, jusqu'alors insuffisante, devient efficace. L'obstacle broncho-pulmonaire agissait comme ces épanchements pleurétiques qui, chez les cardiaques, aggravent et entretiennent l'asystolie, toujours grâce à la gêne apportée à la circulation pulmonaire et à la réduction de l'aspiration thoracique. Tant qu'ils persistent, nous avons vu que le traitement reste impuissant; leur évacuation par la thoracentèse permet seule à la digitale, jusque-là impuissante, d'agir avec sa remarquable efficacité.

L'obstacle pulmonaire importe donc en pareil cas plus que l'insuffisance cardiaque, laquelle n'est que relative. La bronchioalvéolite de notre malade a, pendant plusieurs semaines, annihilé ou contrarié les traitements dirigés contre l'asystolie, et qui n'ont agi qu'après la disparition de l'état subfébrile et un début de déplétion pulmonaire.

Il importe de relever que cette déplétion pulmonaire a été favorisée par la large saignée faite avant tout pour combattre l'encombrement veineux et la stase au niveau du cœur droit, et c'est là une dernière particularité évolutive sur laquelle il y a lieu d'insister quelque peu. L'obstacle pulmonaire qui détermine la dilatation du cœur est aggravé par elle. Quand le cœur droit vient à faiblir, la circulation pulmonaire se ralentit, les poumons s'engorgent de sang, et la stase qui en résulte entretient l'inflammation catarrhale des grosses et des petites bronches, provoque même de l'œdème pulmonaire. On se trouve alors en présence d'un véritable cercle vicieux qui ne cesse qu'avec le rétablissement d'une circulation pulmonaire plus active. Or celle-ci n'est possible qu'à la condition de supprimer le trop-plein des cavités droites du cœur et l'on ne peut obtenir ce résultat que par une médication déplétive énergique, c'est-à-dire par des émissions sanguines assez larges.

Les ventouses scarifiées et les sangsues avaient été insuffisantes chez notre malade, et l'amélioration ne s'est montrée réelle qu'après une large saignée.

Ce résultat thérapeutique montre toute l'importance de la médication déplétive dans le traitement de l'asystolie d'origine pulmonaire. Quand l'asystolie est de moyenne intensité, les applications répétées de ventouses scarifiées peuvent être suffisantes. Quand elle est grave, accompagnée de cyanose, de troubles cérébraux et de grande dyspnée, il faut ouvrir la veine et ne pas craindre d'enlever 3 ou 400 grammes de sang. C'est l'indication thérapeutique qui s'impose dans les grands accès d'asthme cardiaque avec cyanose qui peuvent toujours se terminer rapidement par la mort. C'est aussi l'indication thérapeutique essentielle dans l'asystolie pulmonaire grave qui se prolonge.

La digitale et la théobromine ne viennent qu'en seconde ligne. Non pas qu'elles soient inutiles ou nuisibles en l'absence de déplétion, mais parce qu'elles sont inefficaces, tant que le cœur droit reste forcé et engorgé. Il est même digne de remarque, qu'après la saignée, leur efficacité n'est pas encore immédiate : les parois cardiaques forcées ne retrouvent leur tonicité et leur contractilité régulières que plusieurs jours après la suppression de l'encombrement, de même que les parois vésicales restent atones pendant plusieurs jours après une crise de rétention. Ce n'est que huit jours après la saignée, après l'inutilité de fortes doses et sous l'influence de petites doses de digitaline (un dixième de milligramme répété chaque jour), que la diurèse libératrice s'est déclarée nettement. Cela prouve qu'il faut savoir patienter, et qu'il est inutile d'exagérer les quantités de ce précieux médicament. Quand il peut agir, il agit même à petites doses. Mais il n'agit qu'autant que la fibre cardiaque est en état de réagir, et le retour souvent lent de ses propriétés physiologiques explique la lente action des médicaments.

Inutile d'ajouter qu'aux procédés déplétifs directs par la saignée, et aux médicaments cardiotoniques, il est utile d'associer un régime convenable, c'est-à-dire un *régime alimentaire réduit*. Notre malade s'y était mis spontanément. Son état de torpeur l'empêchait de rien demander ni même d'accepter autre chose que quelques boissons, et je pense que cette diète relative ne lui a pas été inutile.

Notre malade est actuellement guéri. Il mange et circule dans la salle. Une légère perte de mémoire est la seule séquelle des graves accidents auxquels il a échappé.

LEÇON XV

ASYSTOLIE HÉPATIQUE

I. Observation d'une jeune fille de dix-huit ans, en état d'asystolie irréductible depuis un an. Insuffisance mitrale et symphyse péricardique consécutives au rhumatisme et à la chorée.
Hydropisie généralisée, bouffissure des mains et de la face; ascite; gros foie dur et indolent; tachycardie; diarrhée; rareté des urines et faiblesse du chiffre d'urée.

II. Il faut distinguer l'*hépatomégalie commune des hyposystoliques* de celle qui caractérise l'*asystolie hépatique de Hanot.*
Cette dernière s'accompagne de *troubles digestifs* (anorexie, malaises après les repas, diarrhée, vomissements), de *tympanysme abdominal, de crises ictériques, d'ascite.*

III. Diagnostic du gros foie cardiaque et des affections hépatiques primitives : la pulsatilité, la douleur, le volume de l'organe, les résultats de l'examen du cœur.

IV. Le Syndrome urinaire et la tension artérielle dans l'asystolie hépatique.

Messieurs,

I. La malade est une jeune fille âgée de dix-huit ans qui, depuis le mois de mai 1902, c'est-à-dire depuis près d'un an, est presque toujours en état d'asystolie. Elle était d'ailleurs sujette à de la dyspnée d'effort depuis une première crise de rhumatisme articulaire presque immédiatement suivie de chorée, qu'elle avait eue à l'âge de treize ans, et surtout depuis une deuxième attaque de polyarthrite fébrile survenue au cours de sa seizième année. Un souffle d'insuffisance mitrale a été constaté il y a dix-huit mois, après la dernière poussée rhumatismale. Depuis ce moment, la dyspnée n'a fait qu'augmenter. La malade a continué cependant à travailler de son métier de blanchisseuse deux ou trois jours par semaine jusqu'au moment où se déclarèrent, il y a un an environ, les premiers accidents asystoliques.

Le début, assez soudain, en fut marqué par une hémoptysie et des vomissements bilieux qui durèrent quatre jours et cédèrent à la digitale et au lait. Mais la dyspnée resta continue et la malade dut entrer une première fois à Bichat, où son état s'améliora sous l'influence de la teinture de digitale et de la théobromine. Après un séjour d'un mois, elle put partir pour la campagne, mais déjà trois semaines après elle était reprise de dyspnée et d'œdème des membres inférieurs, avec très grande rareté des urines. Un second séjour à Bichat fit à nouveau rétrocéder l'œdème et la dyspnée. Au bout de deux mois elle fut envoyée au Vésinet, où, sous l'influence du froid, elle eut une nouvelle hémoptysie, bientôt suivie de la réapparition de l'œdème. Revenue encore une fois à Bichat, elle y est soumise au traitement qui jusqu'alors avait donné de bons résultats, mais qui cette fois resta sans effet : la dypsnée et l'hydropisie persistent et, de plus, elle est prise de vomissements incoercibles avec dégoût invincible pour le lait. Découragée, elle rentre chez elle, et comme la situation ne fait qu'empirer, elle demande son admission dans notre service.

C'était il y a cinq semaines. Vous vous souvenez de son état à l'entrée. Elle présentait le tableau complet de l'asystolie avec orthopnée, œdème des membres inférieurs, urines rares et légèrement albumineuses. Mais ce n'était pas une asystolie commune, et plusieurs particularités attiraient l'attention, même avant la détermination de l'affection cardiaque. Tout d'abord l'œdème était diffus, comme cela existe chez les brightiques : gonflement des membres inférieurs, de la paroi abdominale, de la face dorsale des mains, et même bouffissure blanche de la face. C'était ensuite une fréquence considérable du pouls qui battait et qui bat encore de 140 à 150 fois par minute. C'était enfin de l'ascite.

L'anasarque pouvait faire penser à une asystolie compliquée de néphrite. Mais l'ascite et l'âge de la malade éveillaient plus encore l'idée d'une *asystolie compliquée de cirrhose hépatique ou de périhépatite*. Et en effet le foie était gros, dur, indolent, comme il l'est chez les cirrhotiques, et, d'autre part, sa surface était inégale, ainsi que cela s'observe dans la périhépatite.

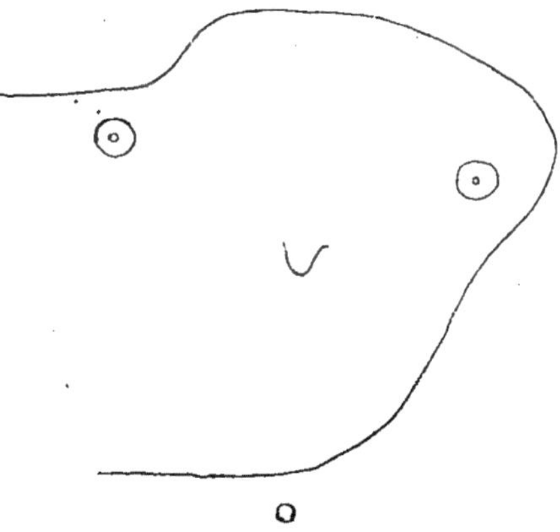

Fig. 29. — Matité cardiohépatique énorme, avec absence complète du réflexe cardiaque d'Abrams, chez une jeune fille affectée de symphyse cardiaque avec insuffisance mitrale et cirrhose du foie.

Quand l'asystolie, chez un enfant ou un adolescent, s'observe compliquée d'ascite et d'un gros foie dur, il y a toujours lieu de chercher les signes de la *symphyse péricardique*. Or les principaux de ces signes se trouvaient et se trouvent encore chez cette jeune fille. C'est d'abord une très grande matité cardiaque (fig. 29) rigoureusement immobile dans les changements d'attitude, avec fixité de la pointe et très faible réductibilité par le traitement cardiotonique. Nous avons de plus noté chez elle l'absence du réflexe cardiaque, c'est-à-dire l'irréductibilité de la matité par les excitations mécaniques de la région précordiale. Il existe enfin à ce niveau des mouvements de soulèvement et de rétraction en masse : la rétraction est systolique et elle se constate aisément au niveau des côtes, de la région sternale inférieure et même de l'épigastre.

Ces signes de symphyse péricardique sont associés à ceux

d'une symphyse pleurale gauche : matité à la base et au niveau de l'espace de Traube, faiblesse de la respiration et des vibrations, diminution de l'expansion inspiratoire.

Cette pleuropéricardite chronique avec symphyse n'est pas la seule lésion révélée par l'examen. La malade présente aussi une insuffisance mitrale dont la première constatation a été d'ailleurs contemporaine de la deuxième crise de rhumatisme. Cette lésion concourt évidemment à troubler la circulation, mais son importance est moindre que celle des adhérences péricardiques. Il ne faut jamais oublier cette sorte de loi établie par Cadet de Gassicourt que *l'asystolie des jeunes sujets est presque toujours la conséquence d'une symphyse du péricarde.*

Maintenue au régime lacté, soumise immédiatement à l'usage de la digitaline et de la théobromine, la malade a été rapidement soulagée de la dyspnée et débarrassée de son œdème. Malheureusement ses signes cardiohépatiques se sont peu modifiés ; son foie est resté gros et dur ; l'ascite n'a que partiellement disparu. De plus, au lieu des vomissements qu'elle a eus à plusieurs reprises, elle présente une diarrhée avec six ou huit selles liquides par jour, qui ne tend nullement à diminuer et que d'ailleurs je ne cherche pas à combattre. Cette diarrhée me paraît être la conséquence de la gêne de la circulation porte, de la stase veineuse de l'intestin. C'est la soupape de sureté qui prévient le développement d'une ascite abondante.

Enfin les urines sont extraordinairement pauvres en principes extractifs, puisque le chiffre maximum de l'urée des vingt-quatre heures a été de 9 et que la dernière analyse n'en a révélé que 2,56. La densité des urines est de 1016 pour un volume de 400 grammes. Cette oligurie et cette hypoazoturie sont évidemment la conséquence de la diarrhée et des troubles de la nutrition générale, qui relèvent eux-mêmes du fonctionnement défectueux du foie. Il ne s'agit pas ici d'une hypoazoturie par défaut d'élimination, bien qu'il faille en tenir compte dans une certaine mesure, mais par défaut de formation.

II. Si nous considérons les symptômes qui prédominent chez cette jeune fille, que voyons-nous? Des troubles digestifs, vomissements d'abord avec dégoût invincible pour le lait, maintenant diarrhée permanente; un ventre ballonné avec légère ascite; un gros foie dur, indolore, dont la surface est raboteuse au lieu d'être lisse. Ces symptômes abdominaux qui survivent à l'asystolie et qui restent au premier plan, même quand viennent la dyspnée et l'hydropisie généralisée, sont la caractéristique d'un type morbide dont nous trouvons la première description dans les cliniques d'Andral.

« L'engorgement du foie survit quelquefois à l'exaspération des symptômes de la maladie du cœur : bien que le trouble de la circulation ne soit plus que peu considérable et que la respiration ne soit plus que médiocrement gênée, le foie conserve un volume inaccoutumé, et son engorgement peut souvent alors, autant et plus que la maladie du cœur, entretenir la congestion intestinale et produire l'ascite [1]. »

Mais c'est Hanot qui l'a individualisée en lui donnant le nom d'*asystolie hépatique*. Hanot a voulu dénommer ainsi l'état des cardiaques qui présentent une telle exagération des phénomènes hépatiques que les manifestations habituelles de l'asystolie occupent un rang tout à fait secondaire, cela au point que la cardiopathie primitive peut passer inaperçue et que les malades sont souvent considérés comme des cirrhotiques.

La simple hépatomégalie, qui si souvent survit à l'asystolie ou qui la précède et qui appartient au syndrome de l'hyposystolie commune (Voir leçon IV), ne doit pas être confondue avec l'asystolie hépatique de Hanot. La plupart des hyposystoliques, qu'il s'agisse de malades atteints d'affection mitrale, de surmenés, d'athéromateux ou d'artérioscléreux, ont un gros foie permanent. Mais cette hépatomégalie est latente; elle demande à être cherchée. Ce n'est que dans ses recrudescences qu'elle donne

1. Andral, *Clinique médicale*, 4e éd., t. I, p. 109, Paris, 1840.

lieu à de la tension ou à de la gêne douloureuse de l'épigastre et de l'hypochondre droit. Le fonctionnement de la glande hépatique ne paraît pas autrement troublé, et c'est à peine si les malades présentent, à certains moments, une légère teinte subictérique.

L'asystolie hépatique commence quand, avec ce gros foie, on constate des troubles digestifs, du météorisme, de l'ascite.

Les *troubles digestifs de l'asystolie hépatique* sont de diverses sortes. Ce peut être une simple anorexie, un dégoût pour les aliments, en particulier pour les aliments gras et azotés. Cette perte d'appétit est d'ailleurs en rapport avec la faible activité fonctionnelle du tube digestif. Quand le malade surmonte sa répugnance et qu'il mange, l'ingestion des aliments augmente ses malaises. Il se ballonne, se plaint de douleurs dans l'hypocondre droit; il a des éructations, des nausées et des vomissements; il est souvent constipé. D'autre fois, au contraire, il est pris d'une diarrhée séreuse incoercible qu'il est difficile, sinon impossible d'arrêter.

Si vous voulez bien vous rappeler l'histoire des cardiaques qui sont dans le service, vous n'aurez pas de peine à comprendre la raison d'être des troubles digestifs que plusieurs ont présentés, de l'anorexie et des malaises gastriques du charretier hyposystolique dont je vous ai rapporté l'histoire dans la leçon IV, de la diarrhée séreuse qui chez le cordonnier de la leçon XI a succédé à l'usage de quelques pilules de scille, scammonée et digitale. Ce sont là des signes ébauchés de l'asystolie hépatique, traduction d'un fonctionnement imparfait du foie qui, chez certains, n'est que transitoire, mais qui chez d'autres est définitif. Notre jeune fille est malheureusement dans ce dernier cas; du moins, je le crains. Les vomissements ont marqué le début de ses accidents asystoliques. Ils se sont souvent montrés depuis, et actuellement elle est atteinte d'une véritable diarrhée chronique.

Le *tympanisme abdominal* est un deuxième signe révélateur

de l'atteinte hépatique. Hanot le considérait comme une caractéristique des états hépatiques peu graves. Quoi qu'il en soit, vous verrez des cardiaques avec un ventre gros mais sonore dans toute son étendue, avec un appétit capricieux. Leurs digestions sont paresseuses et s'accompagnent d'une augmentation du météorisme habituel. A l'examen, le foie paraît quelquefois gros et dur, mais souvent il est difficile à bien délimiter, en raison du tympanisme et de la contracture de défense des muscles grands droits de l'abdomen.

Parfois encore on peut observer des *crises ictériques* qui momentanément modifient le tableau clinique, et qui peuvent contribuer pour leur part à troubler le rythme cardiaque, en provoquant l'apparition d'un rythme couplé plus ou moins continu.

Mais le type le plus net de l'asystolie hépatique est le *type ascitique*. L'ascite des cardiaques hépatiques peut être modérée et accompagnée de plus de météorisme que d'épanchement liquide. Elle est d'autres fois considérable, exigeant des ponctions répétées, et récidivant avec une fréquence de plus en plus grande. Toutefois il n'est pas rare qu'elle procède par crises et par rémissions. A certains moments, il peut être nécessaire de pratiquer la paracentèse abdominale toutes les 2 ou 3 semaines. Puis l'ascite cesse ou tout au moins est réduite au minimum pendant des mois, ce qui ne l'empêche pas de reparaître à nouveau et de se répéter avec la même fréquence que lors des poussées précédentes. Dans l'intervalle, le foie reste gros et dur.

III. Ces alternatives de recrudescence et de rémission de l'ascite rappellent ce qui se passe dans certains cas de cirrhose de Laënnec. L'analogie est d'autant plus grande que souvent aussi l'on constate chez les asystoliques ascitiques l'exagération de la circulation veineuse sous-cutanée abdominale, quelquefois aussi, mais plus rarement, une grosse rate, des épistaxis, des hémorrhoïdes. Aussi, quand le médecin n'a pas assisté à l'évolution de la maladie, aux dilatations cardiaques antérieures, il peut être induit en erreur et supposer avoir affaire à une affection primitivement hépatique. Dans certains cas où le développement du lobe gauche est prédominant, l'on peut même penser à une tumeur, à un kyste hydatique, et j'ai vu l'opportunité d'une intervention opératoire envisagée par un chirurgien chez une de mes malades qui n'avait rien d'autre qu'un foie cardiaque. Cette augmentation toute particulière du lobe gauche est d'ailleurs presque la règle dans l'asystolie hépatique, et elle doit toujours y faire penser.

Il ne faut pas, en effet, se fier pour repousser ce diagnostic à l'absence de pulsatilité, car celle-ci manque lorsque la dilatation cardiaque n'est pas accompagnée d'insuffisance tricuspidienne. Elle manque aussi lorsque la stase atteint un haut degré, et que les oscillations dans les veines sushépatiques ne sont plus alors suffisantes pour se transmettre à la main : le petit foie de l'insuffisance tricuspidienne organique est plus pulsatile en effet que le gros foie de l'insuffisance par dilatation ventriculaire. Enfin la pulsatilité disparaît complètement dès que commence l'induration scléreuse du foie.

Il en est de même du caractère douloureux du foie cardiaque qui disparaît en grande partie lorsque s'installe la cirrhose. Cependant même quand le foie est déjà très altéré, même quand son arête est devenue complètement mousse, il persiste encore le plus souvent quelque réaction douloureuse au palper, et cette sensibilité rapprochée du fait que le volume de l'organe est manifestement augmenté, permet habituellement de faire assez aisément le diagnostic de la cirrhose cardiaque et de la cirrhose de Laënnec. Dans les cas difficiles, la recherche de la matité cardiaque et des signes de symphyse trancheront la difficulté. Il peut être utile aussi, comme l'a recommandé Hanot, d'explorer par l'auscultation les bases pulmonaires qui sont souvent atteintes d'œdème d'une manière permanente.

IV. L'asystolie hépatique, quelle que soit sa forme, a un *syndrome urinaire assez spécial.* Il est intéressant de le connaître afin de ne pas rapporter à l'insuffisance du rein ce qui est le fait de l'insuffisance du foie. M. Brouardel avait observé que, d'une manière générale, l'urée diminuait avec l'asystolie et qu'elle augmentait avec la diurèse digitalique; il avait noté que quand sa quantité restait faible, le pronostic était grave à courte échéance, et cela en raison des lésions étendues et profondes du foie qui ne manquent guère en pareil cas. H. Rendu et Parmentier ont noté ces mêmes oscillations de l'urée parallèles non seulement avec l'asystolie, mais aussi avec l'alimentation. D'après Parmentier, dans l'asystolie hépatique, les urines sont relativement riches en chlorures et surtout en phosphates, dont la moyenne peut être doublée, en particulier au moment des chasses urinaires qui se produisent de temps en temps. Enfin ce syndrome urinaire est complété par l'existence de l'urobilinurie et parfois de la glycosurie alimentaire.

L'urologie de l'asystolie hépatique présente un intérêt très réel. Il est toujours difficile, chez un asystolique, de savoir si l'hypoazoturie résulte d'une insuffisance d'élimination ou d'une insuffisance de formation. Or la constatation nette des signes de l'asystolie hépatique est en faveur de cette dernière hypothèse. Chez la malade, dont je viens de vous rapporter l'histoire, l'analyse des urines a donné comme résultats, une première fois 8 à 9 grammes d'urée pour les 24 heures, avec 10 grammes de chlorures, une autre fois 2,56 d'urée avec 6,36 de chlorures. Si nous considérons que son régime alimentaire est exclusivement composé de lait (3 litres en moyenne par 24 h.), nous nous trouvons donc en présence d'un chiffre normal et même presque élevé de chlorures avec des quantités très réduites d'urée, constatations conformes à celles de Parmentier. Ces chiffres bas d'urée sont évidemment en rapport avec l'insuffisance du foie. Quant au taux des chlorures, il doit s'expliquer par quelques irrégularités de régime qu'il est souvent difficile d'empêcher dans une salle d'hôpital, ou par des décharges se produisant après une rétention antérieure.

Je tiens à vous dire quelques mots encore de la tension artérielle dans l'asystolie hépatique. Chez notre malade, elle est abaissée à 10, ce qui ne peut surprendre étant donné l'état de cachexie où elle se trouve. J'ajouterais cependant que j'ai eu à plusieurs reprises l'occasion de trouver chez des cardiaques à foie plus ou moins profondément altéré une tension artérielle particulièrement basse. Je me souviens, par contre, d'une vieille dame atteinte de foie cardiaque avec ascite à répétition, mais simultanément de néphrite artérielle, et chez laquelle la tension était élevée. L'hypotension ne se manifesterait donc au cours de l'asystolie hépatique qu'autant qu'il n'existerait pas simultanément d'imperméabilité rénale.

LEÇON XV

ASYSTOLIE HÉPATIQUE (SUITE)

I. Anatomie pathologique du foie cardiaque : *foie muscade mou; foie muscade dur*. Irrégularité de distribution des lésions scléreuses.

II. La *perihépatite* (*foie glacé de Curschmann*), et la péritonite chronique. Son diagnostic chez le malade vivant à la période de formation par la fièvre et par les frottements; plus tard par la fréquence des récidives d'ascite et la diminution du volume du foie.

Sa coïncidence avec la symphyse péricardique : *polysérosites*.

III. Conditions qui favorisent la localisation hépathique de l'asystolie : la symphyse péricardique, la disposition anatomique des veines sushépatiques; l'alcoolisme et état antérieur du foie.

IV. Association chez notre malade de l'asystolie hépatique à l'asystolie générale.

Les longues rémissions possibles; les recrudescences par poussée inflammatoire des séreuses ou par dilatation cardiaque nouvelle.

V. Le pronostic chez notre malade doit être très réservé, vu la coexistence avec l'asystolie hépatique de l'hydropisie, de la tachycardie et de la diarrhée. La thérapeutique doit viser surtout à la déplétion.

MESSIEURS,

Nous avons vu, dans la leçon précédente quels sont les divers troubles fonctionnels qui appartiennent en propre à l'asystolie hépatique. Nous nous occuperons aujourd'hui des conditions générales qui favorisent l'apparition de ces troubles, de l'anatomie pathologique qui leur correspond, et de l'avenir qui paraît réservé aux sujets qui en sont porteurs.

I. Les conditions génératrices de l'asystolie hépatique sont de trois ordres. Il en est une principale, c'est la stase sushépatique et secondairement la stase porte. Mais l'engouement veineux du foie et de ses veines afférentes ne suffit pas à lui seul pour entretenir les phénomènes gastro-intestinaux, le météorisme et surtout l'ascite. Ils seraient constants dans l'asystolie s'il en était ainsi. Or cela n'est pas, et c'est à peine si, dans quelques cas d'hyposystolie, la congestion hépatique vient à s'accompagner de quelques malaises après les repas, de gonflements, de diminution de l'appétit. Quand les accidents sont plus accentués, c'est qu'il y a plus que de la stase : c'est qu'il existe alors soit de la cirrhose du foie, soit de la périhépatite chronique, quelquefois même une péritonite chronique plus diffuse.

Quand on examine sur la table d'autopsie le foie d'un asystolique, on le trouve altéré de diverses façons. Dans les cas les plus simples, c'est un foie gros, pesant de 2 000 à 2 800 grammes, à bord inférieur émoussé, à surface lisse et sans altérations de la capsule. Celle-ci laisse voir par transparence la teinte brun violacée de la substance hépatique et de grandes veines bleuâtres qui courent en divers sens. A la coupe, le sang s'échappe en abondance des veines béantes, et en raison de la stase des veines extralobulaires ou sushépatiques qui répondent au centre du lobule hépatique, la substance du foie a un aspect comparable à celui de la noix de muscade, d'où le nom de foie muscade. Parfois la stase va jusqu'à la rupture, c'est-à-dire jusqu'à la formation de petits foyers hémorragiques. D'ailleurs ces lésions congestives ne sont pas diffuses et également prononcées partout. Elles prédominent souvent dans un lobe ou bien sont plus prononcées sous la capsule qu'au centre de l'organe. Mais ce qui caractérise essentiellement ce foie cardiaque ou foie muscade, c'est sa mollesse. L'ongle s'enfonce facilement dans l'épaisseur du parenchyme. Il s'agit de congestion simple sans sclérose. C'est le *foie muscade mou*.

Dans d'autres cas, c'est un *foie muscade dur*. La raison en est dans l'association de la cirrhose à la stase. Ce qui distingue au point de vue anatomo-pathologique cette cirrhose de celle de Laënnec, c'est, d'une part, le volume de l'organe qui reste augmenté et n'est qu'exceptionnellement inférieur à la normale; c'est, d'autre part, sa teinte cyanique. Les lésions sont diverses d'aspect et de degré. Le foie peut avoir conservé sa surface lisse et ne se distinguer du foie muscade simple que par sa plus grande résistance à la section. A la coupe on voit alors de grandes bandes scléreuses qui suivent les divisions des veines sushépatiques et aboutissent aux veines capsulaires. La surface du foie est parfois déprimée au niveau de leurs insertions. D'autres fois, elle présente des granulations qui varient de la grosseur d'un pois à celle d'un grain de millet, et la surface de section montre des travées grisâtres au milieu d'îlots d'un brun noirâtre, mélange d'altérations congestives et scléreuses.

Ces lésions sont d'ailleurs inégalement distribuées, ici associées intimement, là dissociées. De plus elles ne sont pas généralisées à tout l'organe. En général, les lobes carré et de Spiegel sont peu ou point atteints. La lésion scléreuse est souvent prédominante dans un lobe, plus souvent le lobe droit que le petit lobe. Elle est presque toujours prédominante au niveau des bords et sous la capsule, aux lieux d'élection de la stase. De cette inégale distribution, résulte un foie souvent irrégulièrement déformé.

Il va sans dire que les veines sushépatiques sont largement béantes, et qu'en dehors du foie elles sont parfois assez dilatées pour laisser passer le pouce. Le tronc et les branches afférentes de la veine porte sont elles-mêmes en état de distension, et quand on ouvre les viscères, on trouve les veines de l'estomac et de l'intestin gorgées de sang, ce qui suffit à expliquer les troubles de sécrétion et de nutrition qui s'étaient produits pendant la vie.

Le foie muscade dur est, somme toute, une association de stase et de sclérose, une cirrhose cardiaque. L'examen histologique permet, mieux encore que l'examen microscopique, de le distinguer de la cirrhose commune ou cirrhose de Laënnec. Il s'agit d'une cirrhose primitivement sushépatique, parfois aussi périportale, mais alors secondairement. La lésion primitive consiste en une périphlébite sushépatique, en un épaississement fibreux des capillaires qui rayonnent comme d'un centre de la veine sushépatique, et à un degré plus avancé, en plaques fibreuses qui résultent de la cohésion de ces capillaires devenus complètement fibreux. Peu à peu, cette cirrhose primitivement sushépatique devient diffuse et les espaces portobiliaires sont eux-mêmes envahis, quoique d'une manière irrégulière.

II. La cirrhose cardiaque du foie est un facteur commun et important de l'asystolie hépatique. Il faut tenir compte aussi de la *périhépatite*, laquelle peut exister isolément, avec des lésions minimes et seulement souscapsulaires de sclérose hépatique, ou au contraire être associée à une véritable cirrhose cardiaque.

A l'autopsie de certains malades morts à la suite d'accidents prolongés d'asystolie hépatique ou même d'ascite à répétition, on peut trouver, comme unique lésion, l'épaississement fibreux de la capsule du foie. Cet organe est alors d'aspect porcelainé, ou, suivant l'expression de Curschmann, *glacé*, *coulé en sucre*.

Parfois cette périhépatite est restée partielle et disséminée. Quand elle est diffuse, elle peut s'étendre jusqu'au hile du foie, et contribuer, pour sa part, à gêner la circulation de la veine porte qui se trouve enserrée comme dans une gangue. Quelquefois des adhérences se sont établies entre la face convexe du foie et le diaphragme, entre sa face inférieure et les organes voisins. D'ailleurs la péritonite chronique n'est pas toujours circonscrite à l'enveloppe séreuse du foie. En même temps que de la périhépatite, on peut trouver de la périsplénite, de l'épaississement fibreux du grand épiploon, des adhérences entre les divers viscères de l'abdomen et l'on comprend quelle peut être l'importance de cette péritonite chronique au point de vue du développement, de la persistance et de la répétition de l'ascite.

L'association de la périhépatite avec la cirrhose cardiaque comme facteurs pathogéniques communs de l'asystolie hépatique n'est pas chose rare : cette association paraît exister, au moins dans une certaine mesure, chez la malade du service. Elle a un gros foie dur et indolent, qui n'est donc plus simplement un foie cardiaque; d'autre part sa surface est inégale, raboteuse, ce qui répond sans doute à des épaississements partiels du péritoine périhépatique.

A vrai dire, il n'est pas facile de faire le *diagnostic différentiel de la cirrhose cardiaque et de la périhépatite*. Cette dernière peut donner lieu, dans ses premières phases, à de vives douleurs dans l'hypochondre droit, à de la fièvre; parfois l'auscultation, pratiquée avec le sthétoscope, permet d'entendre un bruit de frottement hépatique. Mais on n'a pas souvent l'occasion de suivre les malades à cette période. Plus tard, la symptomatologie de la périhépatite se confond avec celle de la cirrhose, et c'est tout au plus si l'on a le droit de soupçonner la première de ces affections, devant la fréquence incessante des récidives d'ascite. Cette répétition de l'épanchement ascitique peut être telle que l'on trouve mentionnés, dans quelques observations, des chiffres invraisemblables de paracentèses abdominales. Dans une observation de Kaiser, il est fait mention de 139 ponctions en six ans; l'affection se termina par la rupture à l'ombilic et la péritonite. Chez un malade observé par Rumpf, l'affection dura quatorze ans, pendant lesquels furent pratiquées 301 paracentèses abdominales. Siegert a rapporté le cas d'un jeune homme mort à dix-neuf ans après dix ans de maladie et 100 ponctions. Ce sont, il est vrai, des faits exceptionnels, tandis que les chiffres de 20 à 30 ponctions sont souvent relevés dans les observations.

Il faut ajouter que l'ascite à multiples et rapides récidives a généralement coïncidé avec de grosses lésions de péritonite chronique. Chez le malade de Kaiser, il existait un foie atrophié et enserré dans un sac fibreux, un grand épiploon épaissi et rétracté en une tumeur fibreuse de la grosseur d'une pomme. Dans le cas de Rumpf, le foie et la rate étaient réduits de volume, avec de la périhépatite, de la périsplénite, et des adhérences au diaphragme. Dans l'observation de Siegert, périhépatite, périsplénite, périgastrique : foie, rate, estomac soudés ensemble et avec le diaphragme.

Il est même intéressant de noter que, dans ces formes extrêmes, le foie est atrophié au lieu d'être hypertrophié.

Somme toute, le diagnostic de la périhépatite, quand elle est très prononcée et prédominante, peut être fait en se basant sur la répétition de l'épanchement ascitique, sur la longue durée de l'affection, ce qui veut dire relative bénignité, enfin, dans certains cas du moins, sur la réduction de la matité du foie.

Bien souvent aussi la périhépatite coïncide avec de la symphyse péricardique associée ou non à de la pleurésie chronique. Les grandes séreuses viscérales ne sont pas seulement solidaires au point de vue physiologique; elles le sont aussi au point de vue pathologique. Les phlegmasies péritonéales se propagent facilement aux plèvres par l'intermédiaire des stomates lymphatiques du diaphragme; la péricardite, pour peu qu'elle soit étendue, coïncide habituellement avec de la pleurésie gauche ou même une double pleurésie. Or ces associations phlegmasiques, qui s'observent dans les infections aiguës, se retrouvent aussi dans les infections et les intoxications chroniques, dans la tuberculose, l'alcoolisme, les toxémies rénales lentes, dans le rhumatisme prolongé. On les a désignées sous les noms divers de polysérites ou polysérosites chroniques (Gelvagni et Bozzolo), de périviscérites chroniques (Huchard et Deguy).

Parmi ces polysérosites, le type qui nous intéresse particulièrement est l'*association de la symphyse péricardique et de la périhépatite*, association à laquelle Gilbert et Garnier ont donné le nom de *symphyse péricardo-périhépatique*. L'association d'une asystolie hépatique avec une symphyse péricardique doit toujours y faire penser. Le type clinique ainsi réalisé est spécial et cependant d'une fréquence assez grande. C'est habituellement le type ascitique de l'asystolie hépatique à tel point prédominant, laissant tellement à l'arrière-plan les troubles cardiaques, que l'affection primitive et causale, c'est-à-dire la symphyse péricardique avec ou sans lésion orificielle, passe le plus souvent inaperçue. Le malade est souvent pris et traité comme un cirrhotique : c'est ce que Pick (de Prague) a voulu exprimer en décrivant l'affection sous le nom de *pseudo-cirrhose d'origine péricardique*. Mieux vaut conserver la désignation généralement employée en France d'*asystolie hépatique* en précisant par les mots surajoutés : *péricardique* ou *par symphyse du péricarde*. Cette dénomination ne préjuge rien quant à la nature des lésions hépatiques ou périhépatiques qui sont la cause du syndrome : ce peut être une cirrhose cardiaque, ou une périhépatite; ce peut être les deux.

III. Je n'insisterai pas longuement sur les conditions qui favorisent la fixation de l'asystolie au niveau du foie. Il en est une principale : c'est la symphyse lorsqu'elle maintient en état de dilatation permanente le ventricule droit et surtout l'oreillette droite, et qu'elle réalise ainsi la stase sus-hépatique. La stase peut d'ailleurs être favorisée par certaines dispositions des veines sus-hépatiques, leur large ouverture dans la veine cave inférieure tout près de son embouchure dans l'oreillette, leur absence de valvules, leur facile dilatabilité. Parfois, ces conditions anatomiques sont telles que le foie subit à lui seul le contre-coup de la rétrostase auriculaire. C'est lorsque — comme l'ont observé Hanot, ainsi que MM. Hayem et Parmentier — les dimensions réunies des trois grosses veines sus-hépatiques dépassent notablement celles de la veine cave; lorsque surtout leur abouchement dans ce tronc veineux se fait à angle tellement aigu qu'elles semblent en continuer la direction et le trajet.

Il va sans dire que la disposition des veines sus-hépatiques ne peut à elle seule expliquer l'asystolie hépatique : tout au plus rend-elle compte de la prédominance de la stase dans les veines sus-hépatiques au cours de certaines asystolies. Mais cette stase ne suffit pas, à elle seule, pour réaliser la cirrhose ou la périhépatite. La sclérose ne trouve dans l'hyperémie passive qu'une cause prédisposante à son développement : cela explique que ce dernier atteigne son maximum là où la stase elle-même prédomine, c'est-à dire sous la capsule, et le long des troncs veineux sus-hépatiques. Mais à côté de cette cause favorisante, la sclérose nécessite une cause efficiente, laquelle consistera, selon les cas, dans une infection ou une intoxication qui simultanément intéresse le péricarde, les plèvres, le péritoine périhépatique, la gangue conjonctive du foie. C'est souvent le *rhumatisme*, et ainsi seulement se peuvent expliquer la cirrhose cardiaque et la périhépatite des enfants ou des adolescents indemnes de toute tare alcoolique. Ce peut être chez eux aussi la *tuberculose*, cause non moins importante de symphyse péricardique et de cirrhose cardiaque. Souvent alors il existe en même temps des lésions tuberculeuses du foie; on a, suivant l'expression d'Hutinel, un foie cardiotuberculeux.

Chez l'adulte, il faut le plus souvent incriminer une tare antérieure du foie, développée parfois sous la dépendance d'un *état dyspeptique chronique* ou d'une intoxication intestinale.

Mais c'est l'*alcoolisme* qui joue chez l'adulte le rôle principal comme cause préparatoire de l'asystolie hépatique. Tel était le cas chez cette femme dont je vous ai déjà parlé dans une précédente leçon, alcoolique de longue date et chez laquelle l'asystolie hépatique s'était produite presque subitement à la suite d'une émotion. Tel était aussi le cas chez un jeune homme de vingt-huit ans, que j'ai soigné plusieurs années pour une asystolie mitrale, à prédominance nettement hépatique, et qui, sobre à l'heure actuelle, m'a avoué avoir, de dix-huit à vingt-cinq ans, fait un usage abusif d'apéritifs et particulièrement d'absinthe. L'asystolie hépatique peut même apparaître chez des alcooliques déjà porteurs d'une cirrhose de Laënnec en évolution et jusque-là latente. Elle n'est alors que la cause occasionnelle des accidents, alors qu'elle en paraît être la cause déterminante.

IV. Étant donnée la multiplicité des lésions et des facteurs pathogéniques qui interviennent dans l'asystolie hépatique, on comprend qu'il soit difficile d'en préciser le *pronostic*. C'est toujours une affection grave et incurable, mais son évolution peut être souvent interrompue par des rémissions, et la survie est parfois très longue, dix, douze et jusqu'à seize ans. Des rémissions peuvent être espérées, même dans les cas en apparence les moins favorables. Après des mois, parfois une année d'ascite à répétition, l'hydropisie abdominale cesse. Il se passe là ce qu'on observe dans la cirrhose commune. Les poussées ascitiques coïncident avec des poussées d'hépatite interstitielle ou de péritonite subaiguë; elles cessent quelques mois pour réapparaître à nouveau sous l'influence d'un réveil d'infection ou d'intoxication, favorisées par un accroissement de la faiblesse et de la dilatation du cœur.

Une observation de Hess est à cet égard instructive. Il s'agit d'un garçon pris, à l'âge de sept ans, à la suite d'une crise de rhumatisme articulaire, de douleurs cardiaques et d'hydropisie généralisée avec ascite, gros foie, développement des veines sous-cutanées abdominales, pouls petit, fréquent, intermittent, En deux ans et demi, on lui fait 12 paracentèses abdominales. Au bout de ce temps, l'amélioration fut telle que l'enfant quitta l'hôpital et put être envoyé à l'école, ne conservant qu'un gros foie dur et une symphyse péricardique, de temps en temps un peu d'œdème des jambes. Il fut repris des mêmes accidents avec albuminurie néphritique deux ans après et cette fois succomba. A l'autopsie on trouva une symphyse péricardique avec de la médiastinite, de la symphyse pleurale droite, de la périhépatite et de la périsplénite, de l'induration cyanotique du foie.

J'ai eu, il y a quelques années, l'occasion d'observer une jeune fille qui m'a présenté les mêmes rémissions. Elle avait commencé les accidents cardiaques à l'âge de douze ans, à la suite d'attaques de rhumatisme articulaire, par de la dyspnée, des palpitations, un peu d'œdème malléolaire. Elle ne cessait pas d'ailleurs d'avoir de continuels réveils de rhumatisme. A l'âge de quinze ans, paraît l'ascite, et dans l'espace d'un an, elle doit subir quatre paracentèses abdominales. Quand je la vis à ce moment, elle avait une ascite considérable, une circulation veineuse sous-cutanée abdominale très développée, un foie énorme et dur, une symphyse péricardique, et une insuffisance avec rétrécissement de l'orifice mitral. Après une cinquième ponction, sous l'influence du lait et de la théobromine, elle resta un an en bon état, puis l'ascite revint, exigeant une paracentèse de deux mois en deux mois. Elle mourut presque subitement à l'occasion d'une nouvelle poussée de polyarthrite fébrile avec réveil phlegmasique du côté du péricarde et du péritoine. A l'autopsie, symphyse cardiaque totale avec adhérences péricardo-pleuro-médiastines, cirrhose cardiaque, périhépatite et périsplénite.

Dans quelques cas même, l'hydropisie et l'ascite cèdent définitivement; elles laissent seulement à leur suite un foie altéré qui met le malade à la merci d'une maladie infectieuse accidentelle.

V. L'asystolie hépatique peut exister à l'état isolé ou être associée à une hydropisie générale. Dans le premier cas, les accidents revêtent d'emblée l'aspect d'une asystolie hépatique et ils évoluent ainsi jusqu'au bout, rappelant l'évolution d'une cirrhose plus que d'une cardiopathie. Dans le cas contraire, les accidents peuvent, ou bien débuter par une ou plusieurs crises d'asystolie générale — et ce n'est que secondairement que l'asystolie se fixe dans la foie, comme disait Hanot; — ou bien, au contraire, l'asystolie primitivement hépatique s'est compliquée secondairement d'asystolie générale. Il est juste d'employer alors avec Parmentier l'expression *d'asystolie à prédominance hépatique*.

C'est dans cette forme qu'il nous faut ranger le cas de notre jeune malade, qui a présenté et qui présente encore de l'hydropisie généralisée, dont l'évolution a été nettement indiquée par les variations de son poids. Entrée en pleine asystolie avec œdème, elle a perdu en quelques jours douze kilogrammes sous l'influence de la digitaline, de la théobromine et des diurétiques. Elle vient d'en regagner six parce qu'elle a refait de l'hydropisie à nouveau.

Aussi son diagnostic peut-il être libellé de la sorte : *Asystolie à prédominance hépatique, caractérisée par une hydropisie généralisée, une symphyse péricardique avec insuffisance mitrale et grande dilatation, un gros foie dur, indolent, raboteux, de l'ascite avec diarrhée séreuse chronique.*

Son état apparaît comme peu rassurant. Elle vit dans un optimisme que je ne partage pas. Son pouls est toujours petit avec une tension au-dessous de 10, fréquent à 140 ou 150. Il est vrai que son corps thyroïde est gros et pulsatile, ce qui doit peut-être faire penser à l'association, parfois observée, de cardiopathie et de maladie de Basedow. Mais ce que nous devons redouter chez elle, c'est la cachexie progressive à la fois cardiaque et hépatique.

Encore ne devons-nous pas désespérer et faut-il nous efforcer de l'améliorer : ce sera évidemment affaire de beaucoup de temps, de beaucoup de repos et de grands soins; et malheureusement les lésions graves qui existent du côté du cœur et du foie la laisseront nécessairement infirme, pour une vie précaire que la moindre maladie, le moindre choc pourront définitivement compromettre.

Le traitement de l'asystolie hépatique d'origine péricardique comporte quelques indications spéciales. Il ne faut pas demander à la digitale plus qu'elle ne peut donner. Certainement elle est nécessaire pour combattre l'asystolie générale menaçante et pour réduire, dans la mesure du possible, la dilatation cardiaque. Mais cette réduction a des limites que les adhérences péricardiques, costo-sternales et médiastines ne permettent pas de dépasser. Le cœur reste distendu parce qu'il a été fixé en distension, et les inconvénients de cette dilatation ne peuvent être facilement compensés. C'est à prévenir le trop grand développement de dilatation, et à empêcher la progression de la cirrhose que doit surtout s'appliquer la thérapeutique. Pour cela il faut recourir avant tout à la médication déplétive, c'est-à-dire aux diurétiques, lait et théobromine, aux laxatifs, enfin, quand le foie prend un trop grand développement, aux émissions sanguines locales. Il faut aussi, dans la mesure du possible, écarter toutes les causes d'intoxication, c'est-à-dire combattre l'élément rhumatismal lorsqu'il persiste, interdire les aliments nocifs pour le foie, proscrire absolument l'alcool.

Ces indications n'ont pas actuellement leur raison d'être chez notre malade dont la situation est très spéciale. Ce qui domine chez elle, c'est l'asthénie et la diarrhée. Telle est même la répétition de ces selles diarrhéiques, que les médicaments risquent de ne pas être absorbés, et que, devant la réapparition de l'asystolie générale, j'ai recommencé hier à recourir à la digitaline en injections sous-cutanées. Si nous obtenons par ce moyen une diurèse suffisante, j'ai l'intention de modérer prudemment la diarrhée par l'emploi du bismuth et de petites doses d'opium, puis de recourir à des médicaments neurotoniques pour combattre, s'il est possible, la tachycardie qui complique l'endopéricardite chronique et l'asystolie hépatique.

Add. — Quatre semaines environ après cette leçon, la situation de la malade restait stationnaire, lorsque sa voisine de lit vint à mourir dramatiquement et d'une manière presque subite. Cette émotion fut trop violente pour notre petite malade, dont l'état s'aggrava brusquement dès le lendemain. Elle mourut deux jours plus tard dans le collapsus. L'autopsie fut refusée.

LEÇON XVII

L'ASYSTOLIE URÉMIQUE

I. Observation d'une femme de quarante-trois ans, atteinte depuis six ans d'une néphrite, suite de grossesse : agravation progressive des troubles d'insuffisance rénale; apparition des phénomènes urémiques sous l'influence d'une bronchopneumonie grippale; oligurie; état hyposystolique, tension 24. Mort par pneumonie.

II. Accoutumance des néphritiques chroniques à leur lésion grâce à l'hypertrophie compensatrice du ventricule gauche.
Les infections pulmonaires sont, chez les rénaux, la cause la plus fréquente de l'asystolie; elles agissent à la fois en dilatant le ventricule droit d'où stase veineuse générale et rénale, et en asthénisant le cœur gauche. Elles ralentissent par suite de deux manières la sécrétion urinaire.

III. De la part respective de l'insuffisance cardiaque et de l'insuffisance rénale chez un asystolique. L'élimination urinaire ne doit être interprétée qu'en tenant compte de l'alimentation et de l'état général de l'organisme.

IV. Signes propres à l'urémie chez l'asystolique : l'*hypertension artérielle* et le *myosis*.

V. Autres caractères de l'asystolie urémique : troubles gastriques; troubles cérébraux (anxiété, angoisse, délire anxieux, crises de polypnée, respiration de Cheyne-Stokes). Ces accidents paraissent quelquefois dépendre d'une résorption trop rapide des œdèmes.

VI. Le pronostic est grave, mais il y a parfois possibilité de guérisons relatives.

VII. Traitement : diète hydrique; chloral et morphine.

Messieurs,

Nous avons vu que les manifestations asystoliques, et en première ligne l'hydropysie, sont étroitement subordonnées chez les cardiaques à l'insuffisance du fonctionnement du rein. L'œdème fait son apparition quand les urines ont diminué notablement sous l'influence de la stase veineuse. Mais quand cette stase se produit au niveau d'un rein déjà atteint de néphrite antérieure, l'asystolie prend alors un caractère tout particulier, dû à la place prédominante que tiennent dans le tableau morbide les phénomènes urémiques. Il est à peine besoin de dire quelle importance ces phénomènes présentent pour le pronostic et pour le traitement.

Nous avons perdu récemment, dans le service, une malade néphritique de longue date, qui a présenté d'une manière très nette le tableau clinique de cette forme d'asystolie que nous appellerons l'*asystolie urémique*. Je vais vous rappeler brièvement son histoire : elle est instructive à maints égards, et elle montre en particulier comment et par quel ordre de phénomènes cette femme, qui était une rénale, est devenue asystolique dès que le fonctionnement régulier du cœur, qui était sa sauvegarde, a commencé à se troubler.

I. C'était une malade âgée de quarante-trois ans, atteinte d'une néphrite diffuse subaiguë, suite de grossesse. Cette grossesse, la dernière de neuf successives, remontait à six ans. La malade avait eu de l'albumine et de la céphalée pendant les quelques mois qui précédèrent l'accouchement, et ce ne fut que tardivement qu'elle fut mise au lait. Ce régime ne fut malheureusement pas continué et bientôt remplacé par la nourriture habituelle. Cependant les malaises n'avaient pas cessé : ils continuèrent au contraire en s'aggravant progressivement au cours de ces six dernières années. C'étaient, au début, de la céphalée habituelle et de la tendance à l'œdème des jambes ; ce fut ensuite une extrême nervosité, puis des convulsions hystériformes, rappelant des accidents analogues qu'elle avait déjà présentés pendant sa jeunesse. C'est ainsi qu'il y a quatre ans, à la suite d'une discussion, elle fut prise d'une crise convulsive à partir de laquelle les accès se répètèrent, diurnes ou nocturnes, tous les huit ou quinze jours environ. Dans ces derniers mois enfin, elle s'était affaiblie et avait maigri; les maux de tête étaient devenus plus fréquents; elle avait parfois de la diplopie, et était sujette à des crises de dyspnée nocturne. Depuis longtemps déjà elle avait de l'insomnie. La maladie faisait donc de rapides progrès quand, quinze jours avant son entrée à Laënnec, le 31 janvier 1903, cette femme fut prise de frissons répétés, d'un point de côté à la base gauche, de toux avec expectoration de crachats striés de sang. C'était une grippe avec congestion pulmonaire. Dès lors, la situation s'aggrava et, au moment de l'admission à l'hôpital, elle était déjà des plus alarmantes.

Au premier abord, la malade avait l'air d'une basedowienne, avec ses yeux saillants et son corps thyroïde de volume au-dessus de la normale. On notait aussi un myosis extrêmement prononcé. Au dire de ses voisines, c'était une nerveuse qui avait passé toute la nuit à s'agiter et à pousser des cris tels, que personne dans la salle n'avait pu dormir. En réalité il s'agissait d'un délire anxieux semi-conscient, et le myosis était un myosis urémique.

L'analyse des urines était en effet significative. Elles étaient foncées, peu abondantes, avec une densité de 1 012, et elles contenaient, par litre, 3 gr. 6 d'urée et 3 gr. 50 d'albumine. C'était la signature urologique d'une néphrite intéressant également l'épithélium et la trame conjonctive du rein, néphrite diffuse certainement ancienne, mais aggravée par la congestion pulmonaire grippale. Celle-ci était encore manifeste : à la base du côté gauche, nous trouvions de la matité et des râles sous-crépitants; l'expectoration était encore légèrement rouillée et la température aux environs de 38°. Il existait des vomissements et de la diarrhée.

Un examen plus complet permettait de constater que le *cœur était en hyposystolie*. La matité était très augmentée et mesurait 11 cm. 5 dans le sens transversal, 8 dans le sens vertical. Il battait régulièrement à 96. L'auscultation ne révélait pas de bruit de galop, mais un souffle d'insuffisance mitrale, propagé dans l'aisselle et dans le dos. C'était une insuffisance mitrale secondaire ou relative, c'est-à-dire par dilatation du ventricule gauche ; l'évolution de la maladie nous le faisait prévoir et l'au topsie l'a démontré ultérieurement. Le foie était douloureux au niveau du petit lobe, il mesurait 14 centimètres sur la ligne verticale mamelonnaire. Il n'y avait pas d'œdème des membres inférieurs. Enfin, malgré la dilatation cardiaque, la tension artérielle était élevée à 24 centimètres au sphygmomanomètre de Potain.

Le diagnostic pouvait donc être ainsi formulé : *Hyposystolie et urémie survenues au cours d'une néphrite diffuse subaiguë de six années de durée, à l'occasion d'une congestion pulmonaire grippale.*

Malgré le lait, la digitaline et la théobromine, la situation ne s'améliora pas les jours suivants. Les urines restaient insuffisantes, très albumineuses, avec une densité de 1009 pour un litre en moyenne. La malade était très dyspnéique et délirante; la tension artérielle se maintenait à 24. Une saignée de 150 grammes, faite le 4 février, ne donna aucun résultat. Nous eûmes alors recours aux injections sous-cutanées de sérum artificiel (250 grammes trois jours de suite), avec l'idée théorique de favoriser ainsi l'apparition d'un œdème des membres inférieurs, et en même temps le passage dans le tissu cellulaire sous-cutané des poisons urinaires retenus dans le sang. Ce résultat ne fut que partiellement obtenu, c'est-à-dire que l'œdème des membres inférieurs se montra deux jours après, mais sans aucun bénéfice pour l'état général. M. Heitz put constater que les chlorures injectés par la voie sous-cutanée (6 gr. en trois jours) n'étaient pas éliminés, car les urines des vingt-quatre heures de ces trois jours contenaient au total seulement 6 gr. 3 de sel, soit un taux à peine égal à celui des chlorures contenus dans le lait que prenait la malade. La tension artérielle s'était élevée à 26.

En même temps deux phénomènes nouveaux apparaissaient. La malade se plaignait d'abord d'une douleur intense en arrière du sternum, sans qu'il fût possible de constater aucun signe de péricardite, et, le lendemain, se montrait, pour la première fois, la respiration de Cheyne-Stokes. Celle-ci atteignit un haut degré, puisque les périodes alternatives d'apnée et de polypnée étaient de 35 secondes. Pendant les pauses respiratoires, le malade était en subcoma, le myosis s'exagérait, la tension artérielle diminuait et tombait à 23. Avec la polypnée revenait l'excitation délirante, l'angoisse respiratoire et les plaintes; le myosis diminuait et la tension artérielle remontait à 26. Quant au pouls, il ne variait pas comme nombre et restait indifféremment à 96.

La respiration de Cheyne-Stokes céda, comme il arrive d'habitude, aux injections sous-cutanées de morphine par doses d'un quart de centigramme. La respiration se régularisa, mais la malade resta en subdélire, avec du myosis et une tension artérielle à 25 1/2. La matité cardiohépatique gardait les dimensions constatées les jours précédents, le foie était douloureux; le volume des urines oscillait entre 7 et 800 grammes.

Une complication devait hâter l'issue fatale; ce fut une pneumonie lobaire de la base droite qui fut annoncée le 8 février 1903, quatre jours avant la mort, par une hyperthermie montant à 39° et au-dessus, puis par un souffle tubaire avec bronchophonie et matité. A ce moment, il y eut une courte décharge urinaire de 1 500 grammes avec 23 grammes d'urée et 3 grammes de chlorures, mais avec densité de 1 010 seulement (fig. 30). La malade succomba dans le coma et le gâtisme le 13 février, c'est-à-dire 12 jours après son entrée. Le dernier jour la tension artérielle tomba à 22 1/2 pendant que la température s'élevait au-dessus de 40°.

L'autopsie a confirmé le diagnostic de néphrite diffuse chronique. Les reins étaient diminués de volume, pesant l'un et l'autre 120 grammes. Leur surface était granuleuse et leur coupe montrait par places une diminution d'épaisseur notable de la substance corticale. Leur coloration était bigarrée de rouge et de blanc : ce n'étaient donc pas les gros reins blancs de Bright qui sont la caractéristique des néphrites diffuses subaiguës. Ce n'étaient pas non plus les reins de la néphrite diffuse dite tubéreuse (A. Chauffard), dont le poids est à peu près normal mais

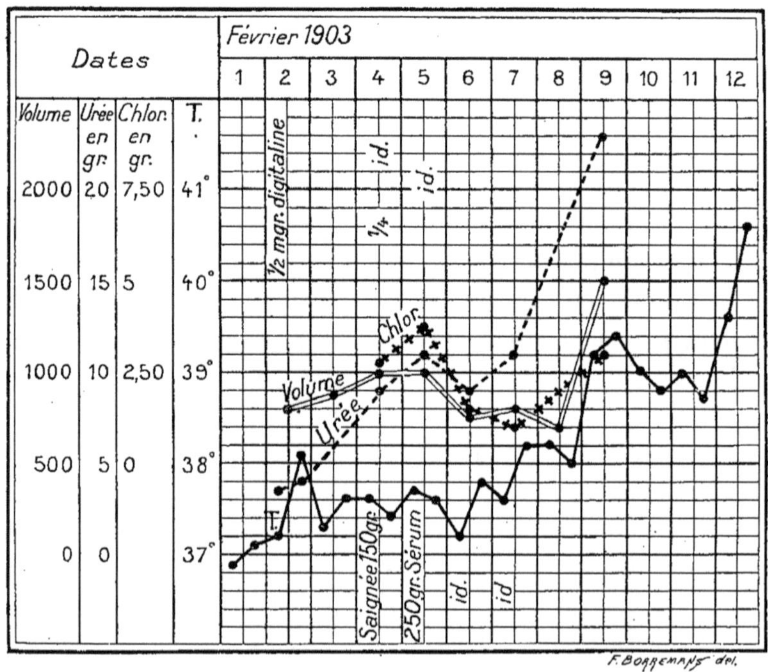

Fig. 30. — Courbe de la température, des urines, de l'urée et des chlorures d'une femme atteinte de néphrite ancienne, et morte en état d'asystolie urémique.

qui déjà sont le siège d'une induration avec tendance à la rétraction, lésions en rapport avec une durée de une à deux années. C'étaient des reins blancs déjà atrophiques, tels qu'on les trouve à l'autopsie des néphrites diffuses à marche très lente et dont l'évolution est de plusieurs années. Leur poids de 120 grammes n'était pas cependant un poids extrême, puisqu'on a vu des reins blancs atrophiques peser 80 grammes l'un, 30 grammes l'autre ; ce qui veut dire que, sans la maladie intercurrente qui a précipité les événements, la survie aurait pu être beaucoup plus longue.

Ainsi qu'il arrive dans les néphrites diffuses à marche lente, le ventricule gauche avait subi une énorme hypertrophie. Le cœur pesait 520 grammes, et cette augmentation de poids s'était faite au profit presque exclusif de son ventricule gauche. Celui-ci était dilaté en même temps qu'hypertrophié et tel était son volume qu'il effaçait presque complètement la lumière du ventricule droit. L'oreillette droite était très dilatée et remplie de caillots. Le foie était très congestioné, il pesait 1 650 grammes et présentait à la coupe l'aspect du foie cardiaque muscade. Le lobe inférieur du poumon droit était envahi par une pneumonie lobaire à la période d'hépatisation grise.

II. Le diagnostic de néphrite diffuse chronique a donc été confirmé par l'autopsie. La maladie, il est bon de le rappeler, durait depuis six ans, et elle était survenue au décours d'une grossesse. C'était une de ces néphrites gravidiques qui guérissent complètement en un an ou deux ans, quand elles sont surveillées et convenablement traitées, mais qui peuvent aboutir à la chronicité quand elles sont abandonnées à elles-mêmes. Tel avait été le cas de notre malade qui, trois semaines encore avant son entrée à l'hôpital, ne suivait aucun régime et mangeait de tout, sans d'ailleurs présenter de phénomènes immédiatement graves. Cette apparente immunité est malheureusement la règle dans les néphrites chroniques à marche lente. Elle s'explique par une sorte d'accoutumance de l'organisme pour la toxémie qui résulte de l'insuffisante dépuration urinaire. Elle s'explique, plus encore peut être, par l'hypertrophie compensatrice des parties du parenchyme rénal restées saines. Mais elle est due avant tout à l'hypertrophie compensatrice non moins nécessaire du ventricule gauche du cœur : telle est l'importance de cette hyperactivité fonctionnelle du cœur, que toutes les causes qui peuvent la diminuer auront un rétentissement immédiat sur la sécrétion urinaire. Que le myocarde vienne à faiblir, et les urines diminueront aussitôt de quantité, deviendront plus albumineuses, moins riches en principes excrémentitiels.

Le néphritique ne vit donc que grâce à l'activité accrue de son myocarde. Il lui demande un effort sans cesse renouvelé et une tâche qui augmente chaque jour, en même temps que la lésion s'étend à des parties la veille encore épargnées du parenchyme rénal. Il est aisé de comprendre que le cœur finira par s'épuiser tôt ou tard, dans cette lutte contre un rein qui se ferme et contre une pression artérielle qui, au lieu de la moyenne habituelle de 16 à 17 centimètres de mercure, s'élève peu à peu à 20, 24 et même au-dessus. Dans ces conditions, la moindre cause qui portera atteinte à l'intégrité fonctionnelle du cœur pourra être aussi le signal d'accidents graves.

Ces causes peuvent être multiples, étant donné que la capacité de travail du cœur est utilisée déjà jusqu'à ses dernières limites. Ce sera une fatigue causée par quelques heures de travail supplémentaire, ce sera une émotion vive, une intoxication, une infection même légère.

Ce sera particulièrement une infection bronchopulmonaire, par exemple la grippe avec bronchite, congestion pulmonaire ou pneumonie. Les affections des organes respiratoires ont en effet une double et fâcheuse influence sur le rein néphritique. Tout d'abord, elles provoquent indirectement de la stase veineuse au niveau du rein : nous savons que toute inflammation pulmonaire facilite la dilatation du cœur droit et par la gêne qu'elle apporte à la petite circulation, et par la réduction de l'aspiration thoracique. Le ventricule droit se dilate; il s'ensuit une stase dans les grosses veines, qui retentit jusqu'au niveau des veines rénales. Le ralentissement de la circulation capillaire autour des tubuli s'accompagne aussitôt d'une réduction de la sécrétion urinaire laquelle devient pauvre en chlorures et en principes excrémentitiels, tout en étant plus riche en albumine.

D'autre part, le cœur gauche ne peut manquer d'être touché indirectement par les toxines mises en circulation dans le sang. Nous avons vu que toute son énergie était déjà employée à l'état de santé; il en résulte qu'inférieur maintenant à sa tâche, loin de pouvoir augmenter son action pour assurer la circulation rénale qui tend à s'arrêter, il se dilate à son tour, et le souffle de l'insuffisance mitrale fonctionnelle vient prendre à l'auscultation la place du bruit de galop.

Malgré sa faiblesse et son amaigrissement progressif, en dépit de ses crises de dyspnée nocturne et de son irritabilité croissante, notre malade du service allait et venait, jusqu'à la congestion pulmonaire grippale survenue trois semaines avant la mort. C'est alors que se sont montrés et rapidement aggravés les phénomènes de faiblesse cardiaque, la matité cardio-hépatique de l'hyposystolie, puis, quelques jours plus tard, l'œdème, jusqu'au moment où une pneumonie grise a terminé la série d'accidents.

Ce n'est pas là une exception : le fait clinique est chaque jour vérifié par l'observation. C'est presque toujours à la suite d'une bronchite, d'une congestion pulmonaire, d'une pleurésie avec épanchement, d'une pneumonie, parfois encore d'une apoplexie pulmonaire ou d'une crise d'œdème aigu du poumon, que le rénal, jusque-là en état d'équilibre circulatoire, devient un asystolique. Les phénomènes de faiblesse cardiaque peuvent, dans quelques cas, se manifester par une hydropisie dont le développement rapide est quelquefois pour le malade une sauvegarde. Mais, quand l'insuffisance rénale atteint déjà un haut degré, c'est l'urémie qui se manifeste dès l'apparition de la faiblesse cardiaque, et qui vient donner à l'asystolie sa marque d'origine.

III. Il n'est pas toujours aisé de faire, chez un asystolique, la part respective de l'insuffisance cardiaque et de l'insuffisance rénale, de déterminer quelle a été la première en date et quelle est celle qui prédomine. Ce diagnostic analytique doit se baser sur l'évolution, sur les résultats d'une exploration cardiaque et rénale également complètes, enfin et surtout sur la symptomatologie fonctionnelle et générale.

Quand l'asystolie se manifeste chez un néphritique avéré, chez un artérioscléreux à localisation rénale manifeste, le problème est simplifié. Il est encore simple quand l'exploration du cœur révèle un bruit de galop avec de l'hypertrophie ventriculaire gauche : il est vrai que ces signes ne tardent pas à faire place à ceux de la dilatation cardiaque. Le diagnostic se fait encore aisément quand, chez un ancien rhumatisant, atteint d'une affection mitrale avec ou sans symphyse péricardique, on rencontre, avec le syndrome asystolique, une albuminurie de 3 grammes ou plus, qui n'est plus alors celle de la simple stase rénale, mais qui mérite le nom d'albuminurie de néphrite.

Les choses sont moins simples lorsque l'on se trouve en présence d'un asystolique qui ne présente aucun signe antérieur de néphrite, et dont les urines ne contiennent que peu ou point d'albumine. Il est permis de conclure à une asystolie d'origine rénale, quand les urines sont relativement abondantes, claires, en même temps peu denses et peu chargées d'urée. C'est dans ces cas aussi que la cryoscopie révèle une diminution manifeste de l'élimination rénale totale et élaborée. Mais il faut tenir grand compte des multiples causes qui ont pu réduire non pas l'élimination des matières excrémentitielles, mais bien leur formation. Il faut tenir compte de l'alimentation depuis longtemps lactée et peut-être insuffisante ; il faut rechercher s'il n'y a pas coïncidence d'une cirrhose hépatique, les affections chroniques du foie réduisant, nous l'avons vu, et la nutrition et ses résidus. J'ai pu constater aussi parfois la diminution du chiffre de l'urée et de l'ensemble des substances éliminées chez beaucoup de malades porteurs de lésions pulmonaires telles que l'emphysème ou la pneumonie chronique. Aussi les résultats fournis par l'urologie, tout en étant des plus instructifs, ne sont-ils pas absolus. Ils doivent être passés au crible de l'observation et de l'interprétation clinique. Ils demandent à être éclairés surtout par la recherche des *réactions fonctionnelles de l'insuffisance rénale*, c'est-à-dire des *signes et des accidents de l'urémie.*

IV. L'urémie, dans l'asystolie, se traduit par ses signes et ses accidents ordinaires, mais avec certaines particularités dues à l'association des deux syndromes. Parmi les signes physiques, il en est deux d'égale valeur mais d'inégale fréquence, qui se rencontrent souvent chez les asystoliques : ce sont l'hypertension artérielle et le myosis.

L'*hypertension artérielle* se manifeste en général par les caractères du pouls, qui est dur, tendu, cordé, difficilement dépressible, même quand il est petit. On ne peut cependant affirmer avec certitude et précision l'élévation anormale de la pression qu'après exploration à l'aide du sphygmomanomètre. Les résultats que donne cette recherche sont vraiment intéressants dans l'asystolie avec urémie. Au lieu de 16 à 17, moyenne de l'état normal, le sphygmomanomètre de Potain marque le plus souvent les chiffres élevés de 20, 24, et plus.

Dès son entrée à l'hôpital, notre malade avait une tension artérielle de 24. Elle s'est élevée jusqu'à 26 au plus fort des accidents urémiques, et ne s'est abaissée qu'à 20 aux approches de la mort.

Les hypothèses les plus diverses ont été mises en avant pour expliquer cette élévation de la pression du sang chez les asystoliques urémiques. On a pensé au rétrécissement par endartérite des artérioles périphériques, mais cette hypothèse ne cadre pas avec la variabilité d'un jour à l'autre du niveau de cette tension. Elle n'est pas plus attribuable au trop-plein artériel, à la pléthore que pourrait déterminer l'insuffisance de la sécrétion rénale. En effet, elle persiste souvent, malgré une abondante diurèse spontanée ou médicamenteuse. On se tromperait également en la faisant dépendre d'une hyperactivité fonctionnelle du cœur, puisque l'hypertension persiste avec les signes de l'hyposystolie ou de l'asystolie, par conséquent de la faiblesse du cœur. Il semble plus vrai de comprendre l'élévation de la tension, dans l'asystolie des néphritiques, comme due à une vasoconstriction généralisée des petites artérioles périphériques et viscérales, vasoconstriction dont la raison précise nous échappe actuellement.

Quoiqu'il en soit, l'hypertension constatée chez un asystolique constitue une forte présomption en faveur de l'origine rénale de cette asystolie. Le plus souvent, le niveau de la tension, tout en restant au-dessus de la normale d'une façon permanente, est soumis à des fluctuations assez étendues, lesquelles correspondent quelquefois à celles de l'élimination rénale. Dans l'observation que nous venons de revoir ensemble, vous avez pu constater qu'une simple polyurie aqueuse ne modifiait que d'une manière insensible la pression artérielle. Mais, chez d'autres malades, à lésions rénales moins avancées, la sécrétion urinaire peut, sous des influences diverses, s'améliorer transitoirement au point d'aboutir à des véritables décharges chlorurées et uréiques. C'est dans des cas de ce genre que l'on voit la pression artérielle, anormalement élevée pendant l'asystolie, se rapprocher du chiffre normal après l'administration de la digitale. Il n'en faudrait pas conclure à une action hypotensive de la digitale, mais il importe de savoir que cette dernière peut être des plus utiles chez ces malades en provoquant une diurèse libératrice qui s'accompagne d'abaissement de la pression.

Chez des malades semblables, les accidents urémiques peuvent être absents, mais ils manquent rarement chez les asystoliques dont la tension, en permanence aux environs de 24 ou 25, ne se modifie pas par la théobromine ou par la digitale. Le retour de la pression artérielle à la normale n'est plus alors à espérer, et le pronostic apparaît comme des plus sombres, même dans un avenir prochain.

Ce n'est pas à dire que l'hypertension soit constante dans l'asystolie des néphritiques. Il peut y avoir à la fois accidents urémiques et hypotension dans certains cas complexes où simultanément existent la cirrhose du foie ou l'emphysème pulmonaire : nous avons eu l'occasion de voir ensemble des cas de ce genre.

L'asystolie urémique est quelquefois aussi accompagnée d'hypotension quand l'affection aboutit au stade ultime de la toxémie rénale ou hépato-rénale qui réalise l'état décrit sous le nom de cachexie cardiaque.

En plus de son hypertension, notre malade a constamment présenté aussi cet autre signe d'urémie, qui est le *myosis*. Signalé par Roberts dans l'anurie calculeuse, bien étudié cliniquement et expérimentalement par Bouchard, le rétrécissement de la pupille s'observe fréquemment, sinon d'une manière constante, dans les grands accidents urémiques, et il présente dès lors une signification diagnostique et pronostique sérieuse.

V. L'urémie, chez les asystoliques, peut se manifester aussi par des troubles digestifs, respiratoires, cérébraux, par des phlegmasies secondaires des séreuses, en particulier du péricarde et des plèvres, par d'autres troubles fonctionnels encore que l'observation clinique a permis de rapporter à la toxémie rénale. Passer en revue tous ces accidents, ce serait faire l'histoire complète de l'urémie. Je me bornerai donc à analyser ceux que vous avez pu constater chez la malade du service, d'autant plus qu'ils sont parmi les plus communs et les plus caractéristiques de l'asystolie urémique.

Vous vous souvenez qu'elle a présenté, à son entrée, quelques vomissements et de la diarrhée qui n'ont pas duré. C'était de l'urémie gastro-intestinale. Les vomissements sont rares chez l'asystolique non urémique. La diarrhée est moins exceptionnelle, surtout quand il existe une forte stase dans la veine porte et dans ses rameaux d'origine. Les troubles gastro-intestinaux de l'asystolie urémique sont d'ailleurs variables et inconstants. Ce qui parfois domine, c'est l'anorexie, avec une langue rouge, sale ou sèche, des ulcérations buccales, bref une véritable stomatite urémique telle que l'ont bien décrite Lancereaux, Barié, Edg. Hirtz. Quelquefois aussi surviennent des hémorragies buccales, stomacales, intestinales, sous l'influence soit d'une altération de la crase sanguine, soit d'ulcérations isolées qui, au niveau de l'estomac, du duodénum (Barié) et de l'intestin, peuvent aller jusqu'à la perforation. De telle sorte que la mort, chez l'urémique asystolique, peut être la conséquence d'une hémorragie stomacale, intestinale et même d'une péritonite.

Ce qui dominait, à l'entrée de la malade dans le service, c'était l'agitation nocturne avec cris, c'était l'*anxiété urémique*. L'anxiété, c'est l'état mental d'inquiétude, de crainte, l'impression du danger, la peur d'une mort imminente. Ce sentiment peut exister comme manifestation intellectuelle primitive, mais le plus souvent il est accompagné de la sensation physique d'*angoisse*, c'est-à-dire d'une sensation de resserrement à la région épigastrique accompagné d'une grande difficulté de respirer. L'angoisse est bien souvent la conséquence de quelque trouble viscéral, cardiaque, respiratoire, gastrique, intestinal; elle existe dans l'angine de poitrine, dans l'asthme, dans la simple colique, surtout chez les prédisposés. L'anxiété en est la réaction mentale, mais, dans bien des cas, elle dépasse la mesure de la sensation physique, et elle peut même exister sans elle. Ainsi en est-il dans certaines névroses, dans la neurasthénie et la mélancolie; ainsi en est-il aussi dans les intoxications, en particulier dans l'urémie.

L'anxiété urémique peut être associée à des *manifestations délirantes*, à des troubles respiratoires, quelquefois à des douleurs épigastriques. Le délire anxieux, chez l'asystolique urémique, peut avoir tous les degrés. Il se traduit parfois par des crises d'inquiétude, d'émotion, de peur de mort prochaine avec scènes de larmes et d'adieux, dont le malade sent l'exagération morbide mais dont il n'est pas maître. D'autres fois ce sont des besoins impérieux de déplacement, de mouvement qui le poussent à marcher, à circuler fiévreusement dans sa chambre ou dans son appartement : c'est un délire anxieux ambulatoire. Dans d'autres cas, il est pris subitement d'hallucinations terrifiantes, ou d'idées de persécutions; il se croit l'objet de menaces, la proie d'ennemis imaginaires, il s'assied brusquement dans son lit et se répand en vociférations ou cherche à lutter contre les personnes qui veulent le maintenir. Chez beaucoup, ce qui domine, c'est l'anxiété hypocondriaque, la préoccupation constante de leur santé, le besoin d'en causer avec leur médecin qu'ils réclament à tout moment, pour lui préciser, en entretiens interminables, des choses qu'ils lui ont déjà fait connaître à plusieurs reprises. Enfin viennent les préoccupations anxieuses de testaments, de devoirs religieux, de recommandations dernières.

Le délire anxieux des urémiques, asystoliques ou non, peut être diurne ou nocturne, continu ou intermittent. Il est souvent nocturne, inconscient, et se traduit alors par de l'agitation et des cris. Ce sont ces cris nocturnes qui, dès l'entrée de notre malade, avaient attiré notre attention, parce que toute la salle en avait été troublée. Il ne se passe pas de trimestre que nous n'ayons, dans l'une ou l'autre de nos salles, de ces crieurs de nuit que nous sommes obligés d'isoler, par égard pour leurs voisins ou voisines. Suivant le caractère doux ou violent, la classe sociale, la profession des malades, ces cris sont plus ou moins bruyants et sauvages. Ce peuvent être des plaintes et des gémissements. Ce sont parfois de véritables mugissements : un cocher que nous avions dans le service l'année dernière poussait de véritables beuglements. Quoiqu'il en soit, ces cris ont leur signification; ils traduisent un délire anxieux, et cette anxiété est le plus souvent urémique. Quand donc un asystolique crie la nuit, vous en pouvez conclure qu'il a de l'anxiété urémique; ses cris sont un signe d'urémie.

L'anxiété urémique des asystoliques est quelquefois provoquée par une angoisse douloureuse épigastrique ou rétrosternale. Cette angoisse douloureuse urémique peut exister en l'absence de toute lésion. Mais souvent la douleur est liée à quelque complication encore non décelable de péricardite, de pleurésie médiastine, de pneumonie, ou encore de gastrite ou de duodénite, avec ou sans menaces d'hémorragie ou de perforation. Notre malade s'était plainte d'une douleur rétrosternale angoissante au début de la pneumonie qui, en quatre jours, l'a emportée. Il y a deux ans, une malade du service, atteinte de néphrite interstitielle chronique, a succombé à une hématémèse, après avoir ressenti, pendant des semaines, une douleur angoissante au niveau de la région épigastrique.

L'anxiété urémique des asystoliques est plus souvent associée à des *troubles respiratoires*, et c'est ainsi qu'on assiste quelquefois à des crises de polypnée intermittentes et passagères. Un hyposystolique ou un asystolique s'entretient tranquillement avec son entourage quand, soudainement, il s'assied sur son séant, se met à respirer vite et avec effort, en poussant des gémissements et donnant des signes de véritable détresse. Il réclame du secours, demande à respirer de l'éther. Cela dure quelques instants, quelques minutes au plus, puis le calme revient : ce qui dominait, dans cette courte crise de dyspnée, c'était l'anxiété.

Les accès se répètent plus ou moins fréquents, plus ou moins intenses, suivant le degré de l'urémie. La distraction les fait parfois cesser momentanément. J'ai vu un asystolique qui en était exempt pendant les promenades qu'il faisait dans son parc dans une charrette à âne ; les crises dyspnéiques reparaissaient dès que la voiture était arrêtée. Elles sont plus répétées et plus pénibles la nuit que le jour, réveillant le malade dès qu'il commence à dormir. Aussi réclame-t-il avec insistance un médicament qui lui assure un sommeil tranquille, et dont il a d'autant plus besoin que ses crises d'anxiété respiratoire peuvent durer des mois.

L'anxiété respiratoire se retrouve dans une forme particulière de dyspnée, très commune dans l'asystolie urémique, dans *la respiration périodique* ou *respiration de Cheyne-Stokes.* Les crises de polypnée anxieuse alternent ici avec des pauses respiratoires complètes dont la durée peut atteindre jusqu'à quarante secondes et qui, comme le disait Stokes, donnent l'impression de la mort. Pendant l'apnée, le malade est en état de torpeur, les yeux mi-clos, les pupilles rétrécies, la tête souvent en rotation et les yeux convulsés en haut. L'agitation succède à la torpeur, dès que reviennent les mouvements respiratoires : tantôt le malade marmotte des paroles inintelligibles ou retrouve même sa parfaite lucidité; d'autres fois, il se lève brusquement en poussant des cris, en proie à des hallucinations, cherchant à sortir de son lit ou se cramponnant aux personnes qui l'entourent, traduisant parfois son anxiété par des gémissements ou par des cris; ses yeux sont largement ouverts et ses pupilles tendent à se dilater. Après une série de mouvements respiratoires de plus en plus fréquents et laborieux, puis progressivement ralentis, il retombe inerte avec le retour de la pause respiratoire. Ces alternatives d'excitation et de dépression sont comparables à ce qui se passe dans les convulsions et dans le délire. De même que la résolution suit une crise convulsive, de même l'apnée succède à la polypnée avec dyspnée anxieuse que l'on peut considérer comme une sorte de convulsion ou de délire respiratoire, comme un phénomène cérébro-bulbaire qui traduit une vive excitation des centres respiratoires.

La respiration de Cheyne-Stokes est le plus souvent un phénomène d'artériosclérose cérébrale favorisé par l'asystolie et l'urémie[1]. Chez les malades atteints de sclérose rénale ou de néphrite chronique, elle peut être un signe précoce d'insuffisance cardiorénale, et se montrer un an ou plus avant la mort. Elle n'existe d'abord que pendant le sommeil de la nuit (Donovan, Rabé); puis elle se manifeste le jour quand le malade est au

1. M. Rabé, *Respiration de Cheyne-Stokes par insuffisance cardiaque et ischémie cérébrale* (Thèse Paris, 1898, et *S. med. hôp.*, 16 mars 1900).

repos. L'activité physique qui, quand elle n'est pas excessive, est pour le cœur un excitant dynamogène, la fait d'abord disparaître. Peu à peu, elle s'installe à demeure, précédant les crises d'asthme cardiaque ou leur succédant, se montrant maxima au cours de l'hyposystolie et de l'asystolie, dont elle suit manifestement les oscillations.

Il semble cependant que la respiration de Cheyne-Stokes, comme d'ailleurs tous les accidents cérébraux que nous venons de passer en revue, soit plus commune dans l'hyposystolie que dans l'asystolie avec grande hydropisie. L'apparition de l'œdème périphérique, j'ai déjà eu l'occasion de vous le dire, peut être une sauvegarde chez certains cardiorénaux. Il semblerait même que la résorption trop rapide des œdèmes, chez les néphritiques et les cardiorénaux, ne soit pas toujours souhaitable. Elle peut entraîner à sa suite des accidents cérébraux, torpeur, anxiété, délire, agitation, respiration de Cheyne-Stokes, convulsions, coma. Nous avons observé, M. Heitz et moi plusieurs observations de ce genre. Quelquefois les accidents apparaissent sous l'influence de la résorption des œdèmes après administration du traitement digitalique. Mais ils peuvent aussi apparaître spontanément. Le lien commun entre tous les cas que nous avons observés était l'insuffisance ou l'artériosclérose rénale. Les accidents cérébraux de résorption nous ont paru toujours coïncider avec des crises urinaires incomplètes, lentes et retardées, et on pouvait admettre que l'élimination par le rein de la sérosité œdémateuse se faisait moins vite que sa résorption au niveau du tissu[1]. Quoiqu'il en soit de ce point particulier, je ne me suis quelque peu étendu sur ces accidents encore peu connus que parce qu'ils mettent bien en lumière l'importance de l'insuffisance rénale unie à l'insuffisance cardiaque chez les artérioscléreux et les néphritiques.

1. Les observations complètes de ces malades ont été rapportées dans les *Bulletins de la Soc. méd. des hôpitaux* : P. Merklen et J. Heitz, Des accidents cérébraux qui surviennent au cours de la résorption de certains œdèmes. (15 et 22 janvier 1904).

Les accidents cérébraux qu'a présentés notre malade (anxiété, cris, respiration périodique) étaient bien en rapport avec sa double insuffisance cardiaque et rénale, avec l'asystolie caractérisée par la dilatation cardiohépatique et par un commencement d'œdème, et avec l'état urémique que traduisaient l'hypertension artérielle et le myosis.

Elle a succombé dans le coma, terminaison habituelle de l'asystolie urémique. Avant cet accident ultime, on peut souvent observer des paralysies ou de l'aphasie transitoires, ou encore des convulsions épileptiformes, le tout en l'absence de toute lésion appréciable du cerveau, ou à peine d'un léger degré d'œdème histologique. Ce sont là des paralysies ou des convulsions urémiques, phénomènes de même nature que le délire, le coma, la respiration de Cheyne-Stokes, et qui appartiennent à l'histoire de ce qu'on appelait autrefois le cerveau cardiaque, et de ce qu'il serait plus juste de dénommer le cerveau cardiorénal.

VI. Le pronostic de l'asystolie urémique est grave, mais non toujours désespéré. Les accidents cérébraux aboutissent souvent plus ou moins rapidement à la mort. Dans d'autres cas, le délire, l'anxiété, la respiration de Cheyne-Stokes, le coma même peuvent céder au bout de jours, parfois de semaines, en même temps que s'atténuent progressivement les manifestations les plus apparentes de l'asystolie. Il arrive même, comme je vous le disais tout à l'heure, que les accidents cérébraux de l'urémie apparaissent au moment de la disparition partielle ou totale de l'œdème asystolique, constituant une sorte d'étape intermédiaire entre l'asystolie et une guérison qui ne peut d'ailleurs être que relative.

Chez l'urémique qui a passé par une crise asystolique, on ne peut en effet espérer qu'une rémission. Même lorsque les troubles cérébraux et cardiaques ont disparu, l'examen permet toujours de constater la persistance de la matité cardiohépatique de l'hyposystolie, en même temps qu'un chiffre élevé de tension artérielle. Ce n'en est pas moins un état relativement satisfaisant qui peut durer des mois, et même, avec une hygiène bien entendue, quelques années. La mort se produit le plus souvent à l'occasion d'une nouvelle crise d'asystolie.

VII. Le traitement de l'asystolie urémique est un traitement difficile et laborieux. Elle cède, dans les cas favorables, à la médication antiasystolique que vous connaïssez, c'est-à-dire à l'association du lait, de la théobromine et de la digitale. Ces effets favorables ne sont pas toujours immédiats et souvent ils ne sont obtenus qu'après plusieurs semaines, parfois quelques mois d'efforts inutiles. On peut assister même à l'échec complet de ce traitement. Les médicaments tels que la digitaline ou la théobromine sont alors nuisibles, ils provoquent des vomissements, du mal de tête, et même des phénomènes cérébraux plus graves. Le lait lui-même peut devenir un poison, quand il est mal digéré, et seule l'eau, pure ou additionnée d'un peu de cognac ou de champagne suivant la méthode indiquée par M. Rénon, est encore tolérée. Cette diète hydrique s'impose dans quelques cas, mais on ne peut en continuer longtemps l'usage, et il faut bien essayer de l'entrecouper de quelques essais de lait ou d'aliments peu toxiques. Quand survient alors un grand œdème des membres inférieurs, ce peut être le salut, et mieux vaut recourir aux mouchetures, quand il est trop considérable, que de chercher à le faire disparaître par la digitale et les diurétiques.

Certains accidents nerveux, le délire anxieux, les crises de dyspnée, la respiration de Cheyne-Stokes, demandent un traitement spécial. Deux médicaments sont à cet égard particulièrement utiles : l'hydrate de chloral, et surtout le chlorhydrate de morphine, ou son succédané l'héroïne. Le chloral peut être donné à petites doses, tant qu'il y a hypertension; il est dangereux quand vient l'hypotension, en raison de son action hyposthénisante et hypotensive. La morphine est le grand remède des accidents nerveux de l'asystolie urémique, et surtout de l'anxiété. Malheureusement, quand la situation se prolonge, il faut en augmenter progressivement les doses. Deux autres médicaments peuvent être employés aussi pour calmer l'agitation nocturne, ce sont le trional et le sulfonal.

Il peut être utile de recourir simultanément aux injections sous-cutanées d'huile camphrée ou de spartéine, qui agissent comme toniques et, indirectement, comme sédatives de l'excitabilité nerveuse. Le sérum de Trunecek m'a paru exercer une influence favorable surtout sur les troubles dyspnéiques. Quant aux grandes injections de sérum artificiel, il ne faut y recourir qu'en dernier ressort, et les éviter quand l'hypertension est trop marquée. Il m'a semblé ici qu'elles l'exagéraient et, dans deux autres cas, j'ai vu, à la suite de leur emploi, une aggravation de l'excitation nerveuse.

Comme moyen accessoire, je ferai mention des inhalations d'éther qui sont de grande ressource pour les dyspnéiques, et des injections d'éther ou d'huile éthérée camphrée qui les soulagent parfois, quand les autres moyens échouent.

Il va sans dire que les fonctions intestinales doivent être particulièrement surveillées. La diarrhée est d'ailleurs plus commune, dans ces cas, que la constipation. Il faut même se méfier des purgatifs trop violents qui pourraient favoriser l'hémorragie intestinale, l'un des accidents terminaux de l'asystolie urémique.

LEÇON XVIII

TACHYCARDIE ET ASYSTOLIE

I. Histoire d'un homme de quarante-neuf ans, alcoolique et tuberculeux, souffrant de troubles d'insuffisance cardiaque depuis trois mois, entré à l'hôpital en état d'asystolie avec 170 battements cardiaques à la minute. La tendance à l'accélération du pouls a toujours existé chez lui, mais il n'en est incommodé que depuis quelques années.

II. Distinction entre l'*accélération cardiaque* et la *tachycardie.*

III. La tachycardie est un symptôme dont la signification séméiologique doit être cherchée dans une étude détaillée du malade.

La tachycardie essentielle paroxystique : ses caractères, son mode de début et de terminaison, les crises courtes, les crises longues avec dilatation cardiaque.

IV. *La tachycardie habituelle par compression des pneumogastriques* et l'asystolie consécutive. Cette variété de tachycardie ne dépasse pas 160 et reste irréductible à la digitale qui conserve seulement une influence diurétique (*action dissociée*).

V. *Les formes atypiques de la tachycardie essentielle*, lorsqu'elle est modifiée par sa combinaison avec une arythmie antérieure et sa coexistence avec une grande dilatation

La précocité de la dilatation peut être due, soit à la rapidité extrême du cœur, soit à une altération cardiaque préexistante.

VI. La dilatation, dans les crises atypiques, entretient la tachycardie.

VII. Il n'y a pas de thérapeutique du symptôme tachycardie : contre la dilatation, se servir de la digitale, des ventouses scarifiées et de la vessie de glace précordiales. Régime réduit.

Hygiène générale et traitement tonique à diriger contre la répétition des accès.

MESSIEURS,

Le malade couché au n° 18 de la salle La Rochefoucauld me donne aujourd'hui l'occasion d'aborder avec vous l'étude sémiologique d'une perturbation rythmique spéciale et bien définie : je veux parler de la tachycardie, dans ses rapports avec l'état asystolique.

I. Il s'agit d'un cocher de fiacre, d'origine italienne, âgé de quarante-neuf ans, entré à l'hôpital le 10 février dernier, c'est-à-dire il y a environ trois semaines. Il était en asystolie et il se trouve actuellement dans un état relativement satisfaisant.

Quand il nous est arrivé, il se plaignait de toux, d'oppression, d'une extrême faiblesse, et il disait être dans cet état depuis une semaine environ. Mais les accidents graves dont il était atteint n'étaient qu'une crise paroxystique au cours d'une insuffisance cardiaque chronique dont les premières manifestations remontaient à trois mois, et d'un mauvais état général qui datait de deux ans.

Ce cocher est un alcoolique avéré, qui depuis des années use, sans compter, des liqueurs, des apéritifs et du vin. C'est aussi, depuis longtemps, un bronchitique de la mauvaise saison, et, qui plus est, un tuberculeux, avec un sommet droit nettement infiltré. Il y a sans doute deux ans que la tuberculose a pris chez lui droit de domicile, car, en même temps que sa santé générale s'est progressivement altérée, il a maigri, il a perdu ses forces, et son teint est devenu jaune.

Au commencement de décembre dernier, il fut pris de sa bronchite hivernale annuelle, mais en même temps de troubles fonctionnels qu'il ne connaissait pas encore. Il se sentait oppressé sous l'influence du moindre effort ou seulement en montant les étages, et il était pris la nuit, pendant le sommeil, de petites crises de suffocation qui cédaient rapidement sous l'influence du réveil ; il avait en même temps des vomissements. C'étaient les premiers mais certains indices d'un cœur devenu insuffisant. Un repos relatif et le régime du lait en atténuèrent les inconvénients et, au bout d'un mois, notre cocher voulut essayer de remonter sur son siège. Mais ce ne fut que pour peu de jours et rapidement il se sentit à bout de forces. Dès le 5 février, il voulut quitter son travail, mais, sur les instances de son patron, il conduisit encore sa voiture pendant deux jours ou du moins un jour et demi. Dès sa seconde sortie, en effet, il dut remiser avant l'heure habituelle et il rentra chez lui, littéralement *mort* pour employer son langage hyperbolique, en tous cas exténué au point qu'il ne put se déshabiller tout seul.

C'est encore la prostration, l'asthénie qui était la note dominante de son état, quand, trois jours après, il fut porté à l'hôpital. A le voir couché sur son dos, immobile, on l'eût pris pour un malade atteint d'une infection grave plutôt que d'une affection chronique. D'ailleurs il avait de la fièvre, un peu plus de 38°, et du subdélire. Le moindre mouvement, le simple effort pour s'asseoir déterminait immédiatement une vive oppression. L'examen du cœur révélait au repos une tachycardie à 170 environ. Les bruits cardiaques étaient sourds, en même temps que plus que doublés de nombre; ils présentaient le rythme fœtal, c'est-à-dire que le grand silence n'avait pas une durée notablement plus longue que le petit silence. Comme les pulsations radiales ne reproduisaient qu'une partie des pulsations cardiaques, le pouls paraissait irrégulier et inégal, mais il était surtout petit, ce qui expliquait le refroidissement des extrémités.

La tachycardie coïncidait avec une énorme dilatation cardiaque, dilatation portant à la fois sur les cavités droites et sur les cavités gauches. La prédominance de la matité du cœur dans le sens transversal indiquait une distension considérable du ventricule droit; l'oreillette droite était non moins dilatée, sa matité débordant de 3 centimètres environ le bord droit du sternum. Mais le ventricule gauche était également en cause, puisque le choc de la pointe, dévié à plusieurs centimètres en dehors de la ligne verticale mamelonnaire, était simultanément abaissé dans le 6ᵉ espace; de plus ce choc était fort et large, ainsi qu'il arrive dans les dilatations avec hypertrophie ventricule du gauche (fig. 31).

La dilatation et la stase cardiaque étaient compliquées de stase et de pouls veineux des jugulaires, d'œdème de la base du poumon droit et d'un peu de tuméfaction non douloureuse du foie. Il y avait donc asystolie, mais asystolie sans œdème, bien que les urines fussent rares et légèrement albumineuses.

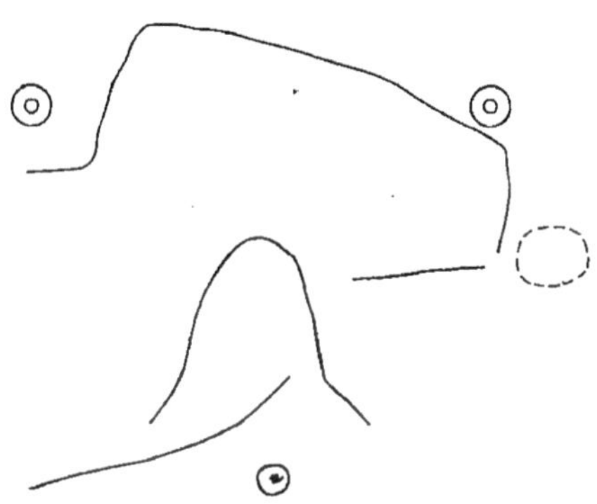

Fig. 31. — Grande dilatation cardiaque (matité absolue), le 11 février 1904, coexistant avec une tachycardie à 170.

L'indication thérapeutique était précise. Ce qui constituait le danger et ce qui demandait une intervention immédiate et efficace, c'était la dilatation et l'asthénie cardiaques, bien plus que la tachycardie. Celle-ci, nous le verrons, n'est que rarement justiciable des médicaments cardiotoniques et cardiomodérateurs; mais elle cède parfois, quand ces agents thérapeutiques réussissent à faire cesser la dilatation. C'est ce que nous avons vu se produire ici. Sous l'influence d'une application de ventouses scarifiées et de la vessie de glace sur la région précordiale, avec administration d'un milligramme de digitaline en vingt-quatre heures, la dilatation cardiaque se réduisit comme par enchantement à des limites acceptables sinon normales, et simultanément le pouls tomba progressivement à 108, puis à 96, les pulsations jugulaires disparaissant et le foie revenant à ses dimensions normales. Les urines, d'abord rares, s'élevèrent bientôt à 2 litres 1/2 pour les vingt-quatre heures, pendant que la chlorurie s'élevait, en dépit d'un régime réduit et déchloruré, de 1 à 8 grammes. Et bientôt le malade se déclarait complètement guéri et réclamait à manger.

Cette résurrection s'est faite en peu de jours, mais ce n'est pas bien entendu la guérison. Outre que le sommet droit reste infiltré, le cœur demeure arythmique. A plusieurs reprises, cette arythmie a même pris le type du rythme couplé, ainsi que cela peut se constater dans beaucoup d'arythmies, après action de la digitale, lorsque les malades sont régulièrement surveillés à ce point de vue.

Mais ce qui surtout mérite d'être considéré actuellement, c'est l'état du ventricule gauche. Il existe une tendance au bruit de galop. Le choc de la pointe reste dévié et abaissé dans le 6ᵉ espace intercostal, toujours large et saillant, ce qui veut dire que le ventricule gauche est à la fois dilaté et hypertrophié. En l'absence de tout signe appréciable d'insuffisance aortique, cette dilatation hypertrophique ne peut être imputée qu'à une myocardite chronique, développée à la suite de ses habitudes d'intempérance ou tout au moins aggravée par elles. Il existe peut-être aussi chez lui un certain degré d'athérome des coronaires. J'estime en effet que notre malade est artérioscléreux, et cela bien qu'il soit loin d'être en hypertension : il a en effet une tension faible à 14 1/2. Mais vous devez savoir que rien n'est si fréquent, en pratique, que de constater une tension faible et du bruit de galop chez des sujets atteints d'artériosclérose.

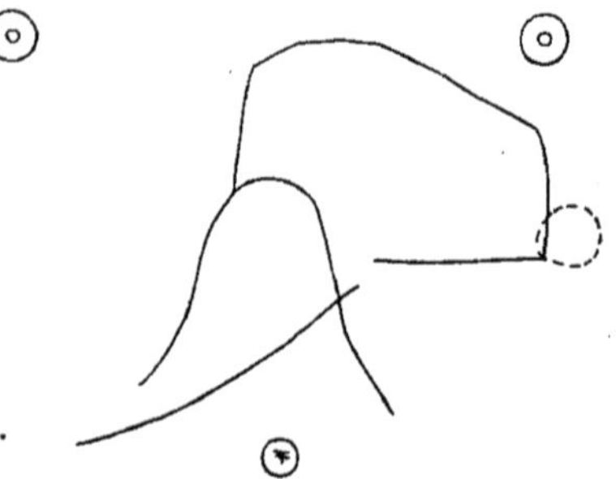

Fig. 32. — Matité cardiohépatique absolue, le 17 février 1904, l'accès tachycardique étant terminé.

Son diagnostic peut donc être ainsi formulé : *crise de dilatation aiguë du cœur avec tachycardie, chez un cardioscléreux alcoolique simultanément atteint de tuberculose pulmonaire*. Mais notre enquête serait incomplète et nos conclusions prêteraient à la critique, si nous ne recherchions, dans les antécédents de ce cocher, tout ce qui peut éclairer la complexité de sa maladie.

Or, non seulement il s'agit d'un alcoolique tuberculisé et cardiosclérosé, mais d'un de ces hyperexcitables du cœur qui, dès le jeune âge, sont sujets à des accélérations insolites. Voici en effet ce qu'il nous raconte : Il s'est toujours connu le cœur battant vite, et quand il eut à faire son service militaire en Italie, la commission de réforme le tint en observation pendant six semaines avant de décider son incorporation; elle ne le fit qu'après bien des hésitations, à cause de son accélération cardiaque. Cela ne l'empêcha pas de faire son service sans fatigue; mais à deux reprises il se fit donner des congés de maladie, en réalité pour son agrément, en faisant constater par les médecins militaires la rapidité de son cœur. Jusqu'à ces dernières années, cette hyperexcitabilité ne l'incommodait pas; il n'en avait conscience qu'à la condition de palper sa région précordiale. Mais actuellement il a des palpitations véritables sous l'influence des efforts et des fatigues : il sent alors son cœur battre vite et très vite. La prédisposition à l'accélération s'est accentuée, et nous avons vu que cette dernière a même été jusqu'à la tachycardie.

Le passé de ce malade permet donc de compléter ainsi le diagnostic : *Crise de dilatation aiguë du cœur avec tachycardie, chez un cardioscléreux alcoolique, tuberculeux, ayant été sujet, dès le jeune âge, à de l'accélération cardiaque.* Nous verrons ce qu'il faut penser de cette prédisposition.

II. Avant de rechercher les causes et la signification de la crise de tachycardie que nous avons observée, je dois vous dire en quoi consiste ce symptôme, et quelle en est la pathogénie générale.

Il ne faut pas, comme on a trop tendance à le faire, donner le nom de tachycardie à toute accélération cardiaque. Bien que les deux termes soient synonymes, ils n'ont pas en clinique la même signification. Le terme tachycardie doit être réservé aux grandes accélérations avec petitesse extrême du pouls, et ce dernier caractère en est le signe presque spécifique. Le cœur peut être accéléré, battre à 120, 140 et même plus, sans que le pouls radial perde de son ampleur. Dans cette accélération, que l'on peut désigner sous le nom d'*accélération simple*, les systoles augmentent de nombre en se rapprochant aux dépens des pauses, mais la durée des systoles elles-mêmes reste invariable. Aussi les ondées artérielles ne sont-elles pas diminuées, et le tracé sphygmographique ne montre-t-il que le raccourcissement des pauses, alors que les lignes d'ascension restent aussi hautes, quelquefois même se montrent plus hautes que dans les conditions normales.

La petitesse du pouls ne se montre qu'à partir du moment où le cœur bat à 150 ou 160; les chiffres les plus habituellement relevés sont alors ceux de 160, 200, 240 et même 300. Ce sont ces accélérations extrêmes que nous appelons *tachycardies*. Elles ne se font pas seulement aux dépens des pauses, mais aussi de la durée des systoles. En raison de la grande précipitation de ses mouvements, le cœur n'a pas le temps de se remplir entre les deux systoles consécutives, et il ne lance dans l'aorte qu'une faible quantité de sang. Aussi les systoles sont-elles brèves, quoique souvent énergiques en apparence, et le pouls radial ne traduit-il ces insuffisantes propulsions que par des soulèvements insuffisants ou insaisissables qui rappellent les faux pas du cœur, les extrasystoles.

La tachycardie ne peut donc être déterminée avec précision que par l'auscultation du cœur. L'exploration digitale du pouls radial ne révèle pas le nombre réel des pulsations, en raison de la petitesse et du caractère fruste d'un certain nombre d'entre elles : c'est à ce point que le pouls paraît arythmique, alors que l'auscultation du cœur montre une régularité parfaite des battements. Or cette régularité est un des caractères de la tachycardie. Elle la distingue de certaines arythmies, où le cœur bat également vite, où de nombreuses systoles présentent le même caractère de brièveté et de petitesse, mais où cette mycrosphygmie, loin d'être régulière et continue, est au contraire interrompue de loin en loin par des contractions cardiaques plus énergiques, suivies de pauses plus longues.

Un autre caractère du rythme tachycardique est de rappeler celui des battements du cœur du fœtus, ce qui veut dire que les deux bruits du cœur tendent à être égaux en intensité, les deux silences égaux en durée.

La tachycardie peut être consciente, c'est-à-dire accompagnée de palpitations, ou inconsciente et ignorée du malade. Certains accès de palpitations ne sont pas autre chose que des accès de tachycardie, et il est remarquable, par contre, de voir certains tachycardiques n'éprouver aucune sensation anormale du côté du cœur. D'autres sujets ont des douleurs précordiales, de la dyspnée, des lipothymies, phénomènes qui sont subordonnés pour une part au degré et à la durée de la grande accélération, mais qui dépendent surtout des causes morbides qui lui ont donné naissance.

Ces extraordinaires accélérations de l'action cardiaque constituent, suivant l'expression d'Hoffmann, un véritable emballement du cœur (Herzjagen). L'expression est quelquefois justifiée, lorsque le trouble du rythme dépend, pour une part prédominante, de la suppression du frein cardiaque, d'une inhibition de l'action modératrice des nerfs pneumogastriques. Ces nerfs ont, vous le savez, le pouvoir d'allonger les systoles et les pauses; leur suppression ou leur paralysie doit donc avoir comme conséquence l'effet inverse, c'est-à-dire l'abréviation des systoles et des pauses. Il faut savoir cependant que leur inhibition, même lorsqu'elle est complète, ne peut accélérer le cœur à plus de 160 par minute. Aussi est-il nécessaire d'admettre, pour expliquer les grandes tachycardies à 200 et à 300, une excitation simultanée de l'appareil sympathique. Encore cette explication, qui a été proposée par quelques auteurs, ne me paraît-elle guère satisfaisante, et je crois qu'il est préférable d'avouer qu'à l'heure actuelle nous sommes très peu renseignés sur la pathogénie de la tachycardie.

III. La tachycardie n'est qu'un symptôme. Elle s'observe dans des états morbides très divers, et il n'est pas possible d'en établir la signification sémiologique sans tenir compte des conditions dans lesquelles elle est survenue, de son mode de début et de terminaison, et lorsqu'elle survient par crises, de l'état du malade avant et après les exagérations paroxystiques.

La première pensée qui vient à l'esprit en présence d'un malade atteint de tachycardie, quand il ne s'agit pas de tachycardie associée au collapsus des maladies infectieuses, est celle de *tachycardie essentielle*, c'est-à-dire de tachycardie sans lésion, de tachycardie névrosique. Il existe en effet une névrose, qui se manifeste par des crises de tachycardie à 160, 200 et plus, crises à début et à terminaison également brusques. Les malades qui y sont sujets sont pris de leur accès au milieu de la santé en apparence la plus normale. Ils en sont souvent prévenus par deux ou trois battements cardiaques à la fois violents et ralentis, et soudainement le nombre de leurs pulsations cardiaques s'élève de 72 à 160, 180, 200. Cela dure quelques heures, quelques jours, parfois même davantage, et la crise cesse avec la même soudaineté, c'est-à-dire que le chiffre des battements cardiaques repasse sans transition de 160 à 72, le malade étant de nouveau prévenu de la fin de l'accès par quelques contractions fortes et lentes. Quand le paroxysme tachycardique est court, il peut ne déterminer que peu de malaises, en tous cas pas de trouble circulatoire sérieux. Ainsi en est-il lors des premiers accès que beaucoup de malades considèrent comme une simple crise de palpitations et auxquels ils n'attachent pas d'autre importance. Séparés d'abord par des intervalles de mois et même d'années, peu à peu les paroxysmes viennent à se rapprocher, ils se prolongent et ils s'exagèrent. Or, quand ils durent, quand surtout la tachycardie atteint les chiffres de 200 et plus, le cœur ne tarde pas à se fatiguer et à se laisser dilater. C'est habituellement entre le 3e et le 6e jour de l'accès que se manifestent les troubles circulatoires qui en sont la conséquence. Déjà les urines ont diminué dès les premières heures, puis vient la dyspnée due à la gêne de la circulation pulmonaire; enfin le foie se congestionne et devient douloureux, les veines jugulaires deviennent turgescentes, et, pour peu que la situation se prolonge, l'asystolie se manifeste évidente. Le malade est devenu un tachycardique asystolique.

C'est à cette période asystolique de la tachycardie que l'on peut être appelé à formuler un diagnostic, et c'est alors une chose peu aisée en l'absence de renseignements précis sur les antécédents et sur l'état antérieur du malade. Le cas de notre cocher était de ceux qui échappent à une interprétation clinique immédiate. La discussion vous montrera quels sont en pareil cas les éléments d'un diagnostic qui est de grand intérêt tant au point de vue du pronostic que de la sanction thérapeutique.

IV. Il fallait nous demander aussi, dans le cas de notre malade, si nous n'étions pas en présence d'un tachycardique habituel devenu asystolique. La question méritait d'autant plus d'être posée que nous avions devant nous, vous le savez, un tuberculeux pulmonaire. Or ces malades peuvent avoir de l'*adénopathie trachéobronchique* de même origine. Quand les ganglions péritrachéobronchiques s'infiltrent en certaines régions du médiastin, quand surtout leur développement devient considérable, ils peuvent englober et comprimer l'un ou les deux troncs des nerfs pneumogastriques et déterminer ainsi une tachycardie permanente. Celle-ci ne diffère pas, par ses caractères objectifs, de la tachycardie paroxystique essentielle; ou du moins elle n'en diffère que par sa modération, la tachycardie par compression des nerfs peumogastriques dépassant rarement 150 à 160. C'était à peu près le chiffre que nous avions constaté.

Il eût été d'autant plus légitime de penser à cette forme étiologique de la tachycardie, qu'il s'agissait d'un malade fatigué, ayant maigri et perdu ses forces depuis un an, toussant, légèrement fébricitant. A vrai dire, la tachycardie par compression des pneumogastriques est habituellement tolérée, en raison même de sa modération. Mais parfois, chez les sujets à cœur déjà faible, elle se complique de dilatation cardiaque, de stase hépatique et même d'hydropisie.

Il apparaît comme certain, à l'heure actuelle, que notre malade n'était pas atteint de cette forme de tachycardie : la tachycardie par compression des pneumogastriques est en effet une tachycardie permanente, irréductible.

Quand vient l'asystolie, la digitale agit efficacement contre les stases et la dilatation cardiaque; elle favorise la résorption des œdèmes et la diurèse, mais *elle reste sans effet sur la tachycardie*, son action modératrice ne pouvant s'exercer sur des nerfs pneumogastriques en état de paralysie. Cette *action dissociée* de la digitale, sur laquelle j'ai appelé l'attention à plusieurs reprises [1], n'est cependant pas suffisante à elle seule pour permettre d'affirmer le diagnostic d'asystolie par compression des pneumogastriques. Elle permet seulement de dire qu'il y a paralysie permanente des pneumogastriques associée à un état asystolique. J'ai observé, en effet, l'action dissociée, c'est-à-dire l'asystolie réductible avec tachycardie irréductible, chez deux malades à l'autopsie desquels je n'ai pu trouver aucune cause de compression, et qui étaient simplement des cardioscléreux.

Quoi qu'il en soit, l'événement nous a prouvé ici que nous n'étions pas en présence d'une tachycardie permanente ou continue, mais d'une tachycardie accidentelle, transitoire, intermittente. Le diagnostic se limitait.

1. Pierre Merklen, De la tachycardie dans l'adénopathie trachéobronchique et la coqueluche (*Soc. méd. hôp.*, 11 novembre 1887). — De l'asystolie dans les compressions du nerf pneumogastrique (*Soc. méd. hôp.*, 28 juillet 1893). — De l'action dissociée de la digitale dans l'asystolie (*Soc. méd. hôp.*, 11 décembre 1896).

V. Ne s'agissait-il donc pas tout simplement d'une crise de tachycardie paroxystique essentielle prolongée, avec dilatation et asystolie secondaire? Notez qu'à certains égards cette tachycardie ressemblait à une pure névrose. Rappelez-vous l'histoire du malade : il a toujours présenté une tendance à l'accélération du cœur, puisque les médecins militaires italiens hésitaient à l'incorporer. Depuis plusieurs années, il a eu à maintes reprises des crises de palpitations et nous savons que des sensations de ce genre précèdent souvent les grandes crises de tachycardie essentielle? Enfin l'accès auquel nous avons assisté, comme celui qui avait eu lieu un mois auparavant, s'est compliqué d'intolérance gastrique, de vomissements, d'une fatigue extrême, de cet état d'impuissance physique et de lassitude qui caractérise les grandes crises de tachycardie. Et cependant, le tableau clinique présenté par notre malade s'écartait par d'autres caractères du tableau habituel des crises de tachycardie paroxystique essentielle. En premier lieu l'accès de tachycardie paroxystique a un début et une fin brusques : de 160, 200 et plus, le cœur revient, sans transition, à son chiffre normal de 72. Or actuellement encore, le cœur de notre malade est accéléré et irrégulier; et c'est progressivement, en passant par les chiffres de 108, de 96, qu'il est arrivé à celui de 80 ou 90 qui est son taux actuel. En second lieu, il est exceptionnel que la tachycardie paroxystique se complique d'asystolie quand elle est modérée à 160, à moins que le cœur ne soit le siège d'altérations organiques préalables. Or, vous vous souvenez que lorsque le malade est entré à l'hôpital, il n'était en crise que depuis trois jours, et cependant sa tachycardie s'était déjà compliquée d'une grande dilatation cardiaque, et d'un commencement de stase pulmonaire et hépatique.

Cette précocité asystolique semble en contradiction avec les conclusions générales de Bouveret, desquelles il résulte que l'asystolie ne survient que dans les accès longs de tachycardie, dans ceux qui durent au moins six jours. Mais comme toute règle générale, la conclusion de Bouveret comporte des exceptions. Rappelons-nous en effet les causes qui, à notre connaissance, provoquent la dilatation du cœur au cours des crises de tachycardie paroxystique. L'extrême accélération des contractions est déjà pour le cœur une cause d'épuisement, en raison de l'absence de pause diastolique, et, par suite de l'insuffisance d'irrigation artérielle de ses parois. Il est vrai que le malade en état de grande tachycardie s'immobilise instinctivement, restreint sa nourriture, de manière à réduire au minimum le travail du cœur. Mais ce dernier ne peut interrompre son fonctionnement malgré les mauvaises conditions de sa nutrition. Aussi n'est-il pas surprenant qu'il s'épuise, et qu'il s'épuise d'autant plus vite que la tachycardie est plus considérable. La dilatation cardiaque est donc à prévoir dans les tachycardies extrêmes à 200, 250, 300, plutôt que dans les tachycardies modérées à 160. Or, chez notre malade, les contractions cardiaques n'ont jamais dépassé le chiffre de 170 par minute, et c'est donc d'un autre côté qu'il faut rechercher la cause de la dilatation précoce.

Mais la dilatation du cœur peut se trouver facilitée aussi par l'état défectueux du myocarde. Il peut s'agir quelquefois d'un simple manque de résistance de nature purement fonctionnelle. C'est ainsi que, lorsqu'à l'occasion d'un accès antérieur un malade a fait de la dilatation cardiaque, son myocarde s'en trouve moins résistant devant une nouvelle crise. Mais il peut s'agir dans bien des cas aussi d'une altération organique du cœur, altération qui porte sur une séreuse ou même sur le myocarde. A vrai dire, il ne s'agit plus alors de tachycardie paroxystique *essentielle*, mais de tachycardie paroxystique *symptomatique*, et l'on peut supposer que la névrose a été éveillée par la lésion du cœur.

C'est habituellement chez des malades atteints d'insuffisance aortique, de maladie mitrale, quelquefois chez des cardioscléreux, qu'on constate ces crises de tachycardie symptomatique. En réalité, on a toujours le même tableau clinique, avec cette seule différence que les allures des accès peuvent se trouver modifiées en raison directe du degré de l'insuffisance cardiaque. Il est aisé de comprendre que plus cette dernière sera accusée à l'état habituel, et plus facilement la crise tachycardique se compliquera de dilatation et d'asystolie.

Pour en revenir à notre malade, je crois que les anomalies que nous avons relevées dans le tableau de ses crises tachycardiques s'expliquent aisément par l'état habituel de son myocarde. Si nous nous basons sur les signes qu'il présente en ce moment, nous devons le considérer comme atteint de myocardite arythmique. Je vous ai déjà dit que je ne serais pas éloigné même de penser que cette myocardite est associée chez lui à des altérations plus ou moins étendues des coronaires et de leurs branches, lésions coronariennes et myocardiques étant toutes deux sans doute une conséquence de ses habitudes alcooliques. Il s'agit d'autre part, nous l'avons dit, d'un sujet prédisposé depuis sa jeunesse à l'accélération cardiaque, et l'intoxication alcoolique n'a pu qu'accentuer cette tendance. On sait en effet que l'alcool, au même titre que le tabac, que les soucis, que les irritations réflexes, prédispose aux accès tachycardiques.

Eh bien, lorsque les accès ont commencé à se produire chez ce prédisposé, chroniquement intoxiqué par l'alcool, déjà porteur de lésions du myocarde, il n'est pas surprenant que nous nous soyions trouvés en présence, non plus du tableau classique des crises tachycardiques, mais d'un tableau modifié et résultant de la combinaison des deux troubles qui évoluaient simultanément. L'accélération modérée, mais irrégulière qui existe habituellement, se trouve remplacée à ce moment par une accélération considérable, mais régulière. Lorsque la crise cesse, au contraire, l'arythmie reparaît dès que l'accélération s'abaisse au-dessous de 130 à 120. D'autre part, il n'est pas besoin de grands développements pour vous faire comprendre que le myocarde, déjà affaibli, doit se relâcher dès les premières heures de l'accès.

Les *formes atypiques de la tachycardie paroxystique* ne sont pas absolument rares. Nous en avons eu un exemple, il y a quelques mois, chez une jeune fille de la salle Claude-Bernard, atteinte de maladie mitrale avec hyposystolie arythmique habituelle; les irrégularités du pouls avaient été remplacées par une tachycardie régulière, et j'ajouterai que cette dernière s'était accompagnée d'une grande dilatation cardiaque. J'ai récemment observé, chez une malade de la ville, cardiosclereuse arythmique, une crise analogue de dilatation aiguë du cœur avec tachycardie, à l'occasion d'une congestion pulmonaire grippale. Il s'agit toujours de *tachycardie paroxystique*, mais dont les accès sont atypiques en raison des troubles habituels du rythme cardiaque qui précèdent et qui suivent les accès.

VI. Certains auteurs proposeraient, pour un cas comme celui que nous examinons, une autre interprétation. Ils renverseraient le diagnostic et attribueraient la tachycardie à la dilatation, celle-ci résultant du surmenage et ayant déterminé secondairement l'accélération des battements cardiaques. C'est l'interprétation qui a été proposée par Martius[1] (de Rostock), pour expliquer la pathogénie de toutes les crises de tachycardie paroxystique. C'est d'ailleurs une erreur évidente, car la tachycardie peut exister à un haut degré, et cela pendant plusieurs jours, sans qu'il se produise de dilatation. Hoffmann[2] a pu s'en assurer, non seulement par les moyens d'exploration ordinaires, mais aussi à l'aide de la radioscopie. Et d'autre part, on peut observer de grandes dilatations sans tachycardie, en particulier chez les emphysémateux, ainsi que je vous l'ai dit à maintes reprises.

Ceci dit, il n'en est pas moins vrai que, la dilatation cardiaque, une fois produite au cours de ces crises atypiques, peut chez un sujet prédisposé à l'accélération, entretenir la tachycardie. La meilleure preuve en est que la tachycardie cesse

1. Martius, *Tachycardie, eine klinische Studie*, Stuttgart, 1895.
2. Hoffmann, *Die paroxysmale Tachycardie*, Wiesbaden, 1900.

souvent avec la dilatation, sous l'influence du traitement déplétif qui s'adresse à cette dernière.

VII. C'est cette question du traitement qu'il nous faut maintenant envisager. Il importe de considérer, à ce point de vue, et d'une manière séparée, le trouble du rythme et ses conséquences. La thérapeutique est efficace contre ces dernières, elle n'a que peu de prise contre l'accélération cardiaque.

Les causes qui entretiennent et font durer l'accès de tachycardie nous échappent, de même que nous ignorons la raison d'être de l'état de mal épileptique, de l'asthme prolongé. Les premières crises de tachycardie peuvent ne durer que quelques instants, quelques jours. Les suivantes se prolongent quelquefois pendant des semaines. Il en est qui ne cessent qu'au bout de mois ou d'années. Dans un cas que j'ai pu suivre à la consultation de l'hôpital Saint-Antoine l'accès tachycardique a duré vingt-deux mois. Cette extraordinaire variabilité de durée, le plus souvent indépendante de toute cause appréciable, rend quelque peu sceptique sur l'efficacité des médications dirigées contre la tachycardie.

L'accès de tachycardie cesse le plus souvent d'une manière inopinée, sans que l'on sache pourquoi. Il cesse quand il veut. Lorsque sa durée est courte, le médecin peut se flatter du succès de sa thérapeutique. Lorsqu'elle est longue, il a beau en épuiser toutes les ressources : il agit malheureusement en pure perte, au moins dans la majorité des cas.

Ce n'est pas à dire qu'il faille se croiser les bras et assister impassible à l'accès. Il est bon d'user des moyens successivement indiqués par les observateurs, quoique leur multiplicité traduise bien la non spécificité.

En ce qui concerne la tachycardie envisagée en elle seule, le médicament héroïque par excellence, la digitale, reste sans action parce qu'elle est sans influence sur des pneumogastriques inhibés. Les agents physiques ou les moyens mécaniques sont plus efficaces : la plupart ont à leur actif quelques guérisons. On a vu des accès cesser à la suite de l'application de la vessie de glace sur la région précordiale, d'une inspiration forcée et prolongée avec immobilisation du thorax, de la compression forte ou de la faradisation du nerf pneumogastrique au cou. Ces divers procédés semblent agir de la même manière, par une excitation plus ou moins forte, directe ou réflexe, des nerfs pneumogastriques ou de leurs centres.

Certains actes physiologiques aboutissent au même résultat. J'ai connu un malade qui arrêtait ses crises en introduisant ses doigts dans le pharynx pour provoquer un vomissement, ou qui, dans une crise de tachycardie prolongée, et j'ajouterais modérée, obtenait des rémissions, un arrêt brusque, en courant après un omnibus. Un autre de mes malades a vu cesser sa tachycardie sous l'influence de l'émotion déterminée une première fois par un incendie, une autre fois par un accident d'automobile. Un troisième a eu sa première rémission, au bout de quatorze mois de crise, pendant une discussion politique. Une excitation psychique ou physique d'une certaine violence semble donc capable de réveiller l'excitabilité de l'appareil modérateur en état d'inhibition, et l'on peut tirer parti de ces faits au point de vue thérapeutique.

Nous sommes mieux armés, vous dirais-je, pour lutter contre les conséquences de la tachycardie, c'est-à-dire contre la dilatation cardiaque et l'asystolie. La digitale retrouve ici son efficacité. Si, comme j'ai eu l'occasion de vous le dire au cours de cette leçon, elle n'agit que d'une manière dissociée, en provoquant la diurèse sans ralentir les contractions cardiaques, elle n'en est pas moins utile pour prévenir l'encombrement de ce cœur. Mais quand la dilatation a atteint un haut degré, la digitale a besoin d'être aidée par d'autres moyens, par une émission sanguine au niveau de la région précordiale ou par l'application de la vessie de glace. Quand on parcourt les observations de tachycardie rebelle et prolongée, on relève assez souvent l'influence favorable, sur la tachycardie elle-même, de cette médication locale. C'est que la dilatation cardiaque entretenait et aggravait la tachycardie, et que sa réduction a contribué à faire disparaître cette dernière. L'association de la digitale, des ventouses scarifiées et de la vessie de glace a eu cette heureuse influence chez notre malade.

Je l'avais simultanément soumis à un régime alimentaire réduit. C'est une des règles, en effet, et une des nécessités de la thérapeutique antitachycardique, de mettre le malade à la diète, ou du moins aux petites doses de liquide. Les vomissements et l'intolérance gastrique font souvent partie du syndrome, de même que la fétidité de l'haleine et la langue saburrale. Aussi, dans les grandes crises de tachycardie, faut-il laisser le malade à la diète hydrique, ou au lait coupé d'eau ; ou encore quand les vomissements sont trop persistants, à la seule ingestion de petits morceaux de glace. Quand les crises se prolongent tout en étant modérées, le malade est obligé de manger, mais il doit le faire en petite quantité en choisissant ses aliments, de manière à éviter tout ce qui est excitant ou indigeste.

La tachycardie est malheureusement un accident récidivant, et telle peut être sa gravité, qu'il faut tout faire pour en éviter le retour. C'est par une bonne hygiène alimentaire et physique, par des précautions toujours suivies contre le surmenage, les émotions, les écarts alimentaires, par le séjour à la campagne, par les cures de bains carbogazeux, par tout ce qui peut tonifier le système nerveux sans l'exciter, que l'on doit essayer d'espacer les crises. En ce qui concerne notre malade, l'hygiène prophylactique consistera surtout dans le repos et dans un régime approprié à son état cardiaque.

LEÇON XIX

LES CRISES D'ASTHME CARDIAQUE, LEURS RELATIONS AVEC LA RÉTENTION CHLORURÉE

I. Histoire d'un homme de cinquante-sept ans, en état d'insuffisance cardiaque depuis un an, et présentant des crises d'asthme cardiaque en série. Alternances régulières de pertes de poids par le régime réduit déchloruré, et d'augmentation dès qu'il est remis au régime ordinaire. La dyspnée disparaît pendant la première période et reparaît pendant la seconde.

II. L'accès d'asthme cardiaque se caractérise par une dyspnée soudaine avec *immobilisation du thorax par spasme des muscles inspirateurs*. Il existe simultanément de la *stase sanguine pulmonaire due à la faiblesse du ventricule gauche*.

Diagnostic de l'asthme cardiaque et de l'asthme essentiel.

III. Les petites crises à répétition; les crises *associées à l'œdème pulmonaire aigu*; les crises *compliquées de douleurs angineuses* par distension cardiaque (chez les coronariens, les tabagiques, les surmenés).

IV. Signes physiques de la crise : pouls hypertendu avec dilatation peu accusée du cœur, ou pouls misérable avec grande dilatation. Symptômes généraux : chute, relâchement des sphincters, syncope d'où le malade peut cependant parfois revenir.

V. Existence antérieure chez notre malade d'une insuffisance cardiaque latente. Comme cause occasionnelle, la grippe et surtout la rétention chlorurée.

La dyspnée toxi-alimentaire de Huchard. — La dyspnée chlorurémique.

VI. Le pronostic est sérieux, mais on peut assister à des rémissions, quelquefois fort longues, surtout lorsque le traitement est bien dirigé.

VII. Traitement de l'accès : dérivation sanguine, morphine à petites doses, injections hypodermiques toniques et vasodilatatrices.

Le traitement préventif réside avant tout en un régime sévère surveillé par la balance.

MESSIEURS,

J'ai l'intention de vous parler aujourd'hui d'un des accidents les plus alarmants de la pathologie du cœur, de l'asthme cardiaque. Nous aurons à envisager la manière dont il se comporte, ses diverses formes, sa signification et ses conséquences, enfin son traitement. Un malade du service, encore couché au n° 19 de la salle La Rochefoucauld, est sujet à des accès d'asthme cardiaque depuis plusieurs mois. Sa crise la plus violente s'est déroulée sous nos yeux et nous avons pu à cette occasion nous rendre compte d'une série de particularités instructives qui, en éclairant l'étiologie et la pathogénie, nous ont montré ce que doit en pareil cas tenter la thérapeutique.

I. C'est un chauffeur de la compagnie du gaz, âgé de cinquante-sept ans. Depuis le mois de février dernier, il se trouve en état d'insuffisance cardiaque chronique. Il n'a jamais eu d'asystolie proprement dite, c'est-à-dire de stase pulmonaire permanente avec oppression continue, ni de congestion hépatique habituelle, à plus forte raison d'œdème des membres inférieurs. Mais il ne peut faire aucun effort, ni marcher vite, ni monter un escalier, ni passer rapidement de la position verticale à la position horizontale, sans être immédiatement incommodé par une grande gêne respiratoire, par une véritable anhélation. Parfois cette dyspnée s'exagère jusqu'à la crise d'oppression : la respiration s'embarrasse, devient courte et laborieuse ; le malade est obligé de s'asseoir, de s'appuyer sur les coudes et de redresser la tête pour faire de grands efforts d'inspiration jusqu'au moment où il a pu expectorer un peu de liquide spumeux, blanc ou rosé, dont l'expulsion le soulage. Cela peut durer quelques minutes, mais à plusieurs reprises, la crise s'est prolongée pendant une heure et plus, avec une allure particulièrement violente. Le 25 octobre dernier, un de ces forts accès survint en tramway ; l'état du malade était tel qu'on dut le faire sortir immédiatement de la voiture publique et le mettre dans un fiacre pour le conduire à l'hôpital. La crise dura près d'une heure et se termina par une expectoration albumineuse teintée de sang que mon interne M. Pouliot put constater dans son crachoir à la visite du soir. L'examen du thorax lui révélait en même temps les signes physiques d'un

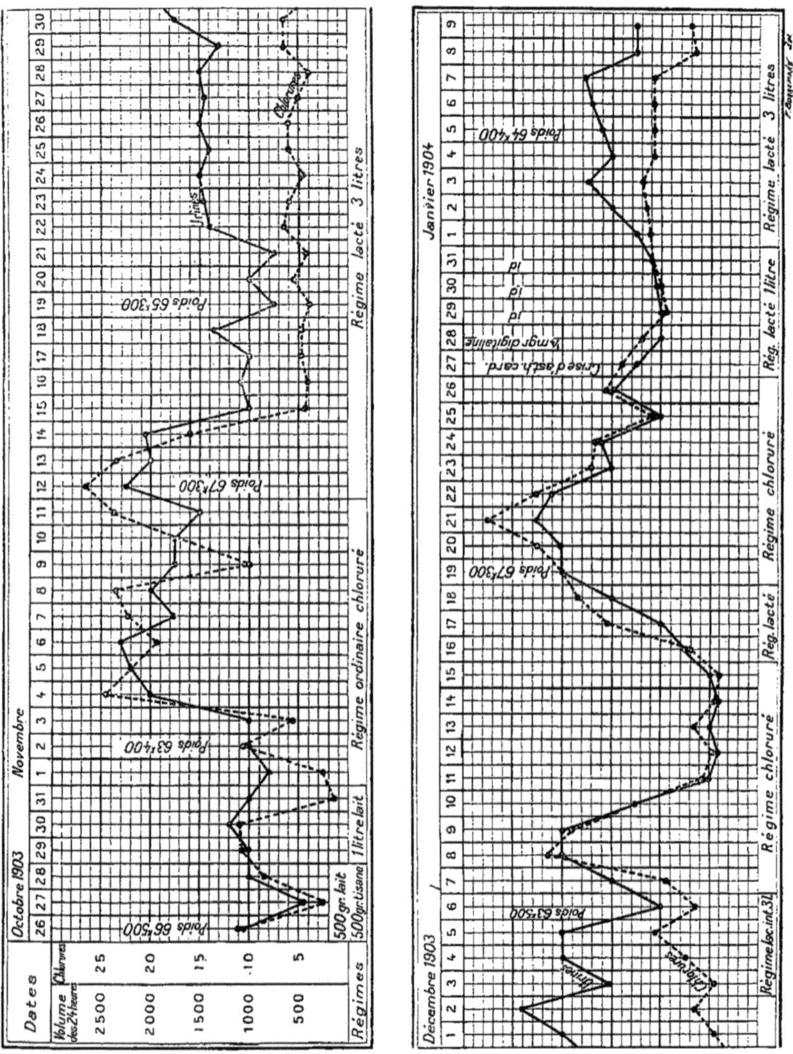

Fig. 33. — (1re partie de la courbe). (2e partie de la courbe).
Courbe comparative des éliminations aqueuses et chlorurées du malade, avec indications des poids et du régime suivi, depuis son entrée dans le service, le 26 octobre 1903, jusqu'au 9 janvier 1904.

œdème pulmonaire étendu, c'est-à-dire des râles crépitants

abondants, disséminés dans les deux poumons. Le lendemain matin, je trouvai encore de la submatité aux deux bases avec des râles bulleux nombreux; je constatai que le cœur était dilaté, que le foie était légèrement débordant : l'auscultation du cœur permettait d'entendre un bruit de galop des plus nets, et la tension artérielle, mesurée au sphygmomanomètre de Potain, n'était que de 12 1/2. Les urines ne contenaient pas d'albumine. Il était évident qu'il s'agissait d'un cœur faible, dont la défaillance s'était subitement accrue au point de déterminer une crise violente d'oppression avec stase et œdème pulmonaire aigu.

Les accidents cédèrent rapidement au régime alimentaire réduit (un litre de lait au total), et à l'action de la théobromine. Sous cette influence le malade perdait en une semaine trois kilos de son poids, passant de 66 kg. 500 à 63 kg. 500. Il se trouvait si bien que, peu de jours après, il réclamait impérieusement à manger. Satisfaction lui fut donnée, et je lui accordai, à titre d'essai, le régime ordinaire à deux degrés, tout en lui laissant un demi-litre de lait et de la théobromine. Les résultats en furent peu favorables, quoique d'ailleurs intéressants. Nous pûmes relever les trois particularités suivantes : 1° au point de vue urinaire, une polyurie moyenne de 2 litres à 2 litres et demi, avec hyperchlorurie aux environs de 20 grammes par jour, ceci au lieu du simple litre d'urine et des 5 à 10 grammes de chlorures que donnait le régime déchloruré et réduit antérieurement suivi; 2° une augmentation de 3 kg. 900 en 8 jours à peine; 3° le retour de la dyspnée. Le doute n'était pas possible : le malade faisait de la rétention, n'éliminant qu'incomplètement, en dépit de la polyurie et de l'hyperchlorurie, les liquides, les chlorures et une partie des substances excrémentitielles qu'il avait à rendre, et c'est pour cette raison qu'il augmentait de poids, qu'il était repris d'oppression.

Le 12 novembre, il pesait de nouveau 67 kg. 300, et je me décidai dans ces conditions à le remettre au régime lacté intégral (3 litres), tout en continuant la théobromine. Le soulagement fut rapide, et, en une semaine, le poids du corps baissait de 2 kg. 100 grammes; cet abaissement s'accentua encore les jours suivants, mais il fallut cependant près d'un mois pour revenir au chiffre obtenu en 8 jours par le régime réduit sans sel. Le malade pesait 66 kg. 560 à son entrée, 63 kg. 400 au bout de 8 jours de diète relative. Son poids était remonté à 67 kg. 300 après une semaine d'alimentation commune, et ce n'est qu'après quatre semaines de régime lacté qu'il était retombé à 63 kg. 500 [1].

Ces chiffres ont une importance que vous comprendrez tout à l'heure. Vous verrez se reproduire bientôt une nouvelle augmentation du poids du malade, mais, cette fois, la rétention précédait de peu une crise extraordinairement grave d'asthme cardiaque qui aurait pu être mortelle. Fatigué du lait, rebelle au régime déchloruré, le malade nous redemanda à manger, ce que nous lui permîmes à partir du 6 décembre, en faisant des séries alternantes de régime lacté et d'alimentation commune. Cela semblait lui convenir et il ne parlait plus de sa dyspnée que pour demander spontanément à se remettre au lait, les jours où il s'en sentait incommodé. Mais ce régime alternatif n'était cependant pas assez sévère pour son état, car, en quatorze jours, son poids était remonté de 63 kg. 500 à 67 kg. 300, c'est-à-dire de 3 kg. 800 grammes. C'est huit jours après cette constatation qu'il fut pris de son plus violent accès d'oppression.

C'était le dimanche 27 décembre. Dans la nuit précédente, il s'était senti mal à l'aise, et gêné pour respirer. A l'heure de la visite, c'est-à-dire vers neuf heures du matin, son oppression devint subitement extrême, et quand je le vis, à dix heures, il était en plein accès d'asthme cardiaque. Assis sur son lit, les

1. La raison doit en être cherchée dans ce fait que le lait contient environ 2 gr. 5 de NaCl par litre : par suite un régime de 3 litres de lait introduit dans l'organisme du malade plus de 7 grammes de sel par jour, alors qu'avec le régime strictement déchloruré la quantité de sel absorbée n'atteint pas habituellement 4 grammes.

ambes pendantes, la tête relevée, le visage couvert de sueur, il faisait des efforts inspiratoires fréquents et laborieux, sans arriver d'ailleurs à faire pénétrer dans ses voies respiratoires une quantité d'air notable. Ses poumons étaient évidemment fixés en dilatation extrême, car les inspirations les plus énergiques n'avaient d'autre résultat que de déterminer du tirage sus-sternal et de la dépression des espaces intercostaux : l'air n'entrait pas, et pour suppléer à cette absence de ventilation, le malade se jetait avec avidité sur la tubulure du ballon d'oxygène. Il avait le râle bulleux trachéal perceptible à distance, qui indique le battage dans les voies aériennes supérieures d'air et de liquide, mais l'auscultation ne révélait qu'une minime quantité de râles crépitants à la base gauche, et seulement dans la région axillaire : il n'y avait donc que très peu d'œdème pulmonaire. Par contre la sonorité thoracique exagérée jusqu'aux dernières côtes traduisait la distension emphysémateuse des poumons.

Les troubles circulatoires n'étaient pas moins accentués et impressionnants que les troubles respiratoires. Le pouls était petit et misérable, battant 140 à la minute; les extrémités se refroidissaient et se cyanosaient, pendant que la face était d'une pâleur livide. Le cœur battait au contraire avec une énergie apparemment accrue : le choc cordial était diffus, soulevant la main entière, et la pointe faisait une sorte de dôme perceptible à la vue et au palper au niveau du 6e espace intercostal vers le milieu de l'aisselle. Il y avait évidemment une dilatation considérable du ventricule gauche.

La crise fut rebelle autant que violente, et c'est sans résultats apparents que nous eûmes recours aux injections sous-cutanées d'huile camphrée et d'éther, aux inhalations d'oxygène et d'éther, à la sinapisation, à une large application de ventouses sèches et scarifiées sur le thorax. Quant à faire avaler quelque chose, il n'y fallait pas songer, tout essai d'ingestion comme aussi toute parole exagérant immédiatement la suffocation.

Bientôt se manifesta un état lipothymique : les yeux vagues, la tête pendante, les extrémités glacées, le pouls insensible même à la fémorale, le malade paraissait être sans conscience et près de mourir; il fallut le coucher, le thorax seulement relevé par des oreillers. Il était onze heures et nous luttions depuis plus d'une heure sans aucun bénéfice apparent, lorsque spontanément, sans intervention nouvelle, sous l'influence du repos, du temps écoulé et peut-être aussi des médicaments absorbés, la crise cessa vers midi. La connaissance revint, en même temps qu'une respiration plus calme et plus régulière. Il persistait seulement une extrême faiblesse.

Le lendemain matin je constatai une légère polypnée à 36 et un peu de tirage sus-sternal, bien que le malade n'éprouvât plus de gêne respiratoire. L'auscultation des poumons ne révélait pas de râles d'œdème, mais seulement des sibillances trachéobronchiques. Le pouls était à 84, intermittent par suite d'extra-systoles qui se produisaient toutes les trois ou quatre pulsations. Le cœur était encore très dilaté; sa pointe battait dans le 6ᵉ espace à 3 centimètres de la ligne verticale mamelonnaire; la tension artérielle était de 14 1/2. Il y avait ébauche de bruit de galop. Bref le ventricule gauche restait faible et distendu.

Cette asthénie cardiaque coïncidait avec une poussée fébrile à 38° et 39°, cause ou conséquence de l'accès d'asthme cardiaque. Le malade fut mis à un litre de lait comme seule alimentation, aux doses quotidiennes d'un quart de milligramme de digitaline et d'un gramme de théobromine, à l'acétate d'ammoniaque, aux injections sous-cutanées d'huile camphrée. Dès le lendemain la fièvre tomba, mais le cœur restait très faible et dilaté; la tension artérielle était descendue à 12 1/2; le pouls était à 66, petit et irrégulier en raison de la persistance des extra-systoles. Cet état persista quelques jours, puis il s'améliora progressivement en même temps que le malade perdait 4 kilos en dix jours. Aujourd'hui il se trouve bien, avec une respiration régulière et un pouls normal à 66. Un examen superficiel de son cœur ferait aisément admettre qu'il ne présente rien d'anormal. Mais la tension artérielle reste faible, et le choc de la pointe bat presque en dôme dans le 6e espace, en dehors de la ligne verticale mamelonnaire. Le ventricule gauche est donc toujours à la fois dilaté et hypertrophié.

Nous nous trouvons de nouveau en présence de ses exigences alimentaires qui ne sont guère satisfaites par 3 litres de lait. Nous essaierons de le contenter par le régime déchloruré, malgré sa répugnance, en tâchant de lui faire comprendre que ce régime, quelle qu'en soit la fadeur, est le seul moyen que nous connaissions capable de prévenir le retour offensif de ses crises dangereuses de dyspnée.

II. Ces crises méritent bien le nom d'*asthme cardiaque*. L'asthme, au sens clinique du mot, consiste en *un accès soudain et transitoire de dyspnée, avec immobilisation du thorax et des poumons en inspiration*. Cette immobilisation tient à une contracture spasmodique des muscles inspirateurs qui dépend elle-même de l'excitation des centres nerveux respiratoires.

Il existe souvent une hyperexcitabilité névrosique de ces centres : l'asthme est alors dit *essentiel*, *nerveux*, ou encore *asthme vrai*. Mais c'est quelquefois une hyperexcitabilité secondaire et développée sous la dépendance d'une irritation viscérale, d'un trouble circulatoire, d'une intoxication : l'asthme est alors symptomatique et le plus souvent compliqué de phénomènes ou d'accidents révélateurs de la maladie causale.

Tel est le cas de l'*asthme cardiaque* : ce n'est pas une dyspnée paroxystique pure. C'est une association de dyspnée nerveuse et de dyspnée mécanique, de spasme inspiratoire et de stase pulmonaire avec ou sans œdème interstitiel. La cause doit en être cherchée dans une défaillance subite du cœur, et particulièrement du cœur gauche, d'où résulte l'engouement sanguin des poumons. L'excitabilité des centres respiratoires, exagérée déjà d'une manière habituelle, se trouve alors brusquement mise en éveil par le contact d'un sang artériel mal hématosé.

L'asthme cardiaque est donc une *dyspnée paroxystique compliquant des troubles de la circulation pulmonaire et de la fonction cardiaque.* C'est ce qui en fait la gravité, et c'est aussi ce qui lui donne une physionomie spéciale.

Il importe de bien connaître les signes et l'évolution de l'asthme cardiaque. *Son début* est généralement plus soudain que celui de l'asthme nerveux, en ce sens que la dyspnée est d'emblée à son summum d'intensité. Ce n'est pas à dire que la crise n'ait pas de prodromes. Il est rare que, dans les jours qui précèdent, le malade n'ait pas éprouvé une anhélation inusitée sous l'influence de la marche ou des efforts, premier signe révélateur de l'insuffisance cardiaque. Cela n'empêche pas la surprise angoissante de l'accès asthmatique qui le plus souvent éclate de la manière la plus inopinée, après un repas, sous l'influence d'une marche précipitée, d'une émotion, surtout quand il fait froid, souvent pendant le sommeil, toutes circonstances qui momentanément accentuent la dilatation cardiaque généralement préexistante.

L'*oppression*, dans l'asthme cardiaque, est habituellement *plus violente, plus pénible*, que dans l'asthme nerveux. Le malade se sent menacé par l'obstacle circulatoire qui entrave sa respiration et il lutte avec énergie pour satisfaire sa soif d'air. Il fait des efforts inspiratoires répétés et laborieux que ne fait pas l'asthmatique simple dont les mouvements respiratoires sont généralement plus lents. L'asthmatique ordinaire plus souvent parle, boit ou s'agite pendant sa crise. L'asthmatique cardiaque ne peut prononcer une parole, ni avaler une gorgée de liquide, sans être aussitôt pris de suffocation. Il lutte pour respirer au point d'en être inondé de sueur et il concentre toutes ses forces dans des efforts inspiratoires. Mais il s'épuise pour peu que la crise soit violente ou prolongée, et cela d'autant plus facilement que l'irrigation artérielle de ses centres nerveux et de ses muscles est réduite par la défaillance du cœur. Nous verrons tout à l'heure que la présence, fréquente dans l'asthme cardiaque, de râles fins aux bases peut être encore un bon élément de diagnostic différentiel entre ces crises et les crises d'asthme essentiel.

III. Les accès d'asthme cardiaque ne sont pas toujours si intenses ni si graves. Ils peuvent être ébauchés ou abortifs.

Les malades qui s'acheminent vers l'asystolie et qui déjà sont pris de dyspnée au moindre effort, lorsqu'ils se couchent ou lorsqu'ils se relèvent, ont souvent aussi leur sommeil interrompu par une oppression soudaine et angoissante avec soif d'air, besoin de s'asseoir ou de se lever, pour lutter par de violents efforts respiratoires contre l'insuffisance de l'hématose. Ce sont là de *petites crises d'asthme cardiaque* : elles cessent rapidement avec le réveil et on peut les attribuer à l'asthénie circulatoire du sommeil, c'est-à-dire à la diminution de l'action cardiaque qui est la règle dans cet état, mais qui dépasse la mesure quand le myocarde est faible. Ces petites crises peuvent se renouveler plusieurs fois par nuit, à chaque essai que le malade tente pour se rendormir, mais elles sont habituellement sans durée et sans gravité immédiate.

Nous avons vu que l'oppression est plus vive dans l'asthme cardiaque que dans l'asthme nerveux; la cause doit en être cherchée, pour une part importante, dans la gêne de la circulation pulmonaire. Or cette gêne n'est pas toujours facile à constater directement. L'auscultation des poumons est parfois négative, et le seul signe physique que révèle la percussion consiste dans une sonorité exagérée de tout le thorax, tympanisme qui tient à l'état d'emphysème aigu résultant lui-même du spasme des muscles inspirateurs. Peut-être faut-il l'attribuer aussi, comme l'a dit von Basch, à une sorte de raideur et d'agrandissement, à une véritable érection du poumon dont tout le système capillaire a été brusquement distendu.

Mais il y a souvent plus : la stase se complique de transsudation et d'œdème. La poitrine se remplit alors de râles humides, crépitants et sous-crépitants, qui quelquefois l'envahissent tout entière, mais qui le plus souvent restent localisés aux bases, ou se fixent dans quelque région spéciale, même aux sommets. Quand l'œdème atteint un haut degré, le malade tousse et expectore une sérosité spumeuse, comparable à du blanc d'œuf battu, très chargée d'albumine, parfois teintée de sang, et le plus souvent, il s'en trouve soulagé. Cette expectoration peut être extrêmement abondante, et jouer un rôle prédominant dans l'accès. Elle caractérise alors un type spécial de l'asthme cardiaque que l'on désigne en clinique sous le nom *d'asthme cardiaque associé à l'œdème pulmonaire aigu*. Or les râles d'œdème, nous l'avons dit, n'existent pas habituellement dans l'asthme nerveux ou essentiel. Ils peuvent donc, lorsqu'on les constate aux bases, aider au diagnostic de l'asthme cardiaque. Un phénomène plus grossier et également caractéristique est le bruit de battage trachéal, véritable bruit d'ébullition, que l'on entend à distance et qui indique la présence, dans les voies aériennes supérieures, d'une certaine quantité de liquide transsudé. Ce bruit trachéal peut exister même en l'absence de râles pulmonaires, comme cela était manifeste chez notre malade.

L'asthme cardiaque se complique parfois de troubles fonctionnels du cœur. L'une des formes les plus pénibles et les plus graves est *l'asthme cardiaque compliqué d'angine de poitrine*. Certains malades sont pris simultanément de douleurs cardiaques et de dyspnée paroxystique, et cette association n'a rien qui puisse surprendre, car elle s'explique par l'étiologie et la pathogénie. L'asthme cardiaque douloureux s'observe en effet surtout chez les sujets atteints d'artérite coronarienne, chez ceux qui font des excès tabagiques, ou encore qui ont été soumis à un surmenage violent. Les uns et les autres ont un cœur gauche affaibli et peu résistant. Or, les douleurs angineuses, j'ai déjà eu l'occasion de vous le montrer, sont souvent dues à la distension cardiaque et surtout à la distension aiguë du cœur gauche. Elles résultent de la mise en éveil de cette sensibilité spéciale que le cœur possède à l'égal de tous les réservoirs musculeux, et qui se manifeste quand l'excès de tension intérieure tend à dilater les parois, alors que celles-ci persistent à résister à cette force excentrique. Aussi les douleurs cessent-elles dès que le cœur est forcé, dès qu'il est passivement dilaté. De même la vessie réagit douloureusement vis-à-vis des rétentions aiguës, et elle supporte sans souffrance les rétentions anciennes.

Or il existe d'une manière évidente des cas d'asthme cardiaque où le cœur gauche tend à se dilater pendant la crise sans se laisser cependant entièrement forcer. Que la distension qui se produit alors soit, à la fois, la cause des douleurs angineuses et de la dyspnée, cela paraît vraisemblable. Quoi qu'il en soit, cette association d'asthme et d'angine de poitrine n'est pas exceptionnelle, et elle doit faire penser à l'une des causes étiologiques que j'énumérais tout à l'heure.

VI. Arrivons-en maintenant aux renseignements que fournit l'examen du cœur et du pouls pendant la crise d'asthme cardiaque. D'une manière générale, au lieu d'être lent, comme dans l'asthme nerveux, *le pouls est accéléré dans l'asthme cardiaque.* Cette accélération peut atteindre, comme chez notre malade, 140 et plus. C'est parfois même une véritable *tachycardie*, qu'accuse la petitesse et la faiblesse des pulsations radiales. Mais il faut distinguer deux cas :

1° L'accès d'asthme cardiaque se produit chez des malades en état d'hypertension artérielle permanente, malades qui sont généralement des scléreux du rein. Une exagération transitoire de cette hypertension a pu être la cause déterminante de la crise d'asthme, le ventricule gauche, malgré son hypertrophie compensatrice, n'ayant pu suffire à cette nouvelle surcharge. Lorsque la crise d'asthme cardiaque survient dans ces conditions, le pouls est accéléré, mais fort, tendu, vibrant, donnant l'impression d'un éréthisme plutôt que d'une faiblesse circulatoire.

2° D'autres fois l'asthme cardiaque survient, comme dans l'observation présente, chez des malades à tension artérielle habituellement basse et à cœur faible. C'est alors que le pouls est petit, misérable, souvent irrégulier, en même temps qu'accéléré.

Les *signes physiques cardiaques* sont également différents dans les deux catégories de cas. Lorsque la tension est élevée, le cœur ne subit pas toujours de dilatation constatable, en raison sans doute de l'épaisseur de ses parois. Toutefois l'énergie du choc précordial, la violence des battements traduisent la lutte contre l'obstacle périphérique.

Chez les hypotendus, la dilatation cardiaque est plus apparente. La pointe du cœur s'abaisse et se dévie vers l'aisselle, le choc se sent dans une grande étendue, donnant à la main l'impression d'un dôme plus large et plus allongé que celui qu'on observe dans l'insuffisance aortique. Il donne lieu alors à une sensation que je qualifierais volontiers de « choc en voûte ». Ce phénomène était des plus nets chez notre malade qui est habituellement en état d'hypotension artérielle.

Il est difficile, en pleine crise d'asthme cardiaque, de pratiquer l'auscultation du cœur. Elle ne peut être faite qu'après l'accès, mais elle donne encore à ce moment des résultats intéressants. Le phénomène le plus habituellement constaté est un *bruit de galop*, signe que je considère comme caractéristique au premier chef de la faiblesse cardiaque. D'autrefois, c'est un souffle d'insuffisance mitrale qui n'existait pas avant la crise, et dont le caractère transitoire donne la véritable signification : il s'agit d'une insuffisance mitrale par dilatation. Enfin, comme cela s'est passé chez notre malade, la dilatation du cœur gauche, survivant pendant quelques jours à la crise d'asthme, peut se traduire par des irrégularités cardiaques, notamment par de fausses intermittences dues à des extra-systoles qui disparaissent quand les cavités ont repris leurs dimensions habituelles.

D'autres troubles fonctionnels tiennent à la diminution de l'irrigation artérielle du système nerveux, des muscles, des viscères. Le cardiaque asthmatique obligé de combattre le spasme inspiratoire s'épuise vite dans cette lutte, et il se laisse envahir par la faiblesse générale.

S'il est pris de sa crise en pleine rue, il peut tomber, comme frappé d'un ictus. Si la crise est violente et se prolonge, il laisse aller ses urines, et émet même parfois des garde-robes involontaires. Ses extrémités refroidies et cyanosées, la sueur froide qui l'inonde, son regard vague succédant à l'effroi des premiers moments, traduisent un état lipothymique qui peut aller jusqu'à la syncope mortelle. Celle-ci peut être brusque : c'est une des terminaisons possibles, mais heureusement rares, de l'asthme cardiaque. D'autres fois, le malade tombe dans un état d'inconscience qui tient sans doute à l'ischémie cérébrale, et qui mène au coma. Certains asthmatiques cardiaques sont ainsi enlevés en quelques minutes, à la fois asphyxiés et comateux. D'autres n'aboutissent à cet état qu'au bout d'une ou de deux heures, ou bien ils s'éteignent doucement par l'épuisement définitif du cœur, alors que la crise est terminée.

Cependant la mort n'est pas la terminaison la plus commune de l'asthme cardiaque. Le plus souvent, la crise cesse, et le médecin a le droit et le devoir d'en espérer la guérison, alors même que la situation paraît des plus compromises. Il faut compter sur les résurrections les plus invraisemblables, le cas de notre malade en est une preuve, et pour cela, ne pas interrompre une assistance qui est la condition du succès.

V. Il m'a semblé utile de vous rappeler les éléments symptomatiques et les aspects principaux de l'asthme cardiaque. Cela était d'autant plus intéressant que les accès de notre malade, s'ils ont toujours été nettement caractérisés, ne se sont pas montrés toujours semblables. A son entrée, il avait un accès d'asthme avec œdème pulmonaire. La dernière crise s'est faite sans transsudation œdémateuse notable : il n'en a présenté d'autre signe clinique que le bruit d'ébullition trachéale. Par contre son cœur s'est montré défaillant, et peu s'en est fallu que l'état lipothymique qui s'est produit au cours de l'accès ne se terminât par la mort.

Nous sommes alors conduits à nous demander pourquoi cet homme est sujet à des accès d'asthme cardiaque et ce qu'il en doit advenir.

L'asthme cardiaque, nous l'avons vu, se produit sous l'influence d'une insuffisance subite et considérable du ventricule gauche; il serait plus juste de dire : de l'aggravation soudaine d'une insuffisance cardiaque latente ou modérée, et caractérisée jusque-là seulement par de la dyspnée d'effort. Les accès asthmatiques sont préparés par des altérations fonctionnelles ou organiques du myocarde dont les causes principales sont le tabagisme et l'alcoolisme, le surmenage, les troubles d'irrigation et de nutrition que détermine l'artérite coronarienne. Ils sont provoqués par toutes les causes qui tendent à produire ou à augmenter la dilatation cardiaque. Les principales de ces causes sont celles qui provoquent les vasoconstrictions périphériques, comme les refroidissements, les émotions, les écarts alimentaires ou encore les excès de marche ou de travail, les maladies intercurrentes, une grippe ou une pneumonie par exemple.

Notre malade n'est pas un fumeur, mais il a abusé du vin dont il buvait trois litres par jour. Il a non moins abusé de ses forces physiques, puisqu'il travaillait, dans une atmosphère surchauffée, à porter de lourds fardeaux (150 kg. à deux). Le surmenage et l'alcoolisme ont dû amener à la longue la dilatation et l'hypertrophie du ventricule gauche, par un mécanisme que nous avons déjà étudié. Il est même très probable que le myocarde de cet homme est imparfaitement irrigué par suite de l'athéromasie de ses artères coronaires, car nous savons que l'asthme cardiaque est une des manifestations habituelles de cette lésion.

Quant aux causes occasionnelles des accès d'asthme, elles nous paraissent avoir été multiples chez notre malade. C'était d'abord la continuation d'un travail non proportionné à la capacité fonctionnelle de son cœur. Ce paraît avoir été, en dernier lieu, une affection fébrile. A la suite de l'accès auquel nous avons assisté, sa température s'est élevée à 38 et 39° pendant trente-six heures, sans que cette hyperthermie ait trouvé son explication dans quelque complication inflammatoire. C'était sans doute une fièvre grippale, comme nous en avions alors plusieurs dans le service. Or la grippe, pour le cœur comme pour le système nerveux, est la plus asthénisante des maladies, et il est possible que le dernier et grave accès asthmatique dont nous avons été témoins lui soit pour une part imputable.

Une autre circonstance paraît y avoir contribué d'une manière plus importante encore : c'est la reprise de l'alimentation commune et la rétention chlorurée.

Le régime alimentaire a en effet une grande influence sur la provocation ou la répétition des crises d'asthme cardiaque. Le premier accès éclate souvent à la suite d'un repas copieux, et il est fréquent d'en voir apparaître d'autres ensuite à l'occasion d'écarts alimentaires même relatifs. Cela est si vrai que la diététique tient la première place dans le traitement préventif de ces accès, et qu'il suffit souvent de tenir les malades au régime lacté pour les mettre à l'abri de nouveaux accidents.

M. Huchard a traduit le fait et ses conséquences thérapeutiques en une formule utile, parce qu'elle les exprime d'une manière saisissante : c'est pour lui de la *dyspnée toxi-alimentaire*, et le traitement de ces états réside dans le lait ou le régime lactové-gétarien. Il est bien certain que l'alimentation commune détermine souvent, chez les prédisposés, des crises d'asthme cardiaque. Mais les recherches si intéressantes de MM. Widal, Lemierre et Javal sur l'action des régimes chloruré et déchloruré dans les affections du cœur et des reins, sont venues nous permettre de comprendre d'une manière nouvelle le rôle de l'alimentation. M. Chauffard avait montré tout le parti que l'on pouvait tirer de la balance pour apprécier, chez les cardiaques, les oscillations quantitatives des épanchements pathologiques et des œdèmes. Ce procédé a permis à MM. Widal et Javal d'étudier les effets hydratants de la chloruration, les effets déshydratants de la cure de déchloruration. On sait maintenant que les rétentions de chlorure de sodium dans l'organisme se font lorsque le cœur est faible et qu'elles se font en même temps qu'une certaine rétention d'eau, d'où l'augmentation du poids. Réciproquement les malades se déshydratent et diminuent de poids quand on les prive de chlorure de sodium. Aussi, une augmentation rapide de poids, chez un cardiaque, doit-elle être toujours imputée à une rétention d'eau et de chlorure de sodium, à cet état que MM. Widal et Javal ont appelé la *période de préœdème*. Il est vraisemblable que, pour une part, une rétention se fait dans le torrent circulatoire, pour une autre dans les tissus. En tout cas, et c'est ce qui nous intéresse, les brusques augmentations de poids qui en résultent sont presque toujours, chez les cardiaques, les signes avant-coureurs soit d'une exagération de la dyspnée d'effort, soit d'une anhélation habituelle, soit enfin d'une crise d'asthme cardiaque.

Cela a été évident chez notre malade. Revoyons à nouveau ces chiffres ensemble : De 66 kg. 500 qu'il pesait à son entrée, son poids était tombé à 63 kg. 400 en huit jours sous l'influence du régime déchloruré. Il s'en était trouvé si bien, que n'éprouvant plus la moindre oppression, il voulut absolument manger et se remettre au régime alimentaire commun. En une seule semaine, malgré la théobromine et l'addition de lait, le régime fit remonter son poids de 3 kg. 600, en même temps que reparaissait la dyspnée. Après retour au poids de 63 kg. 500 sous l'influence du régime lacté absolu, une nouvelle reprise du régime commun lui avait fait regagner 3 kg. en quinze jours, et c'est peu de jours après qu'il était simultanément atteint de fièvre et de sa plus violente crise d'asthme cardiaque.

Ces faits, si simples et si clairs, ont une importance pratique sur laquelle il est à peine besoin d'insister. La rétention d'un excès de chlorure de sodium et la rétention d'eau qui en résulte devient pour le cœur insuffisant une cause de surcroit de travail qu'il ne peut fournir. Ces 3 litres d'eau en trop, il ne peut les recevoir : ses cavités s'engouent, se dilatent. Que vienne une cause quelconque de surcharge, le myocarde fléchira brusquement, et alors pourra éclater cette sorte d'asystolie aiguë qui se traduit par un accès d'asthme cardiaque, avec ou sans œdème pulmonaire, avec ou sans douleurs angineuses. Il s'agit bien d'une dyspnée alimentaire, mais cette dyspnée paraît être bien plus une dyspnée chlorurémique, mécanique, qu'une dyspnée réellement toxique.

VI. Le pronostic de l'asthme cardiaque dépend de son origine, mais aussi, pour une bonne part, de la direction du traitement. L'asthme cardiaque d'un surmené, d'un intoxiqué disparaît quand cessent les circonstances qui l'ont fait apparaître. L'asthme cardiaque d'un artérioscléreux du cœur a plus de chances de se répéter et de s'aggraver, en raison de l'état organique permanent qui y prédispose. Toutefois on observe, pour l'athéromasie du cœur, ce qui se produit pour l'athéromasie cérébrale, c'est-à-dire des suppléances ou des compensations. C'est affaire d'étendue de lésion, et aussi d'évolution. Chez certains malades, les poussées d'artérite coronarienne se répètent sans cesse, entraînant à leur suite la dégénérescence et la sclérose progressive du myocarde. Alors les crises d'asthme se succèdent, jusqu'à ce que surviennent l'asystolie définitive avec l'hydropisie.

Chez d'autres malades, la poussée a été unique et discrète. Le myocarde, momentanément insuffisant, a retrouvé, grâce à un régime sévère, un fonctionnement convenable et les accès ne récidivent pas. Il faut donc retenir que l'asthme cardiaque est un accident dont on peut, dans certains cas, prévenir le retour, et de cette notion le médecin et le malade doivent être profondément pénétrés.

VII. Il faut envisager le traitement curatif des accès et leur traitement préventif. Le traitement curatif doit s'inspirer des trois éléments symptomatiques et pathogéniques essentiels de la crise d'asthme : l'engouement de la circulation pulmonaire, l'excitation des centres respiratoires, la défaillance du cœur. Ce sont là trois indications, dont l'une ou l'autre prédomineront suivant les cas et les dispositions individuelles mais qui, au point de vue thérapeutique, ont une égale importance.

C'est à l'engouement pulmonaire qu'il faut s'adresser tout d'abord, par une médication dérivative et déplétive active. La révulsion du thorax par les sinapismes et les ventouses sèches, les émissions sanguines locales par les ventouses scarifiées donnent le plus ordinairement des résultats satisfaisants. Ces résultats sont parfois merveilleux dans les cas graves, lorsqu'on remplace les émissions sanguines locales par une saignée générale.

Il est un procédé de déplétion que le malade emploie instinctivement : c'est celui qu'il obtient en s'asseyant sur le bord de son lit, les jambes pendantes, ou même en se tenant debout, accoudé sur un meuble. Dans cette attitude, le sang veineux afflue moins activement vers le cœur et les poumons. Mais elle devient dangereuse et même impossible à conserver quand le cœur faiblit. Le malade demande alors à se recoucher et il faut l'y aider, en évitant tout effort, tout mouvement violent.

L'élément nerveux est d'autant plus important que le sujet est plus impressionnable et plus impressionné par le souvenir des crises antérieures. C'est pour cette raison que la morphine et l'héroïne en injections sous-cutanées ont souvent une efficacité merveilleuse. Mais il faut en user avec circonspection, n'en donner que des doses minimes, un quart de centigramme ou un demi-centigramme au plus, sauf à y revenir si le calme obtenu n'est pas suffisant. Les sédatifs antispasmodiques sont souvent employés avec succès. Les inhalations d'éther sulfurique à haute dose, suivant la pratique de M. Lemoine (de Lille), sont parmi les plus efficaces.

Enfin le cœur et le pouls doivent être surtout l'objet d'une surveillance constante. Les injections sous-cutanées d'éther sulfurique et d'huile camphrée ont une efficacité que tous les praticiens connaissent. Lorsque l'hypertension artérielle est très élevée pendant l'accès, il peut être utile de donner III à V gouttes de la solution alcoolique de trinitrine au centième dans un peu d'eau ou sous forme de pastilles. En plus de son action hypotensive, la trinitrine peut contribuer à calmer le spasme inspiratoire. Si le malade est dans l'impossibilité, comme il arrive trop souvent, avaler même une gorgée de liquide, les inhalations de nitrite d'amyle seront utiles à soulager le cœur, mais elles agiront d'une façon moins sûre que la saignée veineuse.

Le *traitement préventif* des accès d'asthme cardiaque doit s'inspirer de cette formule qui se retrouve à propos de tous les accidents liés à l'insuffisance cardiaque : diminuer le travail du cœur et augmenter sa force :

Le malade, une première fois atteint d'une crise d'asthme cardiaque, doit être informé des circonstances qui l'exposent à des rechutes : surmenage, froid, émotions, et surtout écarts alimentaires. Des pesées régulières lui permettront d'en apprécier les conséquences. *Qu'il se méfie de toute augmentation brusque de poids*. C'est l'indice d'une rétention qui menace d'aggraver l'insuffisance de son cœur. Si la rétention est considérable et si déjà la dyspnée d'effort s'est accentuée, il pourra encore éviter l'apparition de nouvelles crises par un régime réduit, c'est-à-dire par la diète hydrolactée, la quantité totale des boissons ne dépassant pas un litre ou un litre et demi pour la journée. Au bout de vingt-quatre ou de quarante-huit heures, il reviendra au régime du lait ou mieux au régime déchloruré. J'ai vu cesser, sous l'influence de ce dernier régime, plusieurs asthmes cardiaques récidivants.

Parmi les cardiotoniques qui peuvent aider à la thérapeutique préventive de l'asthme cardiaque, la *théobromine* est à mettre au premier rang, parce que son efficacité diurétique ne s'épuise pas, et qu'elle peut, sauf quelques cas exceptionnels, être prise sans interruption pendant des mois et des années. La digitale contribuera non moins à soutenir le cœur et à favoriser la diurèse, mais on devra la réserver pour les cas où le régime aidé de la théobromine n'est pas suffisant.

L'asthmatique cardiaque, comme l'asthmatique simplement nerveux, a une grande tendance à transformer en une habitude mentale ce qui n'était d'abord que la conséquence de l'insuffisance du cœur. Les centres nerveux respiratoires en arrivent alors à un état d'hyperexcitabilité qui prédispose à des crises nouvelles, en l'absence même de défaillance cardiaque notable. C'est dans ces cas que les malades prennent l'habitude de réclamer de la morphine et de l'héroïne presque chaque soir. Ils deviennent alors morphinomanes. Il y a là un danger qu'il faut éviter. L'habitude régulière de la morphine est permise seulement aux incurables, et le médecin ne doit qu'exceptionnellement décréter l'incurabilité. Mieux vaut alors calmer l'hyperexcitabilité respiratoire par de petites doses de valériane, de bromure ou de chloral, prises le soir. J'ai vu quelquefois aussi l'iodure de sodium à petites doses, et surtout l'iodure de caféine, donner de bons résultats, de la même manière que dans l'asthme nerveux.

LEÇON XX

LES CRISES D'ŒDÈME PULMONAIRE AIGU ET LEUR PATHOGÉNIE

I. Observation d'une femme de cinquante et un ans, présentant depuis trois ans de l'albuminurie et des symptômes d'insuffisance cardiaque, et atteinte en dernier lieu de crises d'œdème pulmonaire aigu graves et espacées, ou au contraire en d'autres périodes, petites et à répétition.

II. La crise d'œdème pulmonaire aigu : la phase d'oppression, la phase d'expectoration.

L'association d'œdème pulmonaire aigu et d'asthme cardiaque.

III. Pathogénie de l'œdème pulmonaire aigu : Rapports de la crise avec l'insuffisance chronique du cœur et les défaillances brusques du ventricule gauche; rapports de la crise avec la chlorurémie.

IV. Le facteur nerveux : rapprochement avec les phénomènes d'urticaire ou d'œdème aigu circonscrit. Le point de départ de ce réflexe résiderait souvent dans les altérations de l'aorte (Huchard).

V. Les grandes crises coïncidaient chez cette malade avec des recrudescences hyposystoliques; elles ont été suivies de décharges chlorurées témoignant d'une rétention antérieure. Les petites crises relèvent surtout de l'*habitude morbide* (association organo-fonctionnelle).

VI. Le pronostic est grave ici, vu la présence des lésions organiques. Nécessité de la théobromine et du régime déchloruré en permanence. Contre l'élément fonctionnel, user de la psychothérapie et des médicaments nervins.

MESSIEURS,

La malade couchée au n° 1 de la salle Claude-Bernard est sujette, depuis plusieurs mois, à des crises, grandes ou petites, mais répétées en série, d'œdème pulmonaire aigu. A ce propos, il me paraît intéressant d'étudier avec vous chez elle, les caractères de cet accident très spécial, de rechercher les causes de sa première apparition et de ces incessantes répétitions, de voir enfin comment il est rationnel et possible de le combattre.

I. C'est une marchande foraine, âgée de cinquante et un ans, et qui présente toutes les apparences extérieures d'une belle santé. Elle est forte, colorée, plutôt obèse, et son facies n'a rien qui traduise la maladie ou la souffrance. Cela ne l'empêche pas d'être en ce moment une sorte d'invalide cardiaque, incapable de descendre de la salle sans s'exposer à une violente crise de dyspnée, et sans sécurité même au repos, en raison des petits accès d'œdème pulmonaire aigu qui surviennent chez elle presque quotidiennement.

Sa santé n'a rien laissé à désirer jusqu'il y a trois ans. A cette époque, elle perdit sa mère, et fut prise, à son enterrement, d'accidents paralytiques avec convulsions dans le côté gauche de la face, qui ne disparurent qu'au bout d'une dizaine de jours. C'est à partir de ce moment qu'elle commença à se sentir anhélante sous l'influence de la marche. Un premier médecin consulté constata qu'elle était atteinte d'albuminurie et la mit au régime lacto-végétarien. Malgré une amélioration passagère, les troubles respiratoires s'accentuèrent au point qu'elle dut entrer à l'hôpital Lariboisière, dans le service de M. Duguet, qui releva, outre l'existence de l'albuminurie, celle d'une insuffisance aortique. Cela se passait en juillet 1902. Lorsqu'elle sortit de l'hôpital, elle était assez bien pour reprendre ses occupations, mais bientôt de nouveaux accidents se manifestèrent : elle fut prise à trois reprises d'accès violents d'oppression que son médecin attribua à des poussées aiguës de congestion pulmonaire.

Dans leur intervalle, elle restait sujette, non seulement à de la dyspnée d'effort, mais à des palpitations survenant sous l'influence du moindre mouvement, et à une douleur rétrosternale permanente qui s'étendait de la fourchette jusqu'à l'appendice xiphoïde du sternum. C'est pour ces multiples troubles fonctionnels qu'elle vint pour la première fois à notre consultation du mercredi, le 25 mars 1903, avec les signes physiques non douteux d'une insuffisance aortique caractérisée par un double souffle de la base, de la danse des artères du cou, un pouls bondissant et dépressible. La dyspnée d'effort, les palpitations, les douleurs rétrosternales prouvaient, d'autre part, que cette lésion valvulaire était compliquée d'insuffisance cardiaque.

L'âge de la malade (cinquante et un ans), les bouffées de chaleur encore incessantes bien que la dernière apparition des règles remontât déjà à quatre années, l'absence de tout antécédent rhumatismal, le peu de développement de la dilatation hypertrophique du ventricule gauche qui n'était même pas suffisante pour donner lieu à un choc de dôme, enfin le degré modéré de l'hyperpulsatilité artérielle, plaidaient pour une insuffisance sigmoïdienne par aortite chronique plutôt que par endocardite. D'autre part, l'albuminurie antérieurement constatée, et régulièrement surveillée par la malade, était le témoignage d'une altération concomitante des reins, et il était permis de penser dans ces conditions que l'athérome et l'artériosclérose avaient simultanément ou successivement atteint et les organes et l'aorte.

Il n'existait pas cependant d'hypertension, au moins actuellement : nous ne relevions que 17 au sphygmomanomètre de Potain avec un pouls à 72.

Il fallait aviser à soulager la malade. L'oppression et les douleurs cédèrent rapidement à l'usage de la théobromine, mais il fallut y adjoindre la valériane et le bromure pour faire cesser les palpitations. Nous nous trouvions en effet en présence d'un de *ces états mixtes organique et névrosique*, que l'on observe si souvent en pathologie cardio-vasculaire, et chez les femmes principalement à l'âge de la ménopause. Notre malade a toujours été et elle est restée impressionnable, émotive; elle présente les points douloureux de la névralgie du plexus solaire et l'hyperalgésie des membres qui sont les stigmates douloureux permanents de certains neuro-arthritiques. Chez une telle prédisposée il n'était pas surprenant de voir les émotions conserver sur le cœur une fâcheuse influence. Peu de semaines après sa première visite, elle fut reprise, à l'occasion d'une contrariété et d'une discussion, de douleurs rétrosternales avec dyspnée, angoisse, mélancolie, tous phénomènes qui de nouveau s'atténuèrent sous l'influence du repos et de la théobromine. Mais bientôt survinrent des manifestations nouvelles : dans la première semaine de juin, elle fut prise deux fois, à son réveil, de crises d'œdème pulmonaire aigu, l'une de deux heures, la seconde d'une heure de durée. Pendant ces crises qui furent caractérisées par une grande oppression sans douleur angineuse, elle rendit une demi-cuvette de sérosité spumeuse et sanguinolente, et nous constations, peu de jours après, qu'elle était en hyposystolie : sa matité cardiaque était transversalement augmentée; son foie, douloureux, mesurait 15 cent. 1/2 sur la ligne verticale mamelonnaire; sa tension artérielle n'était que de 15 1/2. Et cependant, la malade s'était remise au régime lacté, peu avant ces accidents, en raison d'une recrudescence albuminurique.

De nouveau nous obtenions une sédation en augmentant la dose de théobromine et en y associant un quart de milligramme de digitaline par semaine. Mais ce n'était qu'une rémission, et, deux mois après, dans la première semaine d'août, la malade était reprise, toujours le matin au réveil, de deux crises nouvelles d'œdème pulmonaire aigu.

Jusque-là violentes et accompagnées d'expectoration abondante, ces crises ne vont pas tarder à s'atténuer tout en se rapprochant : du 12 août au 30 septembre, elle en présente douze. Aussi les idées noires reviennent-elles, et la malade se décide à demander son admission dans le service. Elle vient d'y passer tout l'hiver tout en gardant l'espérance de reprendre sa place à la prochaine « foire aux pains d'épices ».

Durant ce séjour, son état a présenté diverses péripéties. Pour commencer, nous avions mis cette femme au *régime lacté et à la théobromine.* Malheureusement le lait, mal supporté, déterminait des vomissements. Par contre les petites crises d'œdème pulmonaire se répétaient presque quotidiennement, soit au milieu du sommeil, soit même le jour. Elles consistaient en une brusque crise d'oppression avec rougeur de la face, puis toux quinteuse, et expectoration, en quelques minutes, de 30 à 60 grammes de sérosité albumineuse et spumeuse; en même temps la malade était prise d'une grande émotion avec angoisse et pleurs. Il nous était presque impossible de l'examiner sans provoquer une crise avec ses deux actes, la dyspnée subite et angoissante, puis l'expectoration libératrice.

Le *régime sans sel* ne donna pas de meilleurs résultats que le lait. Les crises persistèrent de même après l'administration d'un milligramme de *digitaline* cristallisée, et cet insuccès, survenant après celui de la déchloruration, semblait bien démontrer que les crises n'étaient sous la dépendance ni d'un état chlorurémique ni d'une insuffisance du myocarde. Aussi avons-nous autorisé la malade à manger à sa guise, et sur le moment, elle ne s'en est trouvée ni mieux ni plus mal. Nous sommes alors revenus à la théobromine sans plus de résultat, jusqu'au jour où nous y avons associé le *chloral* donné par doses de 0,25 centigrammes dès le début de chaque crise dans le but de l'enrayer, ce qui réussit, puis à titre préventif ce qui fut plus efficace encore. Nous sommes arrivés ainsi à une cessation complète des accès, la malade restant au régime alimentaire commun, et prenant chaque jour 0,75 centigrammes de théobromine et 2 grammes de chloral. Il lui restait son hyperémotivité et de plus au bout de quelques jours elle commença à se plaindre très vivement de douleurs gastralgiques qui nous obligèrent à interrompre l'usage du chloral. Au total, grâce au traitement mixte par la théobromine et le chloral, et malgré le régime alimentaire commun, nous avions obtenu une période de sédation complète qui devait se prolonger encore quelques jours après leur suppression.

Cette rémission dura en tout 22 jours; la malade croyait la partie gagnée et se disposait à quitter l'hôpital quand, le 12 décembre, après être descendue au jardin dans l'après-midi, elle fut réveillée brusquement la nuit par une crise d'œdème pulmonaire plus violente que toutes celles qu'elle avait eues jusqu'alors, crise qui fut suivie de la réapparition des signes d'hyposystolie. La malade fut remise au régime déchloruré et nous constatâmes sous cette influence une série de décharges urinaires de chlorures, qui venaient témoigner des rétentions antérieures et de la nécessité d'instituer en permanence un régime pauvre en sel.

A la suite de cette grande crise, reparaissent de nouveau les petites crises quotidiennes de réveil que nous avions déjà eues en octobre. Cette fois le chloral ne réussit pas à les arrêter, tandis que ce résultat est obtenu pour une dizaine de jours par l'iodure de caféine Vernade à la dose de XV gouttes par 24 heures.

Depuis la fin de janvier ces petites crises ne sont plus matinales, mais vespérales. Tous les soirs, entre six et sept heures, la malade est prise de palpitations cardiaques et auriculaires associées à une sensation de gêne et de constriction rétrosternale. Cet état dure environ trois quarts d'heure, au bout desquels vient la suffocation, puis la toux avec expectoration spumeuse.

Somme toute, la situation est passable, grâce à une vie de recluse, à un régime très peu chloruré, et à l'usage de l'iodure de caféine, mais ce n'est pas la guérison. Il faut dire que le fonctionnement du myocarde et celui du rein ne sont toujours pas satisfaisants. En plus de la dilatation du cœur gauche, il existe aussi de la dilatation du cœur droit ainsi que l'attestent la prédominance du diamètre transversal du cœur sur son diamètre vertical (12 centimètres sur 8), et la tuméfaction douloureuse du foie. D'autre part, les éliminations de chlorures continuent à se faire par décharges espacées.

En ce qui concerne le poids, la malade oscille, depuis le commencement de décembre, entre 69 et 70 kilos après avoir perdu, dans les deux premiers mois de son séjour à l'hôpital 5 à 6 kilos, et depuis le début de sa maladie 20 kilos environ. Elle a perdu une partie de sa graisse, ce qui ne l'empêche pas de rester obèse, d'autre part, malgré son régime peu chloruré, elle reste évidemment en état de rétention relative. De plus, comme je l'ai observé quelquefois chez des cardiaques de cette catégorie, elle a d'une manière habituelle un état subfébrile qui consiste en des températures un peu exagérées de 37°2 le matin, de 37°6 le soir, sans qu'on en puisse trouver la cause autre part que dans des lésions aortiques peut-être en évolution.

II. Avant de vous donner le commentaire de cette longue observation, je dois vous dire ce qu'il faut entendre sous le nom d'œdème pulmonaire aigu. Déjà vous en avez la notion par ce que vous avez vu chez notre malade et chez d'autres, et vous savez que la crise d'œdème pulmonaire consiste en une oppression subite très vive, bientôt suivie de chatouillement à la gorge, d'une toux quinteuse et incessante, qui s'accompagne de l'expectoration d'une quantité plus ou moins abondante de sérosité semblable à du blanc d'œuf battu, laquelle se coagule en masse par la chaleur comme une solution d'albumine : tantôt elle est transparente comme une solution de gomme et seulement mousseuse à la surface; tantôt elle est colorée en rose ou saumonée par un peu de sang.

La *crise d'oppression* peut être plus ou moins violente, durer de quelques minutes à quelques heures. L'*expectoration* est elle-même plus ou moins abondante, plus ou moins facile. Il est question, dans certaines observations, de pleine cuvette d'expectoration albumineuse, de un à deux litres de liquide ainsi rendu. Aussi les malades parlent-ils plus de vomissements que d'expectoration. C'est une sorte de vomique de sérosité albumineuse qui, chez certains, se fait sans trop d'effort. Car, contrairement à ce que l'on pourrait croire, ce ne sont pas les crises à expectoration abondante qui sont les plus pénibles. Le fait est relevé dans bien des observations, en particulier dans celles publiées par Bouveret. Le rejet de la sérosité albumineuse est un phénomène libérateur, laborieux et pénible, mais beaucoup moins angoissant que l'oppression qui le précède. Elle correspond à la période de pneumorrhée, comme parlait Cruveilhier, succédant à la période de congestion. Cela rappelle, dans une certaine mesure, les périodes de crudité et de coction des bronchites, avec cette différence, entre autres, que la succession des deux phases est infiniment plus rapide, à ce point qu'il est parfois impossible de les dissocier.

L'expectoration plus ou moins abondante de sérosité albumineuse n'est que la conséquence de l'œdème bronchoalvéolaire avec transsudation séreuse plus ou moins subite et intense. Aussi la crise est-elle souvent désignée sous le nom de *fluxion œdémateuse*, ou, ce qui tend à exprimer son apparition soudaine, d'*apoplexie séreuse du poumon*, de coup de sang et d'œdème du poumon.

Cette fluxion initiale, l'observation le prouve, se produit sous l'influence d'une défaillance subite du cœur, et de l'encombrement également soudain dans la petite circulation. Cette défaillance du cœur se traduit par l'extrême fréquence des battements cardiaques qui, tantôt se font avec une violence inaccoutumée, tantôt sont faibles et sourds, coïncidant avec un pouls petit et misérable. Quant à la stase subite dans les poumons, elle se manifeste, dans les cas où elle est intense, d'abord par leur gonflement, leur raideur, leur sonorité emphysémateuse, tous phénomènes que nous avons vus dans l'asthénie cardiaque, puis lorsque survient la transsudation œdémateuse, par une pluie de râles bulleux qui, pour employer l'expression imaginée de M. Huchard, envahissent les deux poumons de la base aux sommets comme une marée montante.

L'œdème pulmonaire aigu coïncide souvent avec l'*asthme cardiaque*. Nous avons vu dans la leçon précédente qu'il n'y a même guère d'asthme cardiaque sans une certaine quantité d'œdème du poumon. L'œdème pulmonaire aigu et l'asthme cardiaque du poumon sont donc deux réactions, deux conséquences du même désordre circulatoire, mais ce ne sont pas toujours des accidents simultanés, ni dépendants. L'asthme cardiaque, nous l'avons dit, est un syndrome dans lequel intervient, en plus de la défaillance soudaine du cœur et de l'encombrement également subit de la circulation pulmonaire, un spasme des muscles inspirateurs. *C'est ce spasme inspiratoire qu'il faut considérer comme la caractéristique de l'asthme cardiaque*, comme elle est le phénomène dominant et essentiel de l'asthme nerveux ou bronchique. Nous avons vu, d'ailleurs, que l'accès d'asthme cardiaque se complique bien souvent d'un certain degré de transsudation œdémateuse, et qu'on ne voit guère d'asthmatiques cardiaques qui ne présentent, soit des râles crépitants des bases ou parfois d'un sommet, soit tout au moins le bruit de bouillonnement trachéo-bronchique qui résulte du battage de l'air et d'une certaine quantité de sérosité dans les voies aériennes.

Lorsque dans l'asthme cardiaque cette transsudation devient le phénomène dominant, le malade peut être rapidement asphyxié par cette sérosité excessive, encombrante, et il succombe, les poumons remplis de haut en bas de râles bulleux abondants, la poitrine restant immobilisée par l'asthme en inspiration. Ou bien au contraire le spasme inspiratoire cède peu à peu, et le malade se met alors, comme dans l'accès d'œdème aigu pur, à expectorer son œdème qui peut atteindre des quantités prodigieuses.

Il y a évidemment, dans cette transsudation, dans cette extraordinaire pneumorrée, quelque chose de spécial, dont l'explication ne peut être simplement donnée par la défaillance cardiaque et la stase soudaine du poumon. C'est ici qu'interviennent et qu'il faut discuter, en peu de mots, *les théories pathogéniques* de ce qu'on appelle l'œdème pulmonaire aigu.

III. L'œdème pulmonaire aigu se produit, avec une prédilection marquée, chez les *malades atteints de néphrite intersti-*

tielle chronique ou d'artériosclérose rénale. C'est chez ces malades que Fræntzel, puis Bouveret en ont surtout observé les accès graves. C'est aussi chez eux que M. Dieulafoy s'est attaché à les décrire, et M. Brouardel a pu dire à l'Académie de médecine qu'il ne faisait pas, à la Morgue, d'autopsie de sujet mort subitement d'œdème pulmonaire aigu, sans trouver des lésions rénales chroniques. La néphrite atrophique, nous l'avons vu, est une cause d'hypertension artérielle qui, augmentant dans des proportions énormes le travail du cœur, peut entraîner, lorsque celui-ci commence à devenir inférieur à sa tâche, des défaillances subites, lesquelles se traduisent cliniquement par des accès d'asthme cardiaque ou d'œdème pulmonaire aigu.

L'œdème pulmonaire aigu, comme l'a relevé M. Huchard, se produit plus volontiers encore chez les artérioscléreux simultanément atteints de lésions rénales et d'aorto-coronarite. Ce sont là en effet des malades qui sont chroniquement en état d'insuffisance cardiaque. Cette dernière est à la fois secondaire à l'état rénal et facilitée par l'irrigation défectueuse du myocarde. Que survienne une fatigue, une émotion, un écart de régime, un refroidissement, ou encore quelque maladie fébrile intercurrente, et la double insuffisance cardiorénale, jusque-là latente, sera mise aussitôt en évidence.

La part de l'insuffisance cardiaque se retrouve dans la stase subite de la petite circulation. Cette dernière est, en effet, sous la dépendance de la chute brusque d'une énergie ventriculaire gauche déjà réduite en partie.

La part de l'insuffisance rénale, nous la voyons plus clairement aujourd'hui, depuis que nous connaissons, dans certaines néphrites, ou à certaines de leurs périodes, l'imperméabilité du rein au chlorure de sodium et que nous savons l'action de ce sel en rétention dans la pathogénie de l'œdème.

C'est une vérité maintenant classique que *tout œdème de quelque importance doit être imputé à une rétention de chlorures*. Pourquoi l'œdème pulmonaire ferait-il exception à cette règle générale? Son origine chlorurémique possible n'a-t-elle pas d'ailleurs été mise en évidence le jour où MM. Widal et Lemierre en ont provoqué l'apparition, chez des albuminuriques, par l'ingestion de chlorure de sodium? Déjà auparavant, Delamare et Descazals, puis Pozzi avaient signalé des crises d'œdème pulmonaire aigu à la suite d'injections salines intraveineuses. Hallion et Carrion avaient aussi observé le même accident chez des animaux soumis à des injections intraveineuses de solutions hypertoniques de chlorure de sodium. Plus récemment encore Loeper, Achard et Laubry, Achard et Paisseau, Bergé ont rapporté des cas d'œdème pulmonaire aigu survenus à la suite d'injections sous-cutanées de sérum artificiel.

Il est d'autant plus indiqué d'admettre le rôle de la chlorurémie dans la pathogénie de l'œdème pulmonaire aigu, que la rétention des chlorures a été constatée dans chacun des états ou des maladies qui se compliquent de cet accident.

Dans la néphrite interstitielle, quand survient l'insuffisance cardiaque, l'élimination des chlorures diminue ou cesse momentanément. Aussi les crises d'œdème pulmonaire aigu apparaissent-elles bien souvent, chez ces malades, à la suite d'une aggravation de leur dyspnée d'effort habituelle.

Les athéromateux de l'aorte sujets aux crises d'œdème pulmonaire présentent régulièrement des lésions scléreuses, plus ou moins profondes malgré leur latence, des petits vaisseaux du rein et du cœur, lésions vasculaires qui provoquent à la fois un certain degré de rétention chlorurée chronique, et qui prédisposent aux défaillances subites du myocarde.

L'œdème pulmonaire aigu peut se produire aussi au cours de diverses maladies infectieuses, notamment de la grippe, de la pneumonie, du rhumatisme articulaire aigu, mais seulement quand elles surviennent chez des sujets déjà en état d'insuffisance cardiorénale avérée ou latente. On sait en effet qu'indépendamment de leur action asthénisante sur l'appareil circulatoire, ces maladies entraînent, comme inévitable conséquence, la rétention du chlorure de sodium pendant toute la période fébrile[1].

L'œdème pulmonaire aigu est enfin l'un des plus redoutables des accidents dits gravido-cardiaques, c'est-à-dire de ces accidents qui compliquent au cours de la grossesse les cardiopathies mal compensées. Vinay, dans son étude sur l'œdème aigu du poumon dans les cardiopathies de la grossesse, a fait jouer un rôle plus important à l'albuminurie et à l'insuffisance rénale qu'aux lésions mitrales et à l'insuffisance cardiaque qu'il ne considère que comme des circonstances adjuvantes. Telle est également l'opinion soutenue dans sa thèse par mon ancien interne L. Pouliot[2]. Que la crise d'œdème pulmonaire aigu se manifeste au cours de la grossesse chez des malades atteintes de rétrécissement mitral serré, ou, comme il est plus fréquent encore, chez des femmes dont le fonctionnement rénal est déjà plus ou moins altéré, la rétention chlorurée se retrouvera dans les deux cas, sous la dépendance de l'insuffisance cardiaque chez les mitrales, de l'insuffisance du rein chez les albuminuriques. Cette rétention a d'ailleurs été bien mise en évidence en pareille circonstance par MM. Bar et Daunay[3].

IV. La chlorurémie et l'insuffisance brusque du myocarde sont évidemment les deux facteurs essentiels de l'œdème pulmonaire aigu, mais ils n'expliquent pas tout, et il semble y avoir aussi dans bien des cas, *un facteur nerveux*, dont l'importance est loin d'être négligeable. Cet élément nerveux est comparable à certains points de vue à celui qui, dans ces formes spéciales de l'urticaire qu'on appelle l'œdème aigu circonscrit, détermine dans le tissu cellulaire sous-cutané de la face, des extrémités ou des parties génitales, des poussées fluxionnaires et

1. Laubry, *Les crises dans les maladies*, Thèse Paris.
2. L. Pouliot, *Les accidents qui compliquent les maladies du cœur au cours de la grossesse*, Thèse Paris, 1905.
3. Bar et Daunay, Chlorures urinaires et œdème pulmonaire chez une femme enceinte (*Bull. Soc. d'obstétrique de Paris*, 1903).

œdémateuses quelquefois énormes. Ces poussées peuvent se produire aussi au niveau des muqueuses de la bouche, du pharynx, du larynx, réalisant ainsi parfois un œdème subit de la glotte. Dans la crise d'œdème aigu du poumon, il se produit certainement un trouble soudain de l'innervation vasomotrice qui provoque une vasodilatation active et favorise ainsi la transsudation œdémateuse. Déjà Bouveret inclinait à penser que cette énorme fluxion œdémateuse qui débute et qui cesse brusquement, procédait d'un trouble de l'innervation vasomotrice du poumon. Dans son rapport au Congrès de 1900, J. Teissier (de Lyon) s'est également prononcé pour l'intervention d'un facteur nerveux venant s'ajouter aux facteurs mécanique et toxique, alors mal connus, de l'œdème. Et quand Huchard relevait la fréquence des coups d'œdème pulmonaire chez les aortiques, il incriminait une excitation nerveuse partie du plexus périaortique pour se réfléchir sur le grand sympathique, et amener par son intermédiaire, une vasodilatation pulmonaire avec transsudation séreuse. J'ai vu l'émotion être la cause provocatrice de ce trouble vasomoteur : un malade aortique et scléreux que je suivais, sauvé une première fois d'une crise d'œdème pulmonaire par la saignée, succomba à une seconde crise provoquée par l'émotion de la lecture d'une lettre blessante. Un autre de mes malades eut sa première crise d'œdème aigu en apprenant la mort d'un de ses proches parents qui avait succombé à une attaque soudaine d'angine de poitrine.

Mais existe-t-il un œdème aigu des poumons d'origine exclusivement angioneurosique? Cela n'est pas absolument impossible et peut-être faudrait-il rapporter à ce type morbide le cas d'œdème aigu d'origine hystérique rapporté par Hanot et L. Lévi. Quelques auteurs, notamment Tyrrel Eyde et H. Müller ont donné à cette catégorie de cas le nom *d'œdème aigu paroxystique d'origine angioneurosique*, mais leurs observations avaient trait à des cardiaques ou à des intoxiqués suspects d'insuffisance cardiorénale.

Il n'en reste pas moins, en tout cas, que le facteur nerveux semble nécessaire pour expliquer, chez certains malades, la soudaineté et la fugacité des accidents, leur incessante répétition, l'absence de phénomènes accusés d'insuffisance cardiaque ou rénale. On peut d'ailleurs admettre que la stase pulmonaire qui se produit à la suite de la défaillance cardiaque, constitue le point de départ du réflexe vasomoteur de l'œdème. De même dans la crise d'asthme cardiaque, elle serait le point de départ de la contracture réflexe des muscles inspirateurs. La réaction fluxionnaire serait donc quelque chose de comparable à la réaction asthmatique. Mais il ne faut pas perdre de vue que ce n'est là qu'un élément second ou exceptionnel dans la pathogénie de l'une comme de l'autre de ces deux graves manifestations, et il paraît bien établi que le rôle pathogénique essentiel appartient dans les deux sortes de cas *à la chlorurémie, compliquée d'insuffisance cardiaque aiguë.*

V. — Or notre malade est une cardiorénale. Ses premiers accidents qui remontent à plus de deux ans, ont été rapportés à l'albuminurie alors constatée et souvent retrouvée depuis. Elle n'a plus d'albumine, mais ce qui nous a frappé dans les dosages de chlorures régulièrement faits chez elle par MM. Pouliot et Harlay, c'est l'irrégularité de ses éliminations chlorurées. Ces éliminations sont souvent insuffisantes pendant quelques jours de suite, puis il se produit une décharge, et la rétention reprend à nouveau. Il y a donc chez elle tendance à la rétention intermittente des chlorures, et cette rétention est en rapport à la fois avec l'insuffisance rénale, et avec l'insuffisance cardiaque qui s'associe à cette dernière. Nous avons en effet relevé chez cette malade, en même temps que l'insuffisance aortique, des signes nets d'hyposystolie : dilatation du cœur droit, œdème habituel des bases, gros foie.

Insuffisance rénale, lésion valvulaire aortique, cœur faible, ce sont là des conditions plus que suffisantes pour expliquer chez cette malade la tendance aux crises d'œdème pulmonaire aigu. Les défaillances cardiaques sont d'autant plus à redouter chez elle qu'elle n'est pas atteinte d'insuffisance aortique par endocardite, mais d'insuffisance aortique par athérome, ce qui permet de penser que ses artères coronaires ne sont pas intactes, qu'elle est peut-être en état de méiopragie cardiaque par suite d'une irrigation imparfaite de son myocarde.

Il nous a été possible de vérifier un jour chez elle les conditions provocatrices essentielles de l'œdème pulmonaire aigu. Au commencement de décembre, elle paraissait bien, elle mangeait de tout, et se disposait à nous quitter, quand, pour essayer ses forces, elle fit une assez longue promenade au jardin. Mais cette petite dose d'exercice avait fatigué son cœur. Quelques heures plus tard, elle fut prise au milieu de son sommeil d'une crise d'œdème pulmonaire aigu plus violente que toutes celles qu'elle avait jamais présentées. Les jours suivants, elle fut soumise à un régime rigoureusement déchloruré, et simultanément le dosage des chlorures révéla des chiffres de 12, 14 et même 18 grammes par jour : il s'était donc produit pendant les jours qui avaient précédé la crise une rétention de chlorures. Il n'est pas douteux que cette grande crise consécutive à une sortie, et qui se reproduisit les deux nuits suivantes, était sous la dépendance des deux causes essentielles de l'apoplexie séreuse du poumon, c'est-à-dire de la chlorurémie, et de l'augmentation subite, par un surmenage relatif, de l'insuffisance cardiaque habituelle.

La pathogénie que je viens de vous exposer explique d'une manière moins satisfaisante les petites crises répétées, quotidiennes, périodiques d'œdème avec expectoration albumineuse, que nous avons eues en octobre et en janvier. Il faut savoir à ce sujet que l'œdème aigu du poumon est un accident facilement récidivant. Je connais un malade qui, depuis sept ans, est sujet à des crises répétées plus ou moins violentes ; il est vrai que ses crises sont assez espacées. Il est rare que l'œdème pulmonaire aigu se manifeste par de petits accès quotidiens à heure fixe pendant des semaines et des mois, et dans le cas présent cette répétition régulière ne me semble pas dépendre des conditions habituelles des crises. Cela est d'autant plus vraisemblable que la déchloruration la plus rigoureuse, non plus que l'usage régulier de cardiotoniques d'ailleurs efficaces à d'autres points de vue, n'ont pas empêché chez notre malade la continuation de cette série d'accès. Je crois donc qu'il faut faire intervenir pour les expliquer cette manière d'être de l'économie que nous appelons l'*habitude morbide* et qui relève avant tout d'une perturbation nerveuse.

La répétition des crises d'asthme nerveux, des crises névralgiques, des poussées d'urticaire, des flux hydrorréiques du nez ou d'autres muqueuses est souvent le fait d'une habitude morbide du système nerveux, souvent même d'une habitude mentale, de la préoccupation constante, de l'appréhension, de l'obsession des accidents qui vont inévitablement revenir. Le cardiaque n'est pas à l'abri de ces troubles fonctionnels par habitude morbide. Après avoir eu de l'asthme par défaillance subite du myocarde, il a des crises asthmatiques qui sont purement nerveuses. Un premier accès d'angine de poitrine d'origine organique peut laisser à sa suite une telle appréhension que les douleurs reviennent sous forme de crises alors purement névrosique. La pathologie cardiaque nous a donné bien souvent des exemples de cette association d'accidents d'origine organique et d'origine nerveuse, de même que l'on voit, chez certains malades atteints d'affections organiques du système nerveux (hémiplégies ou paraplégies), des troubles fonctionnels de nature neurasthénique ou hystérique s'installer, pour en compliquer et en aggraver l'aspect clinique.

J'ai lieu de croire qu'en dehors de ses crises d'œdème pulmonaire d'origine cardiorénale, notre malade a de petites crises névrosiques, par habitude morbide. Et c'est ici que nous pouvons invoquer avant tout le facteur pathogénique angioneurosique. Il semble que la plus petite impression morale, le moindre trouble de la circulation cardiopulmonaire, puisse dans certains cas, mettre immédiatement en éveil l'action réflexe des centres vasomoteurs pulmonaires, provoquant ainsi une légère fluxion immédiatement suivie de transsudation. Je ne vois que cette manière d'expliquer ces flux périodiques, d'autant plus, rappelons-nous le, qu'il s'agit ici d'une malade avant tout hyperesthésique et hyperexcitable.

VI. Cette intervention d'un facteur nerveux ou angioneurosique ne simplifie ni la conclusion pronostique, ni le traitement.

Les accidents cardiaques mixtes, neuro-organiques, sont à la fois pour le médecin, et les plus décevants, et les plus satisfaisants : ils sont les plus décevants, parce que la lésion et ses conséquences restent à l'état de menace constante et que, de plus, l'habitude morbide invétérée fait échouer les thérapeutiques les plus rationnelles; ils peuvent être aussi les plus satisfaisants parce que, sous l'influence d'une psychothérapie bien comprise, jointe à un traitement convenable et aidée par des circonstances favorables de milieu et d'état moral, on obtient parfois de véritables résurrections ou tout au moins des rémissions prolongées.

Notre malade est malheureusement atteinte de lésions cardiaques et rénales peu susceptibles de rétrocession. Elle est rebelle aux régimes lacté et hypochloruré. D'autre part sa profession de marchande foraine l'expose aux intempéries de l'atmosphère et à des excitations psychiques dangereuses pour son cœur et pour son impressionnabilité nerveuse. Je crains, pour elle, la reprise de ses occupations : certes, une nouvelle activité l'aidera, dans une certaine mesure, à se débarrasser de son habitude morbide, mais elle l'exposera à des crises nouvelles de défaillance cardiaque et de grand œdème du poumon. Elle peut succomber dans une de ses crises par asphyxie, mais il est plus vraisemblable qu'elle finira par la dilatation progressive du cœur droit, par l'impuissance définitive du myocarde, par l'asystolie dont elle a déjà présenté les ébauches.

Le traitement qui lui convient est avant tout une hygiène sévère répondant à ces deux indications essentielles : éviter ce qui peut affaiblir le cœur, le soutenir au contraire, et prévenir la chlorurémie.

Une vie calme, à l'abri des excitations et du froid; un régime hyperchloruré; l'usage habituel de la théobromine, médicament à la fois perméabilisateur du rein et cardiotonique; s'il est nécessaire, quelques doses de digitaline ou de spartéine, seraient pour notre malade une sauvegarde. J'ai obtenu, grâce à ce régime, une sédation qui dure depuis 5 mois, chez un artérioscléreux de la ville qui ne cessait depuis sept ans, depuis trois ans surtout, d'avoir des crises graves d'œdème pulmonaire aigu.

Quant à l'élément angioneurosique, nous l'avons combattu avec quelque succès, une première fois par de petites doses de chloral, plus tard par de petites doses d'iodure de caféine. Il est intéressant de rapprocher les résultats de ces médicaments de ceux qu'ils donnent dans l'asthme; et ce rapprochement vient prouver une fois de plus, les connexions cliniques et thérapeutiques de l'asthme cardiaque et de l'œdème aigu du poumon.

LEÇON XXI

L'ANGINE DE POITRINE D'EFFORT

I. Histoire d'un bûcheron qui, à l'âge de quarante-huit ans, fut pris de douleurs rétrosternales irradiées, en abattant un arbre à coups de hache. Répétition des douleurs; grande amélioration par le régime réduit déchloruré.

II. La crise d'angine de poitrine : la douleur locale et ses irradiations. Les voies centripètes de la douleur d'origine cardiaque : Fr.-Franck, Gibson. L'irradiation périphérique, l'hyperesthésie cutanée (Head). Les variations individuelles de la douleur.

L'angoisse, son origine, ses variations.

III. *L'angor spontanée* et *l'angor d'effort* : Potain, Huchard. La vasoconstriction périphérique de l'effort, de l'émotion, du froid.

Les causes provocatrices de l'angor d'effort sont les mêmes que celles de la dyspnée. Association possible des réactions angineuses et dyspnéiques.

IV. La douleur angineuse apparaît comme un signe de faiblesse cardiaque, dépendant sans doute d'un certain degré de *distension du myocarde* (L. Brunton).

Les faits de rétrécissement des artères coronaires (Potain, Huchard) et la théorie de la *claudication intermittente.*

V. L'angine d'effort chez les insuffisants aortiques, chez les tabagiques, dans certaines maladies infectieuses. Elle semble sous la dépendance d'un double élément : la *distension brusque du cœur*; la *prédisposition névralgique du plexus cardiaque.*

VI. La coronarite existe-t-elle chez notre malade?

VII. La thérapeutique doit agir : 1° *sur la dilatabilité cardiaque*, par l'hygiène (régime réduit et déchloruré, abstention d'effort, éloignement des causes de vasoconstriction), par les agents physiques (massage, bains carbogazeux), par les médicaments (iodures, trinitrine).

2° *Sur l'hyperalgésie du plexus cardiaque* par les analgésiques, les calmants, la révulsion précordiale, le traitement moral.

MESSIEURS,

Le cœur faible ne réagit pas toujours de la même manière

vis-à-vis de l'effort ou du travail. Nous avons vu que le plus souvent son insuffisance se traduit par de l'oppression, par de la dyspnée d'effort, parfois par des palpitations. Dans des cas moins nombreux, elle se manifeste par d'autres réactions, quelquefois plus précoces, en particulier par des douleurs à point de départ cardiaque, par des douleurs angineuses. L'histoire du malade que je vais vous présenter me permettra d'examiner avec vous comment et pourquoi peut se produire cette réaction particulière.

I. C'est un bûcheron âgé de quarante-huit ans qui, le 20 janvier dernier, est venu nous raconter son intéressante histoire pathologique et nous demander un conseil. Comme vous le voyez, c'est un homme vigoureux et de parfaite santé, dont le seul antécédent morbide a été un zona intercostal gauche survenu il y a deux ans et ayant laissé à sa suite une légère névralgie des derniers espaces. Il n'est ni fumeur, ni buveur d'alcool, mais, comme il travaille durement et pendant douze heures par jour, il boit environ deux litres d'un vin fort médiocre, produit de sa vigne.

Il y a quatre mois, il abattait à coups de hache un arbre dur et gros, dans des conditions particulières, qui exigeaient de grands efforts et des mouvements inusités d'extension et d'élongation du bras gauche. L'arbre était fort au-dessus de lui, sur le bord d'un trou où il avait été obligé de se mettre pour diriger ses coups de section du bas vers le haut. Aussi peinait-il beaucoup. Au bout de vingt minutes de ce travail, alors qu'il était sur le point de terminer sa tâche, il fut arrêté brusquement par une douleur vive en arrière du sternum, sorte d'étreinte douloureuse accompagnée d'engourdissement des deux bras. Il dut se reposer un moment, avant de donner son dernier coup de hache.

L'accident n'eut pas d'autre suite, mais, à partir de ce jour, les mêmes phénomènes se reproduisirent toutes les fois qu'il voulait marcher vite, surtout quand il faisait froid et après les repas; il éprouvait aussi les mêmes douleurs avec engourdissement des bras, quand il passait brusquement de la position verticale à la position horizontale, en se couchant le soir. La crise était toujours de courte durée; elle cessait sous l'influence du simple repos et se terminait par des éructations gazeuses.

Je fis l'examen très attentif de ce malade, sans rien trouver d'anormal du côté du cœur ou des artères. Matité, rythme, bruits du cœur étaient normaux; la tension artérielle était de 17. Les artères radiales étaient cependant de consistance un peu dure. Je pensai à des phénomènes d'angine de poitrine dus à un surmenage violent du cœur, et j'ordonnai au malade un traitement dont je vous dirai tout à l'heure la raison d'être : un régime alimentaire réduit, l'emploi alternatif de l'iodure de potassium et de la trinitrine, les frictions de la région précordiale avec de l'alcoolat de Fioraventi.

Quand notre homme revint nous voir le 17 février, il se déclarait très satisfait du résultat du traitement. Il pouvait maintenant marcher « d'un bon pas militaire », suivant son expression, et pendant un temps assez long, alors qu'avant le traitement il devait s'arrêter tous les 50 pas. Il lui était possible de bêcher pendant deux heures de suite, à condition de ne pas travailler trop dur. Il lui était également permis de charger sa voiture de fumier et de le répandre dans les champs avec sa fourche, cela sans souffrir, alors qu'avant son traitement, il était obligé d'interrompre cette besogne au bout de cinq minutes. Enfin il n'éprouvait plus de crises douloureuses en se couchant.

II. Je ne discuterai pas longtemps le diagnostic clinique. Notre malade a été atteint d'*angine de poitrine*.

Angine de poitrine veut dire angoisse, étreinte douloureuse de la poitrine, ou, pour être plus précis, de la région du cœur. Dans sa forme la plus complète et la mieux caractérisée, l'angine de poitrine, qui le plus souvent procède par accès, consiste en une sensation de barre, d'écrasement, d'étau, de griffe douloureuse que les malades accusent à l'union du tiers supérieur et du tiers moyen du sternum. Quelquefois la douleur siège plus bas, elle est précordiale; plus rarement épigastrique. Les malades la comparent souvent à une sorte de crampe douloureuse du cœur, crampe associée à une telle anxiété qu'ils se sentent en danger et qu'ils croient qu'il vont mourir.

Cette douleur du cœur est le plus souvent accompagnée d'*irradiations périphériques* dont le siège le plus habituel est l'épaule gauche, la face interne du bras gauche jusqu'au coude, parfois même la face interne de l'avant-bras jusqu'à l'extrémité de l'auriculaire et de l'annulaire. Elles donnent les impressions diverses de brûlure, d'engourdissement douloureux, de bracelet, et sont quelquefois accompagnées d'une parésie momentanée du membre, ou même de troubles vasomoteurs. Les irradiations peuvent se faire aussi dans la région cervicale, jusqu'à l'oreille, quelquefois dans le bras droit.

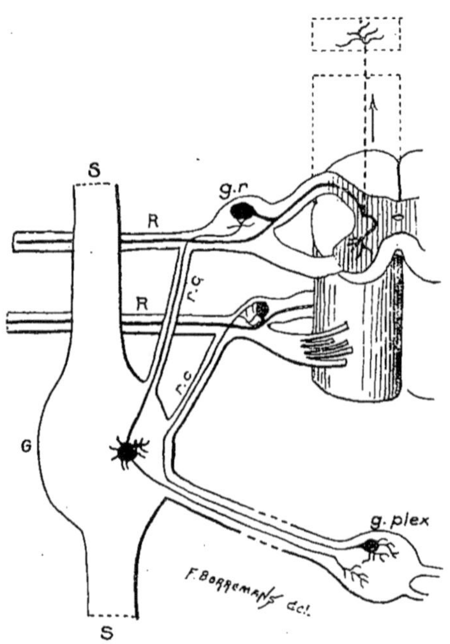

Fig. 34. — Schéma montrant les connexions des ganglions du plexus cardiaque (*g. plex.*) avec le ganglion de la chaîne sympathique GS, et les ganglions rachidiens *g. r.* par l'intermédiaire des *rami communicantes*. En R les nerfs rachidiens correspondants.

Ce sont là des douleurs dites « réflexes », comme il peut s'en observer dans les affections de tous les viscères. Ceux-ci manifestent en général leur souffrance bien plus par des douleurs à distance que par des douleurs locales.

Le cœur, contrairement à une opinion souvent émise, n'est en effet pas insensible. Il est vrai qu'il n'a normalement, au toucher, qu'une sensibilité obtuse, comme cela a pu être constaté par Harvey et par d'autres observateurs. Mais cette sensibilité peut s'exalter à l'état pathologique, lorsque sont irritées par une cause quelconque les extrémités nerveuses du plexus cardiaque. Fr.-Franck a montré que la conduction centripète de la sensibilité se faisait, abstraction faite du nerf de Cyon qui emprunte la voie des pneumogastriques, par les filets cardiaques sympathiques, et principalement par les filets sympathiques inférieurs. Or ces derniers, après avoir traversé le ganglion cervical inférieur, aboutissent à la moelle[1] par la voie des racines postérieures, 8e cervicale et 1re et 2e dorsales (fig. 34). Les racines du côté gauche jouent à cet égard un rôle prédominant, comme l'a montré Gibson.

L'excitation partie du cœur parvient donc aux cornes postérieurs gauches du renflement cervical, et c'est là que s'élabore la sensation qui est ensuite transmise aux centres supérieurs. Or cette sensation sera perçue, et c'est là le point sur lequel je désire maintenant attirer votre attention, non comme une sensation profonde, viscérale, mais comme une sensation périphérique, presque cutanée, et simultanément, on pourra constater, comme l'a bien montré Henry Head, une hyperesthésie de la peau des régions correspondantes. Ajoutons que la douleur réflexe et l'hyperesthésie cutanée siègent, toutes deux, exactement dans les territoires périphériques qui correspondent aux racines 8e cervicale, 1re et 2e dorsales du côté gauche,

1. En 1884, par un grand nombre d'expériences rapportées dans ses cours du collège de France, Fr.-Franck montra qu'après section du nerf dépresseur de Cyon, l'excitation du cœur provoquait encore des réflexes vasomoteurs qui persistaient tant que le sympathique restait intact. Dans un mémoire plus récent (*Arch. de Physiologie*, 1899, p. 724), Fr.-Franck étudia plus particulièrement la voie suivie par ces fibres centripètes du sympathique : quelques filets seulement gagnent la moelle par le cordon sympathique cervical et les *rami comm.* du ganglion cervical supérieur; le nerf vertébral qui aboutit aux 6e, 7e et 8e racines cervicales est déjà plus sensible; mais la majeure partie de ces fibres gagnent la moelle par les 8e cervicales et 2 premières racines dorsales postérieures.

c'est-à-dire dans l'épaule et dans le bras gauches (fig. 35 et 36).

L'explication que Head a donnée de ces phénomènes semble très satisfaisante. La sensation venue du cœur et transmise de là jusqu'aux centres supérieurs est reportée, comme origine, aux régions périphériques plutôt qu'aux viscères parce que

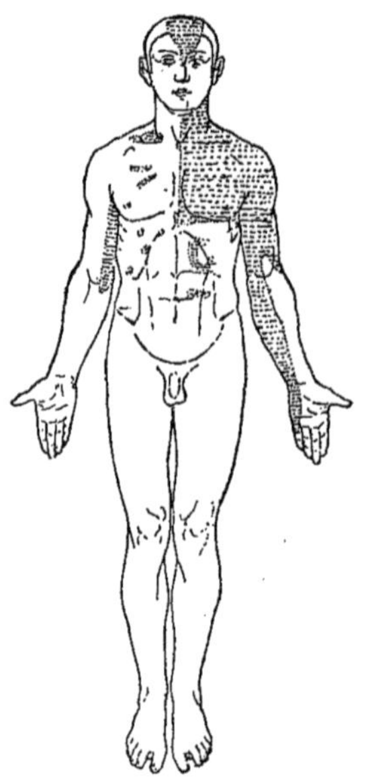

Fig. 35. — Hyperesthésie cutanée dans un cas d'angine de poitrine (d'après Head). L'hyperesthésie siège surtout à gauche, dans les territoires des 7e et 8e cervicales, et des trois ou quatre premières racines dorsales.

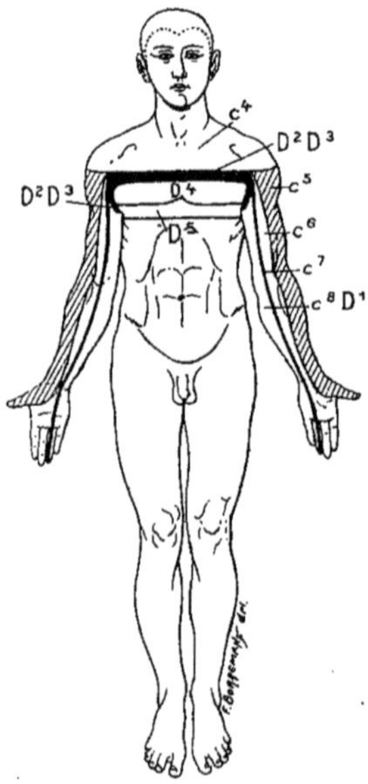

Fig. 36. — Schéma montrant l'innervation radiculaire de la peau des bras et du thorax (d'après Dejerine).

c'est des premières que proviennent habituellement les excitations les plus intenses. D'autre part le centre médullaire, sous l'influence de ces excitations anormales venues du cœur, finit par se trouver modifié et dans ces conditions, toute sensation cutanée, même légère, s'y exagère dans le sens de la douleur. Nous comprenons donc maintenant pourquoi les douleurs angineuses se localisent au tiers supérieur du sternum, pourquoi elles s'irradient aux territoires du circonflexe, du brachial cutané interne et du cubital du côté gauche (fig. 37) et pourquoi elles s'accompagnent d'une hyperesthésie permanente. Ce sont là exactement les territoires cutanés qui correspondent à la 8e racine cervicale et aux deux premières dorsales (fig. 36).

Dans certains cas les irradiations sont beaucoup plus étendues ce qui s'explique grâce aux relations du ganglion cervical inférieur avec les différents étages de la moelle cervicale par le cordon sympathique et le nerf vertébral de Fr.-Franck. On comprend fort bien aussi que l'excitation, surtout lorsqu'elle est très intense, puisse se transmettre à la corne postérieure du côté droit à travers la commissure grise. C'est alors que l'on constate l'extension des douleurs dans l'épaule et dans le bras droits.

Il est d'autres cas par contre, où les douleurs angineuses restent limitées à la région sternale, sans irradiations brachiales ni scapulaires. Ou bien, seules existent ces irradiations périphériques, sans douleurs cardiaque ni sternale. Quelquefois même alors les malades n'éprouvent que des fourmillements, de l'engourdissement, du refroidissement du bras gauche. Ces différences peuvent tenir, soit à des variations individuelles de la distribution des nerfs centripètes d'origine cardiaque, soit chez un même sujet, à l'intensité plus ou moins grande de l'excitation lors des différentes crises.

Que ces douleurs d'origine cardiaque s'accompagnent d'angoisse, rien de plus compréhensible. Le malade est pris de frayeur en même temps que de douleurs parce qu'il a conscience du désordre qui se produit du côté de son cœur, et que le propre des perturbations fonctionnelles du cœur est d'éveiller la crainte de la vie en danger, d'être en un mot angoissantes. L'angoisse est l'avertissement mental de la souffrance du cœur.

Elle est plus ou moins prononcée suivant l'intensité de la crampe cardiaque, suivant l'état psychique du malade. Parfois elle est si forte qu'elle l'emporte sur les phénomènes douloureux. Elle s'atténue le plus souvent sous l'influence de la répétition des crises, quand la thérapeutique arrive à les abréger et à les

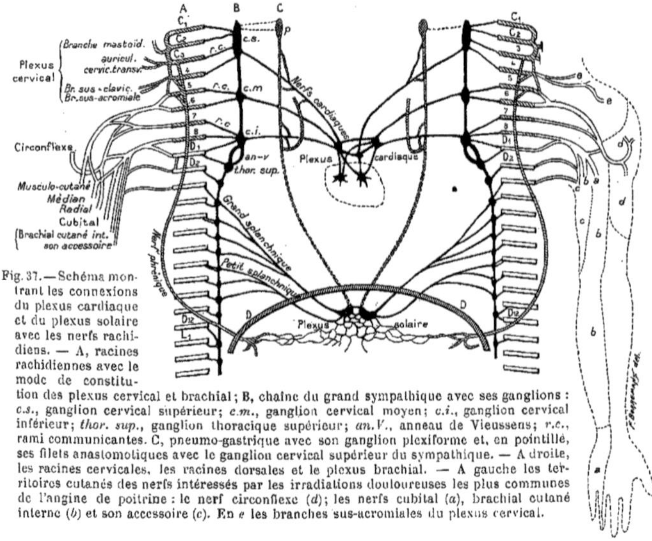

Fig. 37. — Schéma montrant les connexions du plexus cardiaque et du plexus solaire avec les nerfs rachidiens. — A, racines rachidiennes avec le mode de constitution des plexus cervical et brachial ; B, chaîne du grand sympathique avec ses ganglions : *c.s.*, ganglion cervical supérieur; *c.m.*, ganglion cervical moyen; *c.i.*, ganglion cervical inférieur; *thor. sup.*, ganglion thoracique supérieur; *an.V.*, anneau de Vieussens; *r.c.*, rami communicantes. C, pneumo-gastrique avec son ganglion plexiforme et, en pointillé, ses filets anastomotiques avec le ganglion cervical supérieur du sympathique. — A droite, les racines cervicales, les racines dorsales et le plexus brachial. — A gauche les territoires cutanés des nerfs intéressés par les irradiations douloureuses les plus communes de l'angine de poitrine : le nerf circonflexe (*d*); les nerfs cubital (*a*), brachial cutané interne (*b*) et son accessoire (*c*). En *e* les branches sus-acromiales du plexus cervical.

rendre plus rares. Elle s'exagère au contraire chez les sujets impressionnables terrorisés par une première atteinte.

L'angoisse n'a donc pas, au point de vue diagnostic, la valeur de la douleur constrictive rétrosternale, et la signification de cette dernière n'est pas douteuse même lorsqu'elle existe sans angoisse associée, surtout lorsque, comme chez notre malade, elle est accompagnée d'engourdissement des bras.

III. Ce qui vient donner à l'accès douloureux cardiaque toute sa signification, plus encore que les caractères de la douleur ou de l'angoisse, c'est sa cause provocatrice. Il faut faire une distinction très nette, comme l'ont bien montré Potain et M. Huchard, entre l'angor qui apparaît au repos et celle qui est provoquée par l'effort. Cette distinction constitue une base nécessaire pour le diagnostic clinique.

La première survient spontanément, c'est-à-dire sans cause appréciable en apparence, procédant par paroxysmes d'une durée variable qui peuvent atteindre plusieurs heures. Elle ne cesse pas lorsque le malade se soumet au repos, même à une immobilité absolue. Toute autre est l'*angor d'effort* qui survient par exemple à l'occasion d'un mouvement, d'un travail des bras nécessitant une certaine énergie, ou encore lorsque le malade presse le pas, et qui cesse habituellement lorsque le malade se met au repos. La crise se produit surtout lorsqu'à l'effort viennent se joindre des facteurs qui provoquent la vasoconstriction périphérique. Celle-ci contribue encore à augmenter le travail du myocarde.

Les conditions les plus favorables à l'apparition de l'angine de poitrine sont la marche à l'air froid, et surtout la marche contre le vent, dont l'action vasoconstrictive vous est bien connue. Bien des malades ont eu leur premier accès d'angor en passant de l'atmosphère chaude d'un salon ou d'un fumoir à l'air froid du dehors. Ajoutez que cela se passe souvent après un dîner plus ou moins copieux, et que la surcharge de l'estomac vient s'associer au froid et aux mouvements pour constituer une sommation étiologique.

Je vous ferai remarquer dès maintenaut que nous retrouvons là les mêmes causes occasionnelles que nous avons vu être celles de la dyspnée dans ses différentes formes, dyspnée simple d'effort, crise d'asthme cardiaque, crise d'œdème pulmonaire aigu.

D'autres conditions que l'effort, conditions que nous avons déjà reconnues aussi comme existant à l'origine de la dyspnée peuvent encore faire naître l'angor. Les crises douloureuses provoquées par les *émotions* se produisent avec des caractères identiques à tous points de vue à ceux des crises provoquées par l'effort. C'est à l'occasion d'une mauvaise nouvelle, d'une impression vive, voire d'une simple visite médicale, que bien des angineux sont pris ou repris de leur accès. Et c'est pourquoi l'on ne saurait procéder avec trop de soin à l'examen de cette catégorie de malades. Souvenons-nous d'autre part que c'est bien souvent sous le coup d'une commotion morale que bien des cardiaques, avérés ou latents, sont pris d'asthme cardiaque ou même de cette dyspnée intense qui annonce une crise d'asystolie.

Le parallélisme entre les causes occasionnelles des crises dyspnéiques et des crises angineuses peut se poursuivre. De même qu'il existe une dyspnée de toilette et de décubitus, on pourrait décrire une *angor de toilette* ou de *décubitus*. Il n'est pas rare que les malades qui viennent consulter pour des crises angineuses, soient pris d'un accès en s'étendant sur une chaise longue dans le cabinet du médecin, ou encore le soir en s'allongeant dans leur lit. De même le cardiaque dyspnéique à l'effort est pris facilement d'oppression lorsqu'il passe brusquement d'une position verticale à la position horizontale. L'un et l'autre sont parfois obligés de s'y reprendre à plusieurs fois, de s'asseoir à plusieurs reprises, parfois de descendre du lit avant de retrouver le calme. Je vous ai dit à maintes reprises dans les leçons antérieures la raison de ces phénomènes, et comment le cœur reçoit, au moment du décubitus, un afflux de sang veineux qui le surprend et, quand il est en état d'insuffisance fonctionnelle, qui tend à le dilater.

L'influence du premier sommeil est la même chez les dyspnéiques habituels et chez les angineux. Les crises d'*angor nocturnes* ou mieux de la première moitié de la nuit sont loin d'être rares. Ce sont même les plus pénibles et les plus longues. Les malades sont réveillés par la douleur environ une heure et demie ou deux heures après qu'ils se sont endormis, et cela surtout lorsqu'ils se sont couchés trop tôt après un repas trop abondant. Or il est bien fréquent de constater dans les mêmes circonstances, chez des cardiaques avérés ou latents, au lieu de ces crises angineuses, des crises nocturnes de suffocation intense et soudaine qui mettent parfois leur vie en danger, ou qui ne sont que le prodrome de l'asystolie avec œdèmes.

Il n'est d'ailleurs pas exceptionnel de voir associés chez le même malade la douleur et la dyspnée, et même, comme j'aurai l'occasion de vous le dire dans une prochaine conférence, la douleur et l'asthme cardiaque ou l'œdème pulmonaire aigu. Les unes ou les autres de ces manifestations se produisent lorsque, sous l'influence de l'effort, du froid, du décubitus, de l'action asthénisante du sommeil, il tend à se produire chez un cœur faible, une dilatation transitoire qui parfois n'aboutira jamais, qui parfois aboutira en quelques mois ou années à la dilatation permanente de l'asystolie.

IV. Nous venons de voir que les causes provocatrices de l'angor pectoris sont les mêmes que nous avions trouvées à la base de toutes les dilatations cardiaques, et cette seule considération nous a déjà fait penser que la douleur angineuse se manifeste au même titre que la dyspnée, chez les sujets porteurs d'un certain degré de faiblesse cardiaque habituelle, lorsque les cavités du cœur viennent à se laisser distendre sous une influence qui augmente momentanément la pression intracardiaque. Plusieurs des anciennes théories de l'angine de poitrine tenaient compte de cet élément pathogénique. C'était la théorie de Parry qui mettait les accès douloureux sur le compte de l' « exagération momentanée d'un affaiblissement du cœur existant antérieurement ». De même Beau assimilait la sténocardie à une sorte d'asystolie aiguë (Huchard). Plus récemment Lauder Brunton a développé une idée analogue en comparant le cœur à la vessie, tous deux muscles creux, non sensibles à l'état habituel, mais dont la distension excessive et brusque s'accompagne de douleurs très intenses. Lorsque la vessie tend à se vider et qu'un obstacle empêche son évacuation, tel par exemple un rétrécissement de l'urèthre, l'urine s'accumule dans sa cavité, en distend les parois, et la douleur apparaît, d'autant plus vive que le muscle se contracte davantage sur une masse liquide qui tend toujours à augmenter. Cette douleur se calme à la longue, lorsque, après une série d'évacuations et de distensions successives, la dilatation de la vessie est devenue un fait habituel, et cette simple comparaison montre bien la différence qu'il y a à faire entre la dilatation musculaire qui est un état devenu passif et la distension qui comprend une part d'activité musculaire.

La dilatation cardiaque, à elle seule, ne suffit pas à expliquer la douleur : elle est, somme toute, chose banale, tandis que l'accès angineux ne survient que dans des cas assez rares et que nous devons chercher à déterminer.

Nos connaissances sur ce point sont, d'ailleurs, il faut bien le reconnaître, encore très insuffisantes. L'anatomie pathologique de l'angor d'effort nous offre des renseignements dont la valeur est grande, mais dont il ne faudrait pas cependant exagérer la portée. Vous n'ignorez pas que l'angor d'effort est la forme d'angor dont on peut mourir, à laquelle on succombe parfois subitement. Or l'autopsie révèle alors d'une façon très fréquente une lésion, qui consiste en un rétrécissement de l'embouchure ou du tronc originel des artères coronaires. Aussi l'accès d'angor d'effort, d'émotion, de décubitus, souvent aussi l'accès d'angor nocturne ont-ils été considérés comme les conséquences directes de cette lésion. Les observations déjà anciennes de Parry, de Jenner, de Kreysig, celles plus récentes de Potain, de Germain Sée, de Huchard et de beaucoup d'autres, ne peuvent laisser place au doute sur les relations entre ces crises d'angor et le rétrécissement des coronaires. Que cette coronorite mette le myocarde en état d'insuffisance par suite de la réduction d'apport de sang artériel, cela va de soi, mais cette ischémie est également une cause de douleur, comme il en est de l'ischémie de tout muscle en activité. Potain a comparé ce qui se passe en pareil cas à la raideur douloureuse qui se produit chez les chevaux atteints de claudication intermittente par suite du rétrécissement de l'une des artères iliaques. Tout va bien tant que l'on n'exige pas d'eux un travail exagéré; mais si l'on force leur allure, l'irrigation sanguine n'est plus suffisante pour les muscles en pleine activité nutritive : le membre affecté entre en contracture douloureuse, et l'animal tombe comme paralysé. Au bout de quelques instants, les muscles ayant récupéré leur aptitude fonctionnelle, l'animal relevé peut trotter aussi bien qu'avant et aussi longtemps qu'on ne l'obligera pas à prendre l'allure trop vive qui avait déterminé l'accident.

Qu'il y ait crampe douloureuse du myocarde comme le veut cette comparaison, ou comme je serais plutôt porté à le croire simple douleur névralgique, le fait essentiel, celui qui explique la douleur, c'est l'ischémie du myocarde et des filets nerveux qui y sont contenus.

Est-ce à dire cependant que la loi, posée par Huchard, que toutes les angines d'effort sont en rapport avec la coronarite, est-ce à dire que cette loi se trouve confirmée dans tous les cas? Ne l'oublions pas, un certain nombre d'autopsies d'angineux sans lésions des coronaires existent dans la science. Elles suffisent à montrer que la loi de Huchard ne s'applique qu'à la majorité des cas, et notons-le, à la majorité des cas mortels. On peut donc se demander si cette loi peut être généralisée, étendue à tous les cas d'angor d'effort, même à ces cas, plus nombreux qu'on le pense généralement, dont on ne meurt pas. C'est du moins la question que l'on doit se poser en présence d'un malade comme celui dont je viens de vous raconter l'histoire. Tout médecin a vu cesser des accès d'angor d'effort, et a pu observer à leur suite des rémissions de longues années. Il n'est pas de médecin, non plus, qui n'observe ou n'ait observé des malades qui depuis dix, quinze ans ou plus, sont sujets à des douleurs cardiaques d'effort et qui, malgré cela, jouissent d'une bonne santé et ne présentent aucun signe de lésions cardiaques. Si les artères coronaires s'altèrent chez eux avec l'âge, et si on les trouve altérées au moment de la mort, est-ce à dire que ces artères étaient malades depuis dix, quinze et vingt ans, et que l'âge n'a fait qu'aggraver leur lésion?

V. Voyons donc dans quelles conditions, autres que la coronarite, l'on peut observer l'angine d'effort.

Ce peut être chez des malades atteints de lésions cardiaques ou chez des sujets qui en sont indemnes. L'angine d'effort est ainsi observée quelquefois dans les cardiopathies rhumatismales lorsque celles-ci ont laissé à leur suite une insuffisance des valvules aortiques. De toutes les affections valvulaires, l'insuffisance aortique est à peu près la seule qui puisse se compliquer de douleurs angineuses. Or cette lésion ne va guère, nous avons eu l'occasion de le dire, sans une dilatation hypertrophique qui peut atteindre chez certains malades un haut degré. Ces malades peuvent alors faire des crises angineuses, quand, sous l'influence d'une fatigue, d'une intoxication, d'une maladie accidentelle, la dilatation tend à s'exagérer malgré l'hypertrophie des parois.

L'angor d'effort peut également s'observer chez les anciens rhumatisants atteints de symphyse péricardique avec dilatation cardiaque, lorsque cette dilatation tend à s'exagérer et que les nerfs du cœur plus ou moins enserrés dans les couches profondes des exsudats péricardiques se trouvent de ce fait tiraillés et excités. Elle peut encore se voir lorsque ces nerfs sont irrités par propagation des inflammations chroniques de l'aorte (Peter, Lancereaux, Potain et Bureau).

L'angor d'effort s'établit aussi chez des sujets indemnes de toute lésion cardiaque rhumatismale, et non encore suspects d'aortite ou de coronarite. On l'observe chez les grands fumeurs de tabac. Ils ont des accès spontanés souvent violents, d'origine purement névralgique, compliqués de divers troubles névro-cardiaques et vaso-moteurs. Mais ils ont aussi des accès provoqués par l'effort, et imputables à l'association de leur névralgie cardiaque et d'une véritable insuffisance du myocarde. Le tabac est en effet un poison à la fois vaso-constricteur et stupéfiant, qui peut provoquer de l'hypertension artérielle tout en diminuant la force de résistance du myocarde. Gibson a pu s'assurer à plusieurs reprises de l'existence pendant la crise d'un certain degré de dilatation cardiaque, et, en ce qui me concerne, j'ai relevé plusieurs exemples de fumeurs simultanément atteints de dyspnée d'effort et d'angine de poitrine. Lorsque, ce qui arrive parfois, les malades viennent à mourir de cette angine de poitrine tabagique, l'autopsie peut ne pas révéler de lésion des coronaires. Une observation très complète de Letulle en fait foi.

Les crises angineuses surviennent quelquefois au cours de certaines maladies infectieuses telles que le rhumatisme aigu ou la diphtérie; elles se produisent alors que le malade reste couché ou lorsqu'il commence à se lever et dans l'un ou l'autre cas, elles s'accompagnent d'augmentation de la matité cardiaque, augmentation qui s'effectue en quelques heures sous l'influence d'une sorte d'inhibition momentanée de l'énergie du myocarde. Des crises semblables surviennent assez souvent dans la convalescence de la grippe, maladie qui d'ailleurs se complique avec la plus grande facilité, dans ses formes graves et même légères, de douleurs névralgiques diverses. L'angor d'effort qui succède à la grippe dans un certain nombre de cas résulte-t il d'une coronarite surajoutée ou simplement de la persistance d'une dilatabilité douloureuse tenant à la fois à l'état de faiblesse fonctionnelle du myocarde et à l'état névralgique persistant du plexus cardiaque. C'est ce qu'il est difficile de dire. Ce qui est certain, c'est que certains malades ont, à la suite de la grippe, des accès d'angor d'effort des plus typiques qui deviennent une véritable habitude morbide, mais qui ne les empêchent pas de vivre comme tout le monde, de manger et de vaquer à leurs occupations. J'en connais qui depuis dix et quinze ans ont cette pénible infirmité.

Lorsqu'on réfléchit aux conditions communes qui peuvent provoquer l'apparition des accès d'effort dans ces circonstances diverses, on est conduit à admettre que *toutes les dilatations ne provoquent pas la douleur angineuse, mais seulement certains modes de dilatation*, et d'autre part, qu'*il doit exister, du côté du système nerveux du malade, une prédisposition spéciale à la mise en activité des centres sensitifs.*

La crise angineuse peut être produite par une dilatation brusquée qui arrive en quelques heures à son maximum. Ainsi en est-il sous l'influence de l'augmentation trop soudaine et trop considérable de la pression intracardiaque (cœur forcé, rupture valvulaire), ou d'une inhibition également soudaine de l'énergie cardiaque par les toxines de la maladie infectieuse. La réaction douloureuse, qui manque lorsque la dilatation est lente et progressive, se produit souvent, au contraire, lorsque le myocarde est étiré au maximum en un court espace de temps.

Dans d'autres cas, comme dans l'insuffisance aortique, la dilatation est moins considérable, mais elle est produite par à-coups répétés, lorsque les reflux aortiques viennent à augmenter d'une manière subite à l'occasion d'un effort, ou d'une vasoconstriction périphérique. L'obstacle valvulaire aortique n'existant plus, les parois du cœur gauche ne sont en rien protégées contre ces brusques poussées de la colonne artérielle, elles sont surprises et subissent un commencement de dilatation. Mais, grâce à leur hypertrophie, cette dilatation n'est qu'ébauchée : au lieu de se faire passivement, elle est arrêtée par une résistance active. *Il y a distension plutôt que dilatation.*

Ce que nous venons de dire de l'insuffisance aortique est vrai également pour beaucoup de cas de dilatation hypertrophique, affection qui se rencontre, comme nous l'avons vu chez des intoxiqués et des surmenés aussi souvent que chez les valvulaires. Chez les uns et les autres, l'état du myocarde pendant la crise rappelle beaucoup celui de la vessie en état de distension douloureuse, avec cette seule différence qu'au lieu de lutter contre un urèthre rétréci, le cœur gauche lutte contre des résistances périphériques accrues par l'effort. Le cœur fait mal, chez ces sujets, avant même que la dilatation soit suffisante pour donner lieu à la stase dans la petite circulation et à la dyspnée.

Rappelons-nous enfin que, lorsqu'avec les progrès de l'insuffisance cardiaque la dilatation se sera faite complète, lorsque l'asystolie se sera constituée, il n'existera plus de douleurs angineuses : l'état de distension ne pourra plus se constituer.

Il faut tenir grand compte aussi de l'état du système nerveux, et particulièrement de l'état organique ou fonctionnel des nerfs cardiaques et des centres médullaires du renflement cervical. On comprend sans peine que des nerfs cardiaques, pris dans des exsudats péricarditiques ou périaortiques, puissent réagir douloureusement à la moindre dilatation cardiaque. Mais dans la grande majorité des cas, il s'agit non pas d'une altération organique de ces nerfs cardiaques, mais d'une simple perturbation fonctionnelle qui les rend plus sensibles que normalement aux excitations et particulièrement aux états de distension du myocarde. Quand on fouille les antécédents des sujets qui accusent des douleurs angineuses, il est rare qu'on n'y relève pas, en même temps que l'hérédité cardiaque, une série de manifestations neuroarthritiques. Avant d'avoir de la névralgie cardiaque, ils avaient, comme l'a montré il y a déjà longtemps

M. Landouzy, des névralgies faciales ou sciatiques, des migraines, de l'eczéma, de l'urticaire, des douleurs rhumatoïdes, de la goutte. Il s'agit là, somme toute, de malades sujets aux algies de tout ordre. Chez eux l'hyperalgésie, appelée par la faiblesse cardiaque sur les nerfs de cet organe, s'y est fixée transitoirement ou définitivement, après avoir abandonné d'autres régions, conformément à la loi des transports ou des métastases qui jouaient un si grand rôle dans la vieille médecine. Ces métastases ne sont pas une simple vue de l'esprit : elles existent dans la goutte, ainsi que le prouve une observation des plus curieuses recueillie par L. Brodier et Durand-Viel[1] dans le service de Potain. Il s'agissait d'un goutteux qui présentait alternativement des accès d'angine de poitrine avec dilatation cardiaque et des accès de goutte articulaire, et à l'autopsie duquel on ne trouva ni lésion aortique, ni rétrécissement des coronaires.

Qu'un plexus cardiaque névralgié par suite d'une disposition neuroarthritique ou goutteuse, ou encore d'une infection ou d'une intoxication, manifeste son hyperalgésie sous l'influence d'une contracture anormale des parois cardiaques, cela n'a rien qui doive surprendre.

La pathologie offre de nombreux exemples de nerfs qui ne sont douloureux que sous l'influence de mouvements et de tiraillements. Les nerfs qui ont été névralgiés peuvent rester, pendant des années, indolores dans les conditions ordinaires, mais facilement douloureux à la moindre élongation.

Je crois donc qu'on peut admettre chez les malades non porteurs de lésions coronariennes, que les douleurs cardiaques d'effort se trouvent sous la dépendance de ce double facteur pathogénique : un certain degré d'insuffisance du cœur, et un état névralgique habituel du plexus cardiaque.

VI. Avant de conclure à une coronarite chez un malade atteint d'angor d'effort, avant de prononcer l'arrêt grave qui est

1. L. Brodier et Durand-Viel (*Presse médicale*, 6 oct. 1900).

la sanction de ce diagnostic, il faut donc chercher avec le plus grand soin si d'autres causes ne peuvent expliquer les accès douloureux. Notre bûcheron a-t-il de l'angine coronarienne? Je ne le crois pas et j'espère que non.

Il n'est pas habituel, en effet, qu'un premier accès d'angine coronarienne éclate après un travail intensif de vingt minutes de durée. Cette seule considération suffirait à faire douter de l'existence d'une telle lésion. Le rétrécissement coronarien ne se fait pas en un jour, à plus forte raison en quelques instants, et, quand il existe, il ne permet pas de donner de violents coups de hache jusqu'à la 20e minute.

D'autre part il ne s'agit pas ici d'angine tabagique, ni post-grippale, ni goutteuse ou rhumatismale, notre malade n'ayant rien de ce qu'il faut pour autoriser ces différents diagnostics. Nous nous trouvons donc en face d'une seule explication, et il y a lieu de rechercher si les efforts qu'a faits notre bûcheron n'ont pas pu, à eux seuls, provoquer son premier accès et le mettre en instance d'autres accès.

Il existe en effet, je vous en ai déjà parlé, une variété de crises angineuses consécutive aux efforts violents, démesurés, à la course trop rapide ou trop prolongée, au surmenage. C'est *l'angine de poitrine par cœur forcé*. La distension des parois du cœur qui se produit dans ces conditions serait-elle suffisante à elle seule pour provoquer un accès angineux? C'est du moins ce que certaines observations tendent à nous faire admettre. Vous vous rappelez l'histoire suggestive, rapportée par Frœntzel, d'un débardeur des bords de la Sprée, connu pour les lourdes charges de pierre qu'il portait sur ses épaules, et qui, voulant un jour par pure fanfaronnade en faire plus que d'habitude, fut pris subitement d'une crise violente d'angine de poitrine. L'asystolie ne tarda pas à s'ensuivre. C'est là un exemple qui nous montre d'une façon saisissante comment le syndrome du cœur forcé peut s'annoncer par de l'angor. Que le surmenage et la distension du cœur soient capables de provoquer des accès angineux, et cela en l'absence de toute lésion coronarienne, c'est ce qui résulte d'une observation fort curieuse de Bullard et Osler (*Med. News*, 15 et 22 déc. 1900). Il s'agissait d'un homme de trente-six ans, ayant ressenti à la suite d'excès de sport et de marches forcées, des douleurs dans la région cardiaque, puis de véritables accès d'angine de poitrine avec accélération du pouls, dont quelques-uns durèrent de cinq à six heures; la douleur était parfois si intense que le malade perdait connaissance. Les attaques devinrent plus graves et plus fréquentes, et le malade mourut dans une d'entre elles sans avoir repris connaissance. A part quelques légères altérations d'athérome sur l'aorte, on ne trouva rien d'anormal à l'autopsie. Il n'est pas inutile de relever que si le malade de Frœntzel était un alcoolique, celui de Bullard et Osler était un fumeur. La distension du cœur et la douleur semblent donc s'être produits dans ces deux cas sous la double influence de la fatigue ou de l'effort, et d'une intoxication.

Quant à notre bûcheron, il a été pris de son premier accès à la suite d'un surmenage évident. Rappelons-nous qu'il travaillait depuis 20 minutes d'une façon intensive à abattre un tronc d'arbre, dur et gros, et que du fond d'un trou dans lequel il était placé, il dirigeait ses coups de hache de bas en haut. Ce seul mouvement demandait déjà une grande dépense de forces et ce n'est qu'à la 20e minute, après nombre de coups portés de toute sa vigueur dans cette position incommode, qu'il s'est senti atteint de la première étreinte douloureuse. Que son cœur se soit trouvé distendu à ce moment sous l'influence de la pression intra-cardiaque accrue par l'effort, cela est très admissible; mais cela n'explique pas pourquoi la distension de ses parois s'est manifestée douloureusement. Il n'était ni fumeur, ni alcoolique, ni grippé, ni goutteux. Par contre son système nerveux sensitif n'était pas absolument normal, puisque, depuis un zona remontant à deux ans, il avait de la névralgie intercostale des derniers espaces gauches. Cette douleur habituelle pouvait bien avoir mis en état de modification algique ses centres sensitifs médullaires et les prédisposer à ressentir douloureusement les sensations venues du cœur.

Mais il y a plus : dans ces coups de hache donnés de bas en haut, — représentez-vous le mouvement, — il n'est pas possible qu'il n'y ait pas eu tiraillement, élongation des nerfs du plexus brachial. Or nous avons vu les connexions de ces nerfs du plexus brachial avec les mêmes centres des cornes postérieures de la moelle où aboutissent les rameaux cardiaques sympathiques. L'influence fâcheuse des mouvements du bras gauche dans les maladies du cœur et des gros vaisseaux est chose connue depuis longtemps. Il s'est passé chez notre malade quelque chose de comparable à ce que Potain a appelé « l'angine de poitrine renversée », laquelle commence par les nerfs du bras pour retentir secondairement sur le cœur. Le tiraillement de ces nerfs a certainement contribué à augmenter l'excitabilité des centres médullaires sensitifs communs à ces nerfs et à ceux du myocarde, et à faciliter par suite leur réaction, sous forme de douleurs, à une excitation venue du cœur.

Une observation rapportée dans une clinique de Potain de 1889 peut être rapprochée de celle de notre malade. Il s'agissait d'un tonnelier, âgé de trente-neuf ans, ancien rhumatisant, mais indemne en apparence de lésion cardiaque, qui fut pris en « gerbant » des futailles, c'est-à-dire en les entassant les unes sur les autres, d'une douleur violente et angoissante dans la région sternale, avec irradiation dans l'épaule et dans le bras gauches et refroidissement des extrémités. Le premier accès dura peu; d'autres se manifestèrent bientôt, toujours à l'occasion du même mouvement d'élévation des bras, puis il en survint même au milieu de la nuit. Dans l'intervalle des accès, le malade ne ressentait rien, et même, à ce point de vue très différent de notre bûcheron, il pouvait courir et monter les étages sans éprouver autre chose que de la dyspnée. Potain pensait que ce malade, bien qu'il n'en présentât par les signes habituels, devait avoir de la symphyse cardiaque. Je serais plus disposé à penser qu'il avait mis en éveil la sensibilité de ses centres médullaires cardiaques, sous la double action de sa prédisposition rhumatismale et du tiraillement de ses nerfs du bras, et que simultanément il avait forcé son cœur par les efforts répétés grâce auxquels il soulevait de lourdes futailles.

Pour en revenir à notre bûcheron, je dirai qu'il est devenu un angineux, parce que, déjà hyperalgié par un zona ancien et de ce fait en instance de douleurs, il a distendu son cœur par l'effort, tout en tiraillant les branches du plexus brachial et en excitant ainsi ce même segment médullaire auquel aboutissent les nerfs du plexus cardiaque. Son cœur une fois forcé est devenu facilement dilatable, et il ne pouvait plus, jusqu'à ces dernières semaines, faire le moindre effort sans être repris de douleurs. Il s'était établi chez lui une habitude morbide de souffrir du cœur.

Eh bien, ces accès d'angine attribuables au surmenage du cœur et au tiraillement des nerfs du bras, n'ont pas, loin de là, la signification grave des accès d'angine coronarienne. Nous pouvons espérer les guérir ou du moins les atténuer, et mettre le malade à nouveau en état de travailler et de vivre. Le pire qui puisse l'attendre, est la persistance des douleurs sous l'influence de chaque effort exagéré.

VIII. Quelle que soit l'étiologie particulière à chaque cas, l'angine d'effort doit être toujours traitée d'une manière à peu près identique, ou du moins suivant les mêmes indications générales. Les crises douloureuses étant sous la double influence de l'*insuffisance avec facile dilatabilité du cœur* et de l'*exagération de la sensibilité du plexus cardiaque*, ce sont ces deux facteurs pathogéniques qu'il faut combattre chez lui. C'est sur le premier que nous avons le plus d'action, et les moyens dont nous disposons pour l'atténuer ou le supprimer sont de divers ordres : hygiénique, physique et médicamenteux.

Les prescriptions hygiéniques sont à mettre à la base du traitement de toute angine de poitrine. Si l'on veut prévenir les accès, il faut réduire au minimum *le travail du cœur*, en écartant toutes les causes qui peuvent en provoquer la dilatation. Un régime alimentaire réduit est la première condition du succès thérapeutique. C'est quand le malade marche après ses repas, en pleine surcharge stomacale, qu'il a ses plus fréquents et ses plus forts accès, et nos anciens avaient justement remarqué que la modération dans le boire et dans le manger suffisait parfois pour les rendre moins pénibles ou les faire disparaître.

Le régime lacté, et plus encore le régime déchloruré, réalisent parfaitement cette indication, et il faut y recourir dans les formes graves ou intenses. Je connais, depuis de longues années, des angineux qui ne peuvent écarter leurs accès qu'à la condition de rester au régime du lait et qui en sont repris dès qu'ils veulent revenir à l'alimentation ordinaire. Le régime sans sel, nous l'avons dit à maintes reprises, est, plus encore même que le régime lacté, un régime essentiellement réducteur. Nous savons que la suppression des ingesta en chlorure de sodium tend à réduire la masse sanguine par la diminution de sa partie aqueuse; d'autre part, nous avons eu déjà l'occasion de le dire et je tiens encore à le répéter, on ne peut pas manger beaucoup lorsqu'on mange sans sel, et 'on évite de la sorte la surcharge du sang en produits solides. Le régime déchloruré, joint à la réduction totale de l'alimentation et particulièrement de l'alimentation albuminoïde, nous avait déjà donné de bons résultats chez l'aortique avec douleurs angineuses dont je vous ai parlé dans la sixième de ces leçons. Il paraît avoir contribué à l'amélioration qui est survenue si rapidement chez notre bûcheron. De nombreux exemples analogues m'ont été fournis depuis ces derniers mois par ma clientèle de ville, concernant des angineux d'effort qui évitent entièrement le retour de leurs accès par la déchloruration, mieux encore qu'ils le faisaient par le régime lacté. Je pourrais vous rapporter leurs observations, mais elle ne feraient que répéter celles des deux malades que vous avez pu suivre dans nos salles.

Un deuxième ordre de prescriptions hygiéniques est celui qui concerne la vie physique et professionnelle. Il va sans dire que les efforts, la marche rapide, qui sont les causes occasionnelles des accès, sont à éviter avec soin. Il importe surtout de ne pas s'y exposer après les repas, dans les moments où le cœur est déjà en surcroît de travail. Il est aussi préférable de ne pas sortir lorsqu'il fait très froid ou lorsqu'il vente. Nous avons vu en effet que la vasoconstriction périphérique produite par le refroidissement de la peau a comme conséquence presque certaine un certain degré de dilatation du cœur gauche.

Les *agents physiques* les plus efficaces chez les angineux d'effort sont le massage, la gymnastique suédoise, et les bains chlorurés ou de préférence carbogazeux. Les uns et les autres peuvent, dans certains cas, donner de très bons résultats, mais il importe d'en bien déterminer les indications.

Le massage doit être un massage général, par effleurage, portant sur tout le revêtement cutané. Il doit être pratiqué d'une manière très douce, et il agit surtout, semble-t-il, par la vasodilatation cutanée qu'il provoque et qui tend à diminuer le travail du cœur. Cette action est transitoire, il est vrai, mais elle tend à détruire l'effet des vasoconstrictions si fréquemment provoquées chez ces malades par le froid, par l'émotion, par le vent, et que nous avons vues être les causes les plus habituelles des accès douloureux cardiaques. Le massage abdominal a également dans certains cas une grande efficacité. Il excite la musculature de l'estomac, souvent paresseux chez ces malades, et il augmente la sécrétion rénale (Cautru).

La gymnastique suédoise, au moins en ce qui concerne les mouvements passifs, active également la circulation périphérique et exerce, par les excitations nerveuses qui en résultent, une influence dynamogène réflexe sur le myocarde. On constate à la suite des séances le ralentissement du pouls, souvent un abaissement de la tension artérielle, et une facilité plus grande de la respiration. Les mouvements actifs et surtout les mouvements avec résistance sont rarement indiqués chez les angineux d'effort. J'ajouterai que le massage et les exercices sont surtout utiles chez les angineux qui mènent une existence sédentaire et chez lesquels la faiblesse du cœur est entretenue par l'absence de stimulations physiques. Aussi n'ai-je pas jugé utile de les ordonner à ce bûcheron, et ne serai-je pas tenté de le faire d'une manière générale chez des travailleurs des champs ou des villes.

Quant aux bains carbogazeux ils peuvent, surtout chez les angineux hypertendus, rendre de très grands services, à la condition que leur action soit bien surveillée et qu'elle se traduise par un abaissement notable de la pression artérielle. Lorsque cette dernière est redevenue voisine de la normale après une série de bains, le travail du cœur se trouve diminué d'une façon plus nette encore que par le massage. Il s'y joint l'action tonicardiaque que nous avons déjà signalée et, sous cette double influence, les accès s'espacent et peuvent disparaître pour une assez longue période de temps. Lorsque, par contre, l'hypertension ne cède pas, il est préférable de ne pas insister, car on pourrait causer, en répétant les bains, une recrudescence de l'hypertension et provoquer ainsi des accidents sérieux.

Les médicaments antiangineux les plus réputés et les plus efficaces sont les iodures et la trinitrine. Leur action est complexe. Ils sont peut-être analgésiques mais certainement vasodilatateurs. Aussi peut-on penser qu'ils facilitent la circulation périphérique et diminuent le travail du cœur. Ils sont utiles, même quand il n'existe pas d'hypertension artérielle habituelle, ce qui est encore assez fréquent. Remarquons que, chez ces derniers malades, la tension artérielle, normale au repos, s'élève d'une manière anormale sous l'influence des efforts, des émotions, du froid, et que l'action des vasodilatateurs est utile pour modérer ces constrictions périphériques, et par suite pour prévenir la distension du myocarde. Aussi avons-nous ordonné la trinitrine et l'iodure à notre malade, conjointement avec le régime hypochloruré.

La thérapeutique doit également s'adresser au second élément de la crise angineuse, à l'*exagération de la sensibilité des nerfs du cœur ou de leurs centres.* Les médicaments analgésiques peuvent être utiles à ce point de vue, à condition d'être employés à doses suffisamment modérées pour qu'il n'en résulte pas d'asthénie cardiaque ou de diminution des urines. Les petites doses d'antipyrine, de phénacétine, d'aspirine, sont donc des adjuvants utilisables. De même encore, surtout chez les nerveux, les préparations de bromure et de valériane. Mais, ce qui agit mieux encore sur la douleur, c'est la médication révulsive. Les badigeonnages iodés et les pointes de feu m'ont toujours paru avoir une action sédative réelle sur les accès angineux. Je pourrais vous citer le cas d'une aortique angineuse, qui, depuis des années, n'est exempte d'accès que pendant les deux ou trois jours qui suivent les applications de pointes de feu. Et ce cas n'est pas une exception. Nous avons eu recours, chez notre malade, aux frictions biquotidiennes avec l'alcoolat de Fioraventi et il semble s'en être bien trouvé.

J'ai lieu d'espérer qu'il guérira complètement et que l'habitude morbide de la douleur ne s'installera pas chez lui. Il est essentiel, pour éviter cet inconvénient, d'associer au traitement médical proprement dit le réconfort moral. Il est essentiel aussi de ne pas l'inquiéter, de ne pas lui parler de maladie du cœur et de lui promettre la guérison. Les rechutes restent cependant toujours à craindre. Un plexus cardiaque une première fois névralgié se comporte comme un nerf sciatique ou un trijumeau qui a subi les atteintes d'une névralgie. Il est prêt à réagir à nouveau douloureusement sous l'influence, non seulement d'une nouvelle série d'efforts, mais de maladies ou d'émotions dépressives. Et si notre bûcheron devient avec les progrès de l'âge un scléreux du cœur, il est vraisemblable que les douleurs angineuses seront parmi les premiers troubles fonctionnels qu'il ressentira. Mais à chaque époque sa peine et ses espérances. Pour le moment, il paraît être en voie de guérison.

LEÇON XXII

DE L'ANGINE DE POITRINE ASSOCIÉE A L'ASTHME CARDIAQUE OU A L'ŒDÈME PULMONAIRE AIGU

I. Histoire d'un restaurateur de cinquante-quatre ans, ayant eu il y a 4 ans une crise d'angor d'effort. Puis sont survenues des crises d'œdème pulmonaire. Après une période de grande amélioration de près de deux ans, il meurt subitement.

II. L'angor d'effort et les crises d'œdème pulmonaire ou d'asthme cardiaque ont pour cause commune l'athérome coronarien : l'angor correspond à la distension modérée du cœur, les crises dyspnéiques aux grandes dilatations.

III. L'angor précède presque toujours l'apparition des crises d'œdème pulmonaire.

IV. L'angor correspond à un cœur à sensibilité plus exaltée, mais à myocarde resté sain. Lorsqu'il existe de l'œdème pulmonaire, le cœur est faible, et il existe le plus souvent des altérations du myocarde d'origine coronarienne.

V. L'apparition de l'œdème pulmonaire ou de l'asthme cardiaque chez les angineux tient à l'extension des lésions des coronaires. La douleur disparaît alors du tableau clinique, la distension du myocarde étant seule douloureuse, alors que la dilatation complète ne l'est plus.

VI. Possibilité de la guérison clinique aux deux périodes, par arrêt du processus coronarien. Récidives toujours à craindre.

VII. *Difficulté du diagnostic des lésions coronariennes* : absence fréquente de tous signes physiques, particulièrement dans l'angor simple.

Le pronostic est surtout sombre dans les familles angineuses et après la quarantième année; il est relativement moins grave dans les formes chroniques.

MESSIEURS,

J'ai successivement étudié, dans mes dernières conférences, l'asthme cardiaque, l'œdème pulmonaire aigu et l'angine de poitrine, trois manifestations paroxystiques également graves de certaines insuffisances cardiaques. Bien que différentes par leurs allures cliniques et leur mécanisme pathogénique, ces trois espèces d'accidents ont un lien commun et malheureusement aussi une même et trop fréquente terminaison. Leur lien commun, dans un grand nombre de cas, est une même lésion anatomo-pathologique, à savoir l'athérome des coronaires. Leur terminaison commune possible, c'est la mort subite.

L'asthme cardiaque avec ou sans œdème pulmonaire et l'angine de poitrine s'observent le plus souvent isolément, c'est-à-dire que certains coronariens ont de l'asthme cardiaque, d'autres de l'angine de poitrine. Mais parfois l'on voit ces accidents se succéder chez le même malade. Quelquefois même ils coïncident. S'il est permis, dans bon nombre de cas, de douter de l'origine coronarienne de l'angine de poitrine quand elle survient sous l'influence de l'effort, isolée de toute autre manifestation, cela ne semble guère possible quand elle est combinée avec l'asthme cardiaque ou avec l'œdème pulmonaire aigu. Or cette combinaison n'est pas exceptionnelle, et nous avons pu en observer récemment à la consultation un cas des plus nets. Je vais vous en entretenir aujourd'hui et je crois utile de le faire parce que je viens d'apprendre la mort subite du malade auquel je fais allusion.

I. Quelques-uns d'entre vous l'ont connu. C'était un restaurateur, âgé de cinquante-trois à cinquante-quatre ans, qui est venu à notre consultation du mercredi très régulièrement depuis le 18 octobre 1901 jusqu'à la fin du mois de juillet 1903. J'ai su que, s'il n'y est pas revenu cette année, c'était parce qu'il se considérait comme mieux portant. Sa mort subite est survenue dans les conditions de santé les plus favorables, à l'improviste et sans prodromes.

C'était un homme d'une belle corpulence, fort et large sans obésité proprement dite, au visage coloré, à l'œil vif, sans stigmates apparents de sénilité précoce. Il n'avait pas d'autre antécédent qu'un eczéma, encore mal éteint lors de la première visite qu'il nous fit et qui datait d'un an. La syphilis, la goutte, le rhumatisme étaient pour lui choses inconnues. Par contre il était grand buveur de vin, gros mangeur, tabagique à l'excès, puisqu'il fumait jusqu'à 40 cigarettes par jour.

C'est le jour de l'ouverture de l'Exposition de 1900, et en la parcourant, qu'il fut pris d'une première crise d'angine de poitrine. C'était l'accès typique d'angor à début rétrosternal avec sensation de griffe douloureuse, irradiations brachiales, cervicales et même maxillaires, et une telle angoisse qu'il crut mourir. Venue sous l'influence de la marche, la crise cessa instantanément par le repos.

Grâce à une hygiène appropriée, les choses en restèrent là pendant six mois. Puis vint une crise de dyspnée, un jour que le malade faisait une course après son dîner : l'oppression fut d'emblée extrême, accompagnée d'un bruit de bouillonnement trachéobronchique, de toux et de l'expectoration d'un verre environ de liquide spumeux et rosé. C'était une crise d'asthme cardiaque avec œdème pulmonaire aigu. Les mêmes accidents se reproduisirent quelques mois plus tard, alors que le malade se trouvait tranquillement chez lui après son dîner. Mais déjà avaient recommencé, dès avant le second accès de suffocation, les accès d'angine de poitrine qui revenaient chaque jour, toujours et exclusivement sous l'influence de la marche, particulièrement après les repas, et qui cédaient immédiatement au repos. C'est pour ces accidents alternatifs d'angine de poitrine et d'asthme cardiaque avec œdème pulmonaire que le malade était venu nous consulter.

A l'examen, nous avions constaté, dès sa première visite, les signes nets d'une insuffisance du cœur et d'une insuffisance rénale compliquée d'hypertension artérielle. La matité cardiaque était augmentée dans ses deux diamètres; le choc de la pointe était dévié à 1 centimètre et demi en dehors de la ligne verticale mamelonnaire et l'auscultation révélait un bruit de galop des plus nets. Le malade était polyurique; ses urines étaient peu denses, et sa tension artérielle, mesurée au sphygmomanomètre de Potain, atteignait 21 centimètres. Le diagnostic d'artériosclérose rénale et cardiaque était donc vraisemblable, et les douleurs angineuses associées aux crises d'œdème pulmonaire aigu devaient faire craindre l'existence d'une artérite sténosante de l'embouchure ou des troncs d'origine des coronaires.

Depuis le 18 octobre 1901 jusqu'au début de cette année, le malade n'eut plus de grands accès. L'asthme cardiaque et l'œdème pulmonaire ne se reproduisirent plus et les accès d'angine de poitrine ne se montrèrent plus qu'à l'état fruste. Ils consistaient seulement en une légère étreinte douloureuse rétrosternale qui survenait sous l'influence de la marche rapide; et encore cette réaction était-elle loin d'être constante. Parfois elle cessait pendant quelques jours ou quelques semaines, et généralement le cœur était alors moins dilaté, le bruit de galop disparaissait, la tension artérielle s'abaissait. A d'autres moments, c'était l'inverse, et, tandis que le malade accusait des étreintes plus vives, nous constations l'augmentation et l'accentuation de la matité cardiaque, du bruit de galop, de la tension artérielle. Ainsi en était-il après les essais d'alimentation plus abondante, d'alimentation carnée, tandis que les meilleures phases coïncidaient avec l'usage exclusif du lait, plus tard du régime ovo-lacto-végétarien, et surtout du régime hypochloruré. Le malade avait renoncé d'ailleurs à tout travail actif. Il se contentait de faire le placier en café. Peu de jours avant sa mort subite, il avait fourni de ce produit les internes en pharmacie de l'hôpital, et le leur avait apporté lui-même. D'autre part, il avait successivement fait usage de la trinitrine, de l'iodure de sodium, de la théobromine, et, l'été dernier, il avait tiré un réel bénéfice d'une série de bains chlorurés calciques.

Nous ne l'avions pas revu depuis huit mois, et je ne sais quel régime il avait suivi pendant ce laps de temps. J'ai pu m'assurer par des renseignements indirects, mais précis, qu'il allait parfaitement bien pendant toute cette période. C'est donc en état de guérison apparente qu'il a succombé, sans douleur, sans suffocation. Il est tombé mort en disant : ah!

II. En résumé, ce malade qui avait commencé sa maladie par une crise d'angine de poitrine violente, l'a continuée par deux accès non moins intenses d'œdème pulmonaire aigu, précédés, séparés et suivis de petites douleurs angineuses, et il l'a terminée par la mort subite.

En ce qui concerne l'angine de poitrine, c'était nettement de l'angor d'effort. L'étreinte douloureuse rétrosternale, les irradiations brachiocervicales et l'angoisse qui en étaient la triade complète et caractéristique ne se sont jamais produites que sous l'influence de la marche, et surtout de la marche après les repas ou par les temps froids.

La première crise d'œdème pulmonaire aigu est également survenue au cours d'une sortie après le repas du soir; la seconde s'est encore produite après le dîner, cette fois au repos.

Somme toute les deux ordres d'accidents se sont produits dans des conditions à peu près identiques, sous l'influence de la marche et après les repas. Vous en connaissez déjà la signification. L'angine de poitrine d'effort résulte de la mise en éveil, par suite de la distension du cœur, de la sensibilité des nerfs intra-myocardiques. Cette sensibilité, obtuse à l'état normal, s'exalte chez les prédisposés sous l'influence des intoxications, des infections, de la goutte, et dans ces conditions les causes que nous venons de dire la mettent en éveil avec la plus grande facilité.

L'œdème pulmonaire aigu ou l'asthme cardiaque résultent de la défaillance et de la dilatation complètes du ventricule gauche avec stase pulmonaire consécutive. Ces accidents surviennent surtout lorsque à l'insuffisance cardiaque s'associe un certain degré d'insuffisance rénale.

Or parmi les causes qui favorisent la distension du myocarde d'une part, les défaillances brusques et complètes des ventricules de l'autre, la plus commune est certainement l'artériosclérose du cœur, et il faut entendre, sous ce nom, l'artérite chronique non seulement du tronc, mais de certains rameaux et ramuscules des artères coronaires.

L'*angine de poitrine et l'œdème pulmonaire tiennent donc à des lésions de même nature, mais elles se produisent comme conséquence de troubles fonctionnels un peu différents.* L'angine de poitrine se manifeste sous l'influence d'une dilatation modérée du cœur avec contracture de défense, tandis que l'asthme cardiaque ou l'œdème pulmonaire implique une défaillance du ventricule gauche suffisante pour qu'il s'ensuive une stase dans la circulation pulmonaire. L'intensité et la brusquerie de cette dilatation se traduisent, suivant les cas, par de l'œdème pulmonaire aigu, ou par une crise d'asthme cardiaque, ou encore par l'association de ces deux troubles morbides. Il en résulte que l'œdème pulmonaire ou l'asthme traduisent une insuffisance plus grande du myocarde que l'angine de poitrine. Cela est d'autant plus vrai qu'il est rare que les accès d'asthme cardiaque ou d'œdème pulmonaire ne soient pas précédés d'une dyspnée d'effort progressivement croissante et d'une augmentation de poids en rapport avec un certain degré de rétention chlorurée.

III. Mais avant d'aller plus loin dans cette discussion pathogénique, envisageons les faits. Lorsque le même malade est pris d'accès d'angine de poitrine et d'accès d'asthme cardiaque, on observe que ces deux ordres d'accidents peuvent être simultanés, mais que le plus souvent ils sont alternants ou successifs, l'angine de poitrine précédant en général les accès de suffocation.

Notre restaurateur, vous ne l'avez pas oublié, a eu sa première crise d'œdème pulmonaire aigu plusieurs mois après son premier accès d'angor. Les deux crises de fluxion œdémateuse ont été séparées, puis suivies de petits phénomènes angineux. Ces derniers se sont produits pendant les périodes où il allait relativement mieux, mais il n'a pas éprouvé de douleur au moment même où se sont produits les accès dyspnéiques avec expectoration sérosanguinolente.

Un autre de mes malades avait été pris, à l'âge de soixante ans, de crises d'angor sous l'influence de la marche après le déjeuner, à tel point qu'il devait s'arrêter plusieurs fois pour aller à son bureau. Cela durait ainsi depuis quelques semaines quand, un jour, peu après le repas, et avant de sortir, il eut un accès douloureux plus violent que de coutume. Au bout de quelques instants, la douleur s'atténue, mais elle fut immédiatement suivie d'une dyspnée avec orthopnée intense. Appelé d'urgence, je le trouvai dans un état d'angoisse inexprimable. Il avait la face pâle, le visage couvert de sueur; son pouls désordonné accusait un véritable delirium cordis; anhélant, il peinait pour respirer, tous ses muscles inspirateurs contracturés; mais il n'éprouvait plus de douleur. C'était une crise d'asthme cardiaque due à une dilatation aiguë transitoire du cœur qui dura environ deux heures, et à la suite de laquelle tout rentra dans l'ordre, malgré la persistance d'un bruit de galop. Le malade vécut encore quatre ans sans plus présenter d'accident douloureux ni de crises d'asthme cardiaque, mais toujours anhélant en marchant. Il était d'ailleurs soumis à une hygiène sévère et à une constante surveillance. Il fut trouvé un matin mort dans son lit. La veille au soir, il s'était plaint de quelques intermittences cardiaques, et s'était dit mal à l'aise. La dyspnée d'effort était depuis quelques jours plus accentuée.

Voici une autre observation superposable à la précédente. Un artérioscléreux, âgé de soixante-dix ans, depuis quinze ans sujet à des accidents cérébraux (aphasie et hémiplégie droite transitoires), est pris, il y a un an, en sortant d'un café où il faisait très chaud, d'une première et forte crise d'angine de poitrine avec irradiations dans le bras gauche. Les mêmes accès se reproduisent à intervalles éloignés, 3 ou 4 fois dans l'année. Dans ces derniers temps, il s'apercevait de dyspnée d'effort en marchant. Enfin, il y a peu de jours, à la suite d'un déjeuner lourd avec ingestion de boudin, il a été pris, en montant un escalier, d'une crise angineuse intense et longue de plus d'une heure, suivie d'une crise d'œdème pulmonaire aigu avec pluie de râles fins en avant, crachats sanguinolents et pouls à 130. Je l'ai revu le lendemain avec le Dr A. Martin : son cœur était encore dilaté, ses bruits étaient sourds et il existait un léger souffle d'insuffisance mitrale par dilatation.

Cette succession, cette hiérarchisation des accidents angineux et dyspnéiques a été encore plus nette dans un quatrième cas que voici : un malade que j'ai pu voir à maintes reprises, maintenant âgé de soixante-cinq ans, était sujet depuis treize à quatorze ans, à la suite d'une attaque légère d'influenza, à des crises d'angor d'effort qui ne l'empêchaient pas de mener une vie active, de manger, de boire du vin ou du cidre, de fumer même quelquefois. L'examen physique du cœur ne montrait rien d'anormal. Dans ces derniers mois, il était devenu anhélant, quand un soir, sortant de faire un dîner copieux et marchant un peu plus rapidement que d'habitude par un temps frais, il fut pris de son accès angineux habituel. Rentré chez lui, la crise douloureuse se changea en une crise de suffocation et, pendant plusieurs heures, il fut en proie à une crise de dyspnée avec toux et expectoration d'un liquide spumeux et sérosanguinolent. Le lendemain, il vint me voir, et le seul fait de monter mes trois étages réveilla la crise dyspnéique et l'expectoration spumeuse et rosée. Quelle ne fut pas ma surprise de trouver pour la première fois des signes d'une dilatation aiguë du cœur gauche. La pointe battait dans l'aisselle et dans le sixième espace, et j'entendais, au même niveau, un souffle systolique d'insuffisance mitrale. Ces signes ne disparurent plus. Après avoir été un angineux, le malade était devenu un hyposystolique et depuis ce jour il n'a plus présenté de crises douloureuses; mais il est dyspnéique dès qu'il marche ou lorsqu'il se courbe.

Encore un dernier exemple. Un magistrat âgé d'environ soixante-quatre ans, se plaignait depuis quelque temps d'une légère douleur constrictive à l'épigastre en marchant après les repas. C'était de l'angine de poitrine ébauchée. Malgré mes pressants avis, il refusa de modifier en rien son régime alimentaire, de renoncer aux dîners en ville, de s'exposer au froid et à la marche après les repas. Un soir qu'il dînait en ville, après avoir passé quelques heures dans un fumoir très chaud, il voulut, avant de rentrer chez lui, faire une promenade sur les boulevards : il faisait froid. Il fut pris soudainement d'une crise de suffocation qui le força à s'asseoir sur un tabouret devant un bureau d'omnibus. Mais la crise s'aggravant, il se fit transporter chez lui en voiture. Deux médecins du voisinage essayèrent de le soulager par des ventouses sèches et des injections sous-cutanées de caféine. Quand j'arrivai à mon tour, je le trouvai en proie à une crise violente d'asthme cardiaque avec râles dans les deux poumons, mais sans expectoration albumineuse. Une abondante saignée mit fin à la crise et pendant quelques semaines, mon malade conserva un cœur dilaté. Il consentit alors pour la première fois à suivre un régime convenable qui fit cesser douleur et dyspnée. Il se trouva alors si bien qu'il ne voulut plus croire à l'existence chez lui d'une maladie de cœur. Il se relâcha donc peu à peu de son régime, et recommença à dîner en ville. Un matin, il reçoit une lettre injurieuse. Sous le coup de l'émotion, il est repris d'un accès violent d'asthme cardiaque et il meurt en dix minutes.

IV. Je pourrais multiplier ces exemples. Vous en connaissez assez pour saisir les rapports et les différences qui existent entre ces deux ordres d'accidents. Ils dépendent évidemment d'un même état cardiaque qui est l'aorto-coronarite, vulgairement l'aortite. Mais l'asthme cardiaque ou l'œdème aigu pulmonaire indiquent *un cœur plus faible*, l'angine de poitrine *un cœur à sensibilité plus exaltée*.

Il n'y a pas à s'y tromper : la dyspnée et à plus forte raison l'asthme cardiaque, manquent dans le plus grand nombre des cas d'angine de poitrine. Ces réactions de grande faiblesse cardiaque n'ont pas en effet leur raison d'être *quand il n'existe pas de lésions des coronaires,* ou *lorsque cette lésion n'a que modérément rétréci les embouchures ou les troncs d'origine de ces artères.* Ce léger degré de sténose coronarienne s'oppose à la suractivité circulatoire qu'exige tout fonctionnement actif du myocarde, et la douleur se produit dans ces conditions, par le mécanisme d'une distension modérée et peut-être aussi d'une ischémie relative de ses parois. Le myocarde souffre quand il veut trop agir, mais cette souffrance même est un avertissement qui l'empêche de dépasser la mesure de sa capacité fonctionnelle. La capacité de travail du myocarde est donc réduite, mais l'irrigation reste suffisante pour en entretenir la nutrition et sa structure ne se trouve pas altérée. A l'autopsie des malades qui meurent sans avoir présenté d'autres troubles que la douleur d'effort, la lésion coronarienne, quand elle existe, est souvent modérée, bornée à de simples plaques pariétales, et le myocarde est habituellement sain.

L'angine de poitrine compliquée ou suivie d'asthme ou d'œdème pulmonaire cardiaque indique un *cœur à la fois douloureux et faible.* Il est faible, parce que la coronarite est à la fois plus sténosante et plus disséminée, et parce qu'il existe en même temps de l'artériosclérose du myocarde. L'artérite coronarienne ne compromet pas seulement le fonctionnement du cœur; elle a entraîné de plus des troubles de sa nutrition. Quand on a l'occasion d'examiner le cœur de malades qui sont morts d'accès d'angor compliqués d'œdème pulmonaire, on rencontre habituellement la sténose non pas limitée comme précédemment à l'origine et au tronc des coronaires, mais étendue à une longueur plus ou moins grande de ce tronc et des principales branches. Il existe de plus des lésions des rameaux de ces artères, lésions qui portent sur leurs branches terminales et qui ont entraîné des foyers plus ou moins étendus de nécrobiose du myocarde avec leurs trois aboutissants : plaques fibreuses cicatricielles, anévrysmes partiels, ou même rupture du cœur. C'est ainsi que chez un malade observé par Thierry (*Soc. anat.*, 1886), mort après avoir présenté des accès de suffocation et d'angine de poitrine, on trouva à l'autopsie un anévrysme de la pointe du cœur, de la symphyse péricardique, une ossification et une oblitération des coronaires.

De même chez une femme âgée de cinquante-neuf ans, observée par Potain et ayant succombé à des accidents mixtes de dyspnée et d'angor, l'autopsie montra un infarctus récent au niveau du sillon interventriculaire antérieur, une poche anévrysmale au niveau de la cloison interventriculaire, de l'athérome et du rétrécissement de la coronaire gauche, la droite étant complètement oblitérée.

V. Il s'agissait dans ces deux cas d'angor et d'asthme cardiaque simultanés, ce qui est l'exception. Le plus ordinairement lorsqu'une angine de poitrine vient, ce qui est d'ailleurs loin d'être constant, à se compliquer d'accès d'asthme cardiaque, ces derniers ne surviennent que tardivement. Ils tiennent sans doute à l'extension ou à l'aggravation tardive ou secondaire des lésions coronariennes, à l'accentuation du rétrécissement des troncs d'origine ou à la production de foyers d'artérite sténosante ou oblitérante des rameaux ou ramuscules. Après avoir été simplement *ischémiante*, la coronarite est devenue *dystrophiante*, et c'est la dystrophie, avec ses conséquences, qui met le myocarde en imminence de défaillance et de crises d'asthme cardiaque ou d'œdème pulmonaire aigu.

Chose remarquable, il arrive souvent que cette phase plus avancée de la coronarite vient mettre fin aux crises d'angor. Après avoir eu des accès angineux d'effort, le malade est devenu un dyspnéique à paroxysmes, et il n'a plus de douleurs. L'interprétation de ces faits n'est pas toujours simple, et ils ne sont pas justiciables d'une explication univoque. Il ne faut pas oublier que les causes de l'angine de poitrine ne peuvent être résumées en une formule unique et que celles de l'asthme cardiaque sont également multiples. La coronarite est sans doute le substratum anatomique et pathogénique le plus fréquent de l'angine de poitrine, mais il y a encore d'autres causes telles que le tabagisme, la goutte, les infections, le surmenage, qui en l'absence de toute coronarite peuvent créer l'insuffisance du myocarde et réveiller, exalter, la sensibilité douloureuse du plexus cardiaque. Prenons, si vous le voulez, quelques faits, et cherchons à les comprendre.

Un malade que je voyais ces jours derniers, un de nos anciens officiers généraux de l'armée coloniale, paludique, goutteux, tabagique, est pris, il y a six ans, d'une crise d'angine de poitrine des plus violentes qui semble mettre sa vie en péril. A cette époque il fumait avec excès. Il renonce au tabac et guérit de son angor. Mais, depuis deux ans, il a eu trois accès violents d'asthme cardiaque. Ce malade doit appartenir à la catégorie des artérioscléreux tabagiques. Son angor était surtout dû à l'état névralgique cardiaque provoqué par l'intoxication tabagique. La suppression du poison l'a soulagé. Mais il s'était développé sans doute chez lui de l'artériosclérose du cœur, dont la marche progressive a rendu son myocarde faible et l'a mis en instance de défaillance et d'accès d'asthme cardiaque. S'il n'a plus simultanément d'angor, c'est peut-être que, depuis qu'il ne fume plus, son plexus cardiaque a perdu de son hyperexcitabilité douloureuse d'autrefois.

Je vous citais tout à l'heure le cas d'un malade qui n'a plus ou presque plus d'angor depuis sa première crise d'œdème pulmonaire aigu. Ici l'explication n'est plus la même. Les accès douloureux ont cessé parce qu'est survenue une dilatation persistante du ventricule gauche avec insuffisance mitrale par dilatation. En proposant la théorie pathogénique de l'angor que je vous ai signalée dans notre dernière conférence, Lauder

Brunton faisait remarquer que les douleurs cessent lorsque l'hypertension intracardiaque diminue. Il en est ainsi quand, par exemple, survient une insuffisance mitrale par dilatation. Cette idée a été avancée par Head à propos des douleurs angineuses qui souvent accompagnent l'insuffisance aortique. Il a observé que ces douleurs disparaissent quand la production d'une insuffisance mitrale par dilatation met fin à l'excès de la tension intracardiaque.

Mais je crois que les choses peuvent être expliquées encore plus simplement. L'angine de poitrine suppose un cœur déjà affaibli, mais encore apte à résister à la dilatation. Le mot de distension cardiaque me semble désigner assez nettement cette sorte de contracture du myocarde sur une masse sanguine en état de tension élevée. Pourquoi cette distension est douloureuse, c'est là une chose assez difficile à expliquer, mais je vous ai dit que le fait s'observait aussi bien au niveau de la vessie ou de l'estomac que du côté du myocarde, et vous penserez que la cause en réside vraisemblablement dans l'excitation des filets nerveux compris entre les mailles du réseau musculaire contracturé. L'asthme cardiaque se produit par contre à une phase plus avancée de la maladie, à la phase de dystrophie, alors que le myocarde altéré est sujet à défaillir et à se laisser dilater passivement. L'angor est une réaction de contraction gênée et douloureuse, mais de contraction active. L'asthme cardiaque est une réaction de dilatation atonique et passive. Il en est du cœur dilaté comme de la vessie atoniquement dilatée : ils ne font plus mal. L'asthme cardiaque, avec ou sans œdème pulmonaire aigu, est somme toute une sorte d'asystolie aiguë du cœur. Cette asystolie n'est pas douloureuse, ou si elle l'est, elle ne l'est que dans sa période prodromique ou préparante.

Qu'il existe un stade mixte, caractérisé par l'angor associé à l'asthme, cela n'a rien qui puisse surprendre, si l'on réfléchit que la douleur angineuse peut être provoquée par un degré encore léger de dilatation. Si le cœur vient à céder complètement en quelques jours, ou même en quelques heures, le malade passe rapidement de la première phase à la seconde. Sous l'influence du repos et du régime il retournera ensuite, peut-être seulement pour une période de quelques mois, à la phase d'ischémie relative où se retrouvent de nouveau les conditions propres à la distension douloureuse.

VI. Les quelques exemples que je vous ai cités vous ont montré que l'angine de poitrine d'origine coronarienne, que même l'asthme cardiaque avec ou sans œdème pulmonaire, sont susceptibles de rémission, de guérison apparente. Cela veut dire que ces troubles fonctionnels peuvent cesser, ce qui ne prouve pas que les lésions aorto-coronariennes aient disparu. Il y a *guérison clinique* sans *guérison anatomique*.

La guérison clinique peut être due à la suppression des causes secondes qui ont mis en éveil la sensibilité du plexus cardiaque et la dilatabilité du cœur, c'est-à-dire du tabagisme, de l'alcoolisme, des excès alimentaires, de la goutte, du surmenage. Tel malade dont je pourrais vous citer le cas, après avoir eu des crises d'angine de poitrine et d'œdème pulmonaire aigu, s'en préserve depuis près de quatre ans, grâce à un régime presque exclusivement lacté. Je ne le crois pas guéri anatomiquement, car, dans les deux premières années de sa maladie, il a payé de retours offensifs assez graves les infractions de régime que ses médecins ne pouvaient l'empêcher de commettre.

La guérison clinique peut encore être due à une interruption du travail artéritique coronarien, et même à une restitution partielle des lésions déjà produites. Elle dépend alors d'une guérison anatomique relative. Je m'explique : Quand survient une poussée d'aortocoronarite, les lésions passent par une première période, phase inflammatoire caratérisée par des plaques de turgescence molle et gélatiniforme qui diminuent la lumière des artères. Plus tard vient la phase de dégénérescence qui aboutit, soit à l'organisation fibreuse des produits inflammatoires sous-endothéliaux, soit à leur transformation athéromateuse ou calcaire. Il est aisé de comprendre que cette deuxième phase peut, selon les cas, diminuer ou augmenter les sténoses artérielles, c'est-à-dire l'ischémie et la dystrophie du myocarde. Quand les lésions artérielles ont déjà provoqué de petits infarctus, le rétablissement de la circulation artérielle arrête leur extension progressive. Ils laissent à leur suite quelques plaques de sclérose qui certainement réduisent la capacité fonctionnelle du myocarde, mais qui restent sans grands inconvénients, si simultanément le travail du cœur a été diminué par une sage direction thérapeutique. C'est ainsi qu'il faut comprendre certaines rémissions de l'angine de poitrine et de l'asthme cardiaque.

Cette guérison anatomique relative ne met pas malheureusement à l'abri des récidives, des réchauffements de lésions mal éteintes. Une aorte et des coronaires une première fois touchées sont un *locus minoris resistentiæ*, un point d'appel pour les perversions inflammatoires et nutritives que produisent les erreurs de régime, l'âge, les maladies infectieuses, la goutte. Et, tandis que le malade et son entourage se croient à l'abri de la menace redoutée pendant des mois ou des années, une nouvelle crise inopinée, parfois même une syncope immédiatement mortelle vient démontrer qu'il ne s'agissait que d'une trêve. L'aorto-coronarite, qui pendant des années était restée stationnaire, s'est sourdement réveillée, et une poussée inflammatoire nouvelle a brusquement précipité le dénouement d'une situation que l'on espérait sauvée.

VII. Ces terminaisons subites sont aussi cruelles pour la famille qui ne les attendait plus que pour le médecin qui n'avait pas cru devoir les annoncer. Elles sont parfois d'autant plus déconcertantes pour ce dernier que l'examen physique le plus attentif n'avait pas permis de les prévoir.

L'angine de poitrine et l'asthme cardiaque peuvent dépendre, en effet, aussi bien d'une aorto-coronarite sans signes physiques, que d'une aorto-coronarite à signes physiques avérés. Comment reconnaître une plaque d'*aortite péricoronarienne* ou une *coronarite tronculaire, sténosante sans être dystrophiante?* Ces lésions ne peuvent se traduire par aucun signe perceptible à l'auscultation ou à la percussion.

Le diagnostic prend plus de corps quand l'aortite, au lieu de rester sus-sigmoïdienne, atteint une grande étendue de la crosse et détermine sa dilatation, quand surtout l'athérome et les dégénérescences ont envahi les valvules sigmoïdes. La constatation d'un deuxième bruit clangoreux, ou encore d'un souffle systolique ou diastolique aortique donne au diagnostic une base plus solide.

La tâche du médecin est encore facilitée quand l'on constate, chez un angineux et un asthmatique cardiaque, les signes de l'artériosclérose généralisée ou rénale, c'est-à-dire l'hypertension artérielle permanente, la polyurie avec albuminurie légère, le bruit de galop habituel. Chez un artérioscléreux, l'existence de douleurs angineuses indique presque certainement la participation des coronaires aux lésions artérielles généralisées.

Le diagnostic ne présente pas non plus de grandes difficultés quand la coronarite dystrophiante a déterminé des dégénérescences du ventricule gauche telles qu'il reste dilaté en permanence, se contractant « en voûte » avec des désordres habituels du rythme. Mais à cette phase l'angor est rare, le myocarde est trop altéré pour être douloureux, et les crises d'asthme cardiaque et d'œdème pulmonaire aigu sont bien plus à redouter.

Il est des cas, par contre, il faut bien le répéter, où l'angine de poitrine et d'œdème pulmonaire tuent le malade avant qu'il ait été possible de constater aucun signe physique de lésion cardioartérielle. J'ai perdu subitement deux malades, le magistrat dont je vous parlais tout à l'heure, et un financier, fils et frère d'angineux également morts subitement, et je puis répondre, pour les avoir soumis à une exploration approfondie, qu'ils n'avaient ni insuffisance rénale, ni hypertension artérielle, ni augmentation de la matité cardiaque, ni modification du rythme ou des bruits du cœur. Leur aorto-coronarite était physiquement latente.

Ce n'est pas une des moindres difficultés de la pratique médicale que de savoir ce qu'il faut penser, faire et dire, en matière de pronostic, devant un malade qui, sans signes d'altérations aortiques ou cardiaques, est atteint d'angor d'effort simple, ou d'angor avec asthme cardiaque ou œdème pulmonaire aigu.

Dans ce dernier cas, je considère toutefois que la ligne de conduite est toute tracée. Malgré quelques cas exceptionnels d'angor compliqué d'œdème pulmonaire qui peuvent être imputés au tabagisme ou à quelque autre intoxication accidentelle, il est prudent et vrai d'affirmer la lésion aorto-coronarienne et d'indiquer, à une personne de l'entourage, la possibilité d'une mort subite à échéance plus ou moins prochaine.

Le même pronostic sévère doit d'ailleurs être porté chez les malades qui ont présenté à plusieurs reprises des crises d'asthme cardiaque ou d'œdème pulmonaire aigu, en dehors même de tout accès angineux. Nous avons récemment perdu une vieille femme du service à la suite de plusieurs crises d'œdème pulmonaire aigu, et nous avons trouvé, à l'autopsie, de la surcharge graisseuse du cœur et un rétrécissement prononcé par athérome de la coronaire antérieure. Le vieillard dont je vous ai rapporté l'histoire dans la leçon XI, devenu asystolique à la suite de plusieurs crises d'œdème pulmonaire aigu, fut trouvé un matin mort dans son lit. Les deux artères coronaires étaient profondément altérées.

Le pronostic est plus difficile à fixer quand il s'agit d'angor d'effort et même d'angor nocturne sans crises paroxystiques de dyspnée. Nous avons vu à la leçon précédente, dans quelles conditions on peut éliminer le diagnostic de la coronarite et par suite rassurer le malade et sa famille. Mais encore faut-il toujours être prudent et se mettre à l'abri de toute surprise par quelques réserves.

Il est par contre des conditions qui commandent un certain pessimisme. C'est ainsi que le pronostic doit toujours être considéré comme sévère, quand il s'agit d'un malade ayant passé la cinquantaine, quand surtout c'est un goutteux, un alcoolique, un syphilitique, ou quand, comme cela est fréquent, *il appartient à une famille d'angineux.* Car l'angine de poitrine mortelle est une *maladie familiale.* Il n'est pas rare de l'observer de père en fils, chez deux frères, ou même chez des parents moins rapprochés. Il y a des familles où les tares organiques portent sur l'aorte, comme elles atteignent chez d'autres les artères cérébrales ou les reins, familles où la mort subite est la manière la plus habituelle de mourir.

Le pronostic s'atténue, bien entendu, quand viennent les rémissions, ou plus encore, quand les accès angineux passent à l'état chronique, et qu'ils deviennent une sorte d'habitude morbide. Mais l'âge vient, avec ses atteintes cardioartérielles progressives, et quoique retardée, la mort subite peut se produire chez ces angineux chroniques comme chez les angineux récents. Un de mes clients, âgé de soixante-dix ans, atteint depuis longtemps d'angor d'effort sans signes physiques de lésions cardioaortiques, a été trouvé il y a peu de semaines mort dans son lit. Une grippe récente avait peut-être aggravé sa coronarite latente.

Il me resterait à vous dire quelle est dans ces différents cas, la cause prochaine de la mort. Nous ne pouvons encore, à ce sujet émettre que des hypothèses. Dans bien des cas, ce qui tue subitement, c'est la faiblesse du cœur due à l'ischémie; ou bien c'est une poussée nouvelle d'artérite coronarienne, compliquée de thrombose oblitérante.

Ce n'est pas à dire que, par elle-même, la douleur de l'angine ne puisse pas contribuer à produire la mort subite On peut mourir exceptionnellement de douleur comme on peut mourir d'émotion, quand on a le cœur faible, et les deux causes réunies, surtout, peuvent tuer par une véritable inhibition. J'ai vu mourir sous mes yeux, j'allais dire sous mon oreille, il y a quelques années, un malheureux angineux qui, depuis sept mois, venait à la salle La Rochefoulcaud une ou deux fois par mois pour me demander quelques conseils. C'était un marchand de vin, âgé de quarante-deux ans, alcoolique et syphilitique, artérioscléreux avec hypertension artérielle, polyurie, bruit de galop, et qui était sujet à des crises d'angor depuis un an. Un jour il m'amena son beau-frère qui, coïncidence malheureuse, avait la même affection que lui. Il revenait huit jours après tout seul, et me demandait, avec le plus grand calme, ce que je pensais de son parent. Je ne pus que lui dire qu'il avait la même maladie que lui. Je le vis immédiatement se troubler et il me répondit tristement : « Alors je sais à quoi m'en tenir, mon beau-frère est mort subitement il y a quelques jours ». J'essayai de le dissuader, en lui développant les raisons bonnes qui plaidaient en faveur de son cas, et je l'emmenai dans la salle pour l'examiner. J'eus alors le tort de le faire étendre sur son lit, ajoutant ainsi par le passage brusque à la position horizontale, une nouvelle cause de faiblesse pour son cœur qui venait d'être si durement éprouvé. Au moment même où j'appliquais mon oreille sur sa région précordiale, il s'assit en sursaut, comme en proie à une douleur précordiale violente, mais il retombait aussitôt, les yeux convulsés, son cœur animé de quelques battements oscillants comme des battements d'aile d'oiseau. Cela dura quelques secondes : il était mort. L'émotion, la douleur l'avaient tué.

J'ai tenu à vous mettre au courant de tous les détails de cette triste histoire pour que vous sachiez que lorsqu'un malade vient vous trouver, se plaignant d'angine de poitrine, vous ne devez jamais le faire étendre pour l'examiner. Il ne faut pas, par un changement d'attitude, faire affluer le sang au cœur à un moment où l'anxiété provoquée par votre examen est déjà pour le malade une cause d'hypertension artérielle. Vous devez l'ausculter debout, et vous aurez ainsi un maximum de chances d'éviter un de ces accidents subits qui surviennent trop souvent dans le cabinet du médecin.

On peut donc mourir en pleine crise d'angine de poitrine, comme en pleine crise d'œdème pulmonaire aigu. Mais souvent on meurt par syncope, même lorsqu'un long intervalle s'est écoulé depuis le dernier accès. C'est ce qui s'est passé pour notre restaurateur.

Je ne vous ai parlé que de certains épisodes, les plus immédiatement impressionnants ou graves de l'aorto-coronarite. Je n'ai pas besoin de vous dire que ces lésions peuvent avoir encore d'autres conséquences, telles que la rupture du cœur ou l'asystolie définitive. Aussi est-il juste de dire que l'aorto-coronarite est la plus grave des affections du cœur.

TABLE DES MATIÈRES

Coulommiers. — Imp. Paul BRODARD.

www.ingramcontent.com/pod-product-compliance
Ingram Content Group UK Ltd.
Pitfield, Milton Keynes, MK11 3LW, UK
UKHW022323190726
13856UKWH00001B/182

9 782013 579278